TRAITEMENT
HOMŒOPATHIQUE

DES MALADIES

DES ORGANES DE LA RESPIRATION

Par le Dr A. CHARGÉ

OFFICIER DE LA LÉGION D'HONNEUR, ETC.

Similia similibus curantur.
HAHNEMANN.

Les principes les moins sévères de l'honneur
et de la probité exigent, qu'en nous présentant
à l'exercice clinique de notre art, chacun de
nous puisse dire avec fondement : « J'ai constamment fait tout ce que j'ai pu pour me
présenter au lit des malades, muni de toutes
les connaissances qui doivent leur rendre mes
conseils salutaires. »

(F. J. DOUBLE. *Sém. Gén.* Tome 1, page 12.)

PARIS

LIBRAIRIE J.-B. BAILLIÈRE ET FILS

Rue Hautefeuille, 19

LONDRES | MADRID
BAILLIÈRE, TINDALL AND COX | C. BAILLY-BAILLIÈRE

1874

TRAITEMENT HOMŒOPATHIQUE

DES MALADIES

DES ORGANES DE LA RESPIRATION

OUVRAGES DU MÊME AUTEUR

1° **Éloge Historique** du Dr Lassis, membre de l'Académie de Médecine de Paris. 1835.

2° **Études médicales** ou Mémoire en réponse aux accusations portées contre la Doctrine médicale homœopathique. 1838.

3° **Collaboration** au JOURNAL DE LA DOCTRINE HAHNEMANNIENNE. 1840 ; à la REVUE DE LA MÉDECINE SPÉCIFIQUE. 1842 ; au BULLETIN DE LA SOCIÉTÉ DE MÉDECINE HOMŒOPATHIQUE DE PARIS, etc.

4° **Crédulité, doute et conviction.** Discours prononcé à la séance publique de la Société de Médecine de Marseille, comme Président de la Société, le 12 novembre 1843.

5° **Revue Homœopathique du Midi.** Marseille. 2 années, 1848 et 1849.

6° **Traitement homœopathique, préservatif et curatif du choléra épidémique.** 1re édition, 1849. — 11^{et} édition, 1866.

7° **L'Homœopathie et ses détracteurs.** Paris. 1855.

8° **Trois jours d'homœopathie à l'Hôtel-Dieu de Marseille.** 1857.

9° **De l'Homœopathie.** ENCORE UNE FOIS, QU'EST-CE QUE L'HOMŒOPATHIE ? IL FAUT EN FINIR AVEC ELLE. 1864.

10° **Bibliothèque homœopathique.** Paris. 2 années, 1868 et 1869.

MARSEILLE. — IMPRIMERIE DU JOURNAL DE MARSEILLE (EX-J. BARILE), RUE SAINTE, 6.

TRAITEMENT

HOMŒOPATHIQUE

DES MALADIES

DES ORGANES DE LA RESPIRATION

Par le Dr A. CHARGÉ

OFFICIER DE LA LÉGION D'HONNEUR, ETC.

Similia similibus curantur.
HAHNEMANN.

Les principes les moins sévères de l'honneur et de la probité exigent, qu'en nous présentant à l'exercice clinique de notre art, chacun de nous puisse dire avec fondement : « J'ai constamment fait tout ce que j'ai pu pour me présenter au lit des malades, muni de toutes les connaissances qui doivent leur rendre mes conseils salutaires. »

(F. J. DOUBLE. *Sém. Gén.* Tome 1, page 12.)

PARIS

LIBRAIRIE J.-B. BAILLIÈRE ET FILS

Rue Hautefeuille, 19

<table>
<tr><td>LONDRES</td><td></td><td>MADRID</td></tr>
<tr><td>BAILLIÈRE, TINDALL and COX</td><td></td><td>C. BAILLY-BAILLIÈRE</td></tr>
</table>

1874

PRÉFACE

Cet ouvrage a été fait pour être utile aux malades et aux médecins.

Aux malades qui, autrefois, ne recouraient à l'homœopathie qu'en désespoir de cause, mais qui, aujourd'hui, après avoir eu la preuve que leurs espérances de soulagement et de guérison se réalisaient plus souvent par les ressources de notre thérapeutique, désertent tous les jours, en plus grand nombre, le terrain de la vieille école; bien aveugle qui ne le voit pas !

Aux médecins qui, sensibles aux regrets de voir « tant d'études, de veilles, de génie, dépensés pour obtenir d'aussi faibles résultats; tant d'erreurs pour quelques vérités » (Valleix) et qui, d'ailleurs sollicités par le cri de la conscience, témoignent quelques velléités d'expérimenter par eux-mêmes, mais qui n'avancent pas, uniquement à cause des difficultés qu'ils rencontrent et qu'ils sanctionnent par leur découragement.

Des difficultés à surmonter ne furent jamais une bonne raison pour se détourner d'un but à atteindre, quand le but est honorable et constitue un devoir. Je parle à des hommes de bonne volonté et je n'insiste pas sur la nécessité de persévérants efforts; ils savent aussi bien que moi que la riche moisson n'appartient qu'au laboureur obstiné et que l'homme de science n'a jamais devant lui que deux voies ouvertes : ou le mouvement qui est la vie, ou l'immobilité qui est la mort.

Médecins, nous ne faisons pas exception à la règle, nous la confirmons; la loi du travail pèse sur nous comme sur tous les autres, et pour nous y soustraire nous n'avons pas à prétexter des exigences de l'exercice de notre art; ce n'est qu'une raison de plus pour travailler davantage, car le jour où nous cessons d'ajouter aux acquisitions des temps passés les découvertes du temps présent, nous déclinons et nous perdons de notre autorité dans la théorie et dans la pratique.

Donc la première obligation, si nous voulons nous maintenir à la hauteur de notre mission, est de prendre une résolution ferme, inébranlable et de marcher à travers les difficultés. La persévérance portera bientôt avec soi sa juste récompense.

Quand on a franchi le premier pas, les obscurités s'effacent; chaque jour amène plus de clarté; le succès apporte des encouragements; on s'enflamme d'amour pour la vérité; on se passionne pour la défense de ses intérêts, en raison même de l'opposition aveugle ou malveillante que l'on rencontre; le courage et la satisfaction de soi-même font le reste.

C'est l'œuvre du temps.

L'essentiel est de dépouiller le vieil homme, de rompre avec ces vieilles habitudes de généralisations toujours vagues et indécises, de satisfactions données à l'amour-propre par de prétendues explications, dont le moindre inconvénient est de faire perdre un temps précieux. Avant de bâtir, il faut balayer le terrain, c'est une vérité banale connue de chacun; et par balayer le terrain, en matière scientifique, j'entends que pour caser une idée nouvelle dans sa tête, il faut avant tout lui préparer la place qu'elle doit occuper et lui ouvrir la porte par laquelle elle doit entrer, sauf à la rejeter si, après l'avoir mûrie, on ne la trouve pas digne de rester.

L'homœopathie, comme toutes les lois naturelles, est aussi vieille que le monde; on en retrouve l'essence partout, jusque dans les siècles les plus reculés, c'est une étude que je me plais à faire souvent, et j'y trouve un intérêt toujours croissant; mais dans la forme qu'elle a revêtue, dans les faits nouveaux qu'elle nous a révélés, dans les découvertes qui se sont opérées pendant le cours de son développement, l'homœopathie n'en est pas moins une nouveauté et, à ce titre déjà, il ne faut pas la considérer à travers le prisme du passé, si on veut la voir telle qu'elle est; ce prisme est trop empreint de ses vieilles couleurs; il faut l'envisager à l'œil nu, sans voile, sans déguisement, avec la seule volonté de chercher la vérité et de la prendre où elle est.

Avec le renoncement au passé, les ténèbres, qui s'opposaient à l'entrée de la lumière, se dissipent et l'esprit, dégagé de toute servitude, est plus facile à concevoir, plus apte à juger.

Telle est la disposition d'esprit à laquelle je convie tous les médecins qui voudront aborder avec fruit l'étude de l'homœopathie.

Le triomphe de l'homœopathie, c'est la loi qu'elle apporte à la thérapeutique. « D'une maladie donnée, le remède spécifique est celui dont les symptômes connus ont le plus de ressemblance avec la totalité des symptômes qui caractérisent la maladie. »

Similia similibus curantur (Hahnemann).

Enfin ! la thérapeutique est constituée comme science, ce qu'elle n'était pas; elle a son axiôme, sa vérité principe, sa loi.

Cette loi est-elle vraie ? L'expérience a-t-elle consacré les résultats de son application ?

Oui, elle est vraie, universelle comme toutes les lois naturelles, elle compte des succès autant de fois qu'elle a été appliquée, et je dirai plus, parce que je l'ai vérifié par mes propres recherches, on ne me citera pas un seul fait de guérison par un médicament, sans que l'expérimentation de ce médicament ne confirme son homœopathicité, c'est-à-dire la ressemblance de ses effets pathogénitiques avec les symptômes de la maladie dont il a triomphé.

Et pourtant la loi homœopathique est généralement méconnue, au point que la plus grande partie des médecins n'en tient aucun compte; mais pour atténuer la portée de ce triste fait, disons tout de suite qu'il y a entre les médecins qui acceptent la loi homœopathique et ceux qui la dédaignent, cette remarquable différence : les uns l'ont soumise au creuset de l'expérience et les autres ne lui ont jamais accordé un quart d'heure d'attention.

Je ne sache pas qu'il se soit jamais élevé contre la loi homœopathique une seule voix sérieuse et autorisée; que personne ait écrit contre elle une demi-page qui affiche seulement la prétention de l'attaquer; des lazzis ne sont plus de saison, — la lacune est choquante, qu'on se hâte de la combler !

Si la loi est fausse, qu'on le dise; si elle est vraie,

qu'on l'accepte, et le procès scandaleux qui dure
depuis trop longtemps entre *allopathes* et *homœopathes*,
au mépris des intérêts des malades, au détriment de
la science et de la dignité des médecins, aura eu son
terme. Notre scission provient surtout de la négation
ou de l'acceptation de la loi. Je fais des vœux pour que
cette ligne de séparation soit enfin écartée pour toujours.

Des dissidences subsisteront encore entre nous,
— *Tradidit mundum disputationibus eorum.* —
Mais sur le terrain de la pratique, nous finirons
plus aisément par nous entendre, et au moins nous
nous retrouverons, sans qualification aucune de celles
qu'entretient l'état de lutte, des médecins travaillant à
la même cause, animés du même esprit et fortifiés par
les mêmes convictions.

Vienne ce moment, je l'appelle de tous mes
vœux !

La loi homœopathique ne demande pas à être
acceptée sur la parole du Maître! Elle ne provoque
pas un acte de foi; elle sollicite un examen sérieux,
approfondi. C'est un devoir pour chacun de la vérifier
expérimentalement et de ne se prononcer que lorsque
les faits l'auront suffisamment éclairé ; je demande
seulement que l'on expérimente avec soin et que l'on
se place dans les conditions que les premiers expéri-
mentateurs ont jugé nécessaires, d'après l'expérience,
pour la reproduction des faits.

Cette loi peut paraître étrange au premier abord,
mais on n'est pas autorisé pour cela à élever contre
elle la plus légère prévention. L'étrangeté d'une découverte ne fut jamais un motif légitime d'exclusion,
l'histoire, au contraire, pullule de faits qui montrent

le danger de repousser une acquisition nouvelle, parce qu'elle paraît étrange au premier abord. La lumière est toujours étrange pour celui qui a vécu longtemps dans les ténèbres.

Et si je fais la part des préventions, pour les combattre, je dirai aussi un mot de l'attrait que m'inspire la loi homœopathique. Ce mot sera compris de ceux, surtout, qui s'appliquent à reconnaître partout les bienfaits de la Providence. C'est en donnant aux substances médicamenteuses la puissance de produire chez l'homme bien portant des souffrances analogues aux souffrances de l'homme malade, que *Celui* qui a créé les remèdes pouvait le plus facilement nous initier à la connaissance de leurs effets curatifs. Des analogues se trouvent toujours, se constatent aisément, tandis que les *contraires* n'existent même pas, et c'est sur ces vains mots de *contraires* que reposait la vieille thérapeutique ! (1)

Mystère, cette loi ! Quand les faits nous obligent à courber la tête pour leur rendre témoignage, nous ne reculerons pas devant le mot : Nous savons trop bien que toute science commence et finit par un mystère.

---

(1) Il n'est pas rare de rencontrer dans l'ordre même des savants qui ne sont pas sans mérite, des esprits trop facilement enclins à accepter sans examen et sans réflexion les idées qui ont cours de leur temps; c'est par cette défaillance que les erreurs se perpétuent. Le faux principe: *contraria contrariis curantur* n'a dû sa fortune qu'au faux brillant de son antithèse et à la continuité des échos qui, de siècle en siècle, sont allés le répétant toujours. Quand on prend la peine d'exprimer tant soit peu les termes qui le constituent, on voit que ces termes eux-mêmes peuvent servir à faire du bruit à l'égal des cymbales retentissantes, mais qu'au fond ils ne signifient rien, le contraire de quoi que ce soit n'étant connu de personne, et en médecine en particulier, pour nous renfermer dans le sujet de nos études, qui nous dira ce qu'est le contraire de la fièvre, de la goutte, du choléra, etc. ? Dès ma première publication où je pris en main la défense de l'homœopathie (1838), je m'appliquai à démontrer le néant du *contraria contrariis*, et j'en ai dit assez pour n'avoir pas à me répéter, ce serait du suranné; mais ce que je dirai à ceux qui se font un argument

Mystère, la maladie ! Mystère, le médicament ! Mystère, le rapport à établir entre les deux pour que la neutralisation de la maladie s'ensuive. Tout cela est vrai, mais que nous importe à nous tous ces mystères, sur lesquels d'ailleurs la science n'a pas dit son dernier mot ; quand nous ne sortons pas de la voie expérimentale, quand les faits répondent à nos espérances, et qu'appelés seulement à guérir, nous guérissons.

Nous n'avons pas besoin de combattre plus longtemps l'étonnement des uns et les préventions des autres. Que l'on veuille bien peser ce dernier argument, il est décisif.

Le médecin instruit trouvera dans la science qui lui a été enseignée des faits révélateurs, qui, s'il veut bien y réfléchir, lui faciliteront singulièrement son entrée dans notre école. Il n'a qu'à se demander pourquoi Sydenham traitait avec succès, par l'opium, les fièvres avec assoupissement ; pourquoi Rivière, en 1656, guérissait des fièvres ataxiques intermittentes *soporeuses* en donnant de l'opium dans l'intervalle

---

contre nous de l'ancienneté du principe et de l'autorité de ceux qui l'ont répété, c'est que l'erreur n'a rien à gagner à s'abriter sous un grand nom et qu'il n'est pas de si grand homme qui ne puisse faire pis que de se tromper. On a quelquefois essayé, dans l'intimité, de me combattre par le : *sicut arte medicinæ calida frigidis, frigida calidis curantur* de la fin du VIme siècle ; ce terme fâcheux de comparaison ne prouve rien, sinon que la médecine était alors à refaire, à peu près comme aujourd'hui, dans sa thérapeutique. Le *frigida calidis* était faux alors comme aujourd'hui, et il sera éternellement faux. Qu'on le demande aux infirmiers de nos ambulances, le plus mince d'entre eux répondra que si l'on approche du feu un membre gelé, il tombe en gangrène, tandis que des applications froides, comme la neige, par exemple, le rendent à la vie. C'est *frigida frigidis* qu'il aurait fallu dire. L'homme du Nord le sait bien, puisque tout en étant l'amant le plus obstiné des fourrures, il n'en a pas moins recours à la neige pour arrêter et guérir la congélation de son nez. *Nisi doctor libro, experimentiâ medicus est.*

des accès; pourquoi le malade de Cayol, à *La Charité*, plongé depuis trois jours dans l'état comateux le plus profond, privé complètement de la vue, de la parole et de toutes ses facultés intellectuelles, ne se réveilla-t-il de cette affreuse léthargie qu'après avoir pris de l'opium (*Cayol*, Clinique médicale). Tout le monde sait combien l'opium porte invinciblement au sommeil.

Pourquoi la *Sabine*, qui est un des médicaments signalés par tous les praticiens comme provoquant, à l'état sain, des hémorrhagies utérines, a-t-elle été prescrite avec efficacité, principalement contre des hémorrhagies utérines.

Pourquoi la *Cantharide*, dont l'action énergique sur l'économie vivante se décèle notamment par des *ardeurs dans la vessie*, urines quelquefois sanguinolentes, priapisme opiniâtre très-douloureux (Orfila), s'est-elle montrée utile dans les maladies inflammatoires de la vessie, caractérisées par la sortie de l'urine avec douleur, ardeur, ténesme vésical, priapisme, etc.?

Pourquoi les eaux *Bonnes* n'apportent-elles des résultats favorables qu'autant qu'elles produisent des phénomènes inflammatoires semblables en acuité et en force à ceux du début de la maladie? (Daralde).

Pourquoi les eaux de *Kissingen* guérissent-elles la diarrhée chronique (**M.** Marrotte) quand il est constant que l'action capitale de ces eaux se résume en une excitation de sécrétions à la surface de toutes les muqueuses, particulièrement du côté du tube digestif? (*Dict. Gén. des Eaux Minérales,* par **MM.** Durand, Fardel, etc.)

Pourquoi les eaux de Schinznack, Pfeffers, Loëche, qui développent à la peau une éruption susceptible de revêtir diverses formes, sont-elles précisément recommandées contre les maladies cutanées ?

A toutes ces questions, Hahnemann a répondu : « La maladie est guérie au moyen d'un médicament capable de provoquer l'ensemble de symptômes les plus semblables à la totalité des siens. »

Pour appliquer avec fruit l'homœopathie aux malades, il faut se pénétrer bien profondément de l'enseignement de notre école, mais pour accepter la loi homœopathique, il n'est pas même nécessaire d'être avancé dans la voie hahnemannienne, il suffit de prêter l'oreille aux leçons de l'expérience.

Il suffit de savoir observer et de se souvenir.

Quand on est homœopathe de conviction, si on veut devenir un habile praticien, une première nécessité s'impose, l'étude de la *matière médicale pure*, ou autrement dit, la connaissance des phénomènes morbides que les médicaments produisent chez l'homme bien portant. Rude nécessité ! Je dois en convenir.

Les pathogénésies des médicaments se dressent devant nous comme un pêle-mêle de symptômes, mélange confus dans lequel il est bien difficile de se reconnaître, de se retrouver, et leur premier aspect n'a rien de séduisant ; mais quand nous avons commencé nos études anatomiques, les débuts n'avaient rien d'agréable non plus, et ce n'est que lorsque le scalpel nous a eu révélé les admirables dispositions de la partie matérielle de l'homme, que nous avons pris goût à l'étude. Il en est ainsi de la *matière médicale* ; désagréable, confuse, indigeste au premier abord, nous l'apprécions au fur et à mesure que nous comprenons mieux les trésors qu'elle renferme et le parti qu'on en peut tirer pour la guérison des malades.

Si chaos il y a, et je ne dis pas non, prenons en main le flambeau qui guida nos devanciers et cette première clarté nous sauvera du découragement ; la route est frayée, nous n'avons qu'à la suivre, les conquêtes du passé nous sont la figure des conquêtes de l'avenir.

La sécheresse et l'aridité du catalogue des symptômes ne sont qu'apparentes. Aussitôt que par sa propre expérience on s'est acquis la preuve des services que peut nous rendre la connaissance des phénomènes morbides produits expérimentalement chez l'homme bien portant, on devient avide de pathogénésies, on les recherche avec empressement, tant on est ravi de leur fécondité et tout autre sentiment disparaît devant l'admiration, le respect et la reconnaissance qu'inspire l'œuvre colossale de Hahnemann.

On ne peut pas exiger qu'un médecin, même éclairé, intelligent et laborieux, s'assimile d'emblée nos pathogénésies si compliquées et encore si obscures qui demandent à être criblées .et épurées par le concours de praticiens également habiles et consciencieux ; mais en attendant ce travail d'élimination, pour rendre plus facile le choix du médicament, nous devons nous appliquer à mettre en relief les caractéristiques des médicaments.

Par caractéristique du médicament, il faut entendre le trait saillant, particulier, distinctif, qui constitue son originalité et empêche qu'on ne le confonde avec aucun autre, même de ceux qui le touchent de plus près.

On est déjà bien préparé pour la lutte quand on possède bien clairement les *caractéristiques* des médicaments ; il ne reste plus qu'à trouver le *caractéristique* de la maladie, ce en quoi le cas actuel diffère de tous

les autres qui lui ressemblent le mieux, car l'individualisation du malade est tout aussi nécessaire que l'individualisation du médicament et c'est de cette double
individualisation bien faite, de l'application du *caractéristique* du médicament au *caractéristique* de la maladie que dépend tout le succès.

Avec Hahnemann et fort de mon expérience personnelle, je fais une guerre à mort à la cure du nom;
au lit du malade nous avons mieux à faire que de dis-
cuter sur l'essentialité de la maladie et de lui imposer
un nom, de la classer dans les aiguës ou dans les
chroniques, etc. Tout ce langage doit nous être connu;
il faut de toute nécessité que tous les médecins sachent
le parler, afin que l'on puisse s'entendre sur le diagnostic anatomique différentiel et sur le pronostic;
mais quand nous arrivons au but final, qui est l'objectif de tous les médecins; quand nous avons enfin à
déterminer le choix du remède sur lequel repose le
salut du malade, tout cet échaffaudage scientifique
s'écroule, et nous nous trouvons tout simplement dans
la nécessité, pour guérir, si la chose est possible, de
relever *tous* les symptômes du cas actuel fournis par
la maladie et le support de la maladie, c'est-à-dire par
le malade; d'individualiser le sujet soumis à notre
observation, par tous les moyens possibles, autant
que notre faiblesse le permet, et de lui administrer
l'individualité médicamenteuse qui guérira à la condition d'embrasser dans sa sphère d'action le malade
tout entier.

Qui bene distinguit, bene docet.—Ce n'est pas assez
dire. Celui qui individualise le mieux est celui qui
guérit le mieux et le plus souvent.

Que les nouveaux venus comme les anciens se
pénètrent bien de cette vérité.

Après la nécessité absolue, permanente de la double individualisation du malade et du médicament, je ne connais rien de plus essentiel à dire que ce que l'expérience m'a appris des dilutions hahnemanniennes et sur la répétition des doses.

Je considère comme un fait expérimental élevé au plus haut degré de certitude que les triturations et dilutions, non pas *inventées* mais *découvertes* par Hahnemann, constituent des agents nouveaux sans lesquels la pratique homœopathique me paraîtrait tout à fait impossible. Vouloir appliquer la loi de similitude et refuser d'admettre les préparations hahnemanniennes me paraissent deux choses inconciliables et aussi je ne pense pas que l'idée en soit venue à personne; mais ce qui est malheureusement vrai, c'est que nous, qui avons été élevé dans le saint respect de la plus petite fraction de la goutte, nous avons souvent lieu de nous étonner de prescriptions bien différentes faites par nos honorables confrères. L'avenir éclaircira beaucoup de choses qui sont encore obscures aux uns et aux autres; mais ce qu'il y a de certain, ce que notre expérience nous oblige à confirmer, c'est que lorsque le médicament est bien choisi, la dose hahnemannienne est toujours suffisante; que précisément en raison de l'excellence du choix, que l'on doit toujours supposer, si elle n'est pas toujours admissible, on doit se tenir en garde contre une dose trop forte, parce qu'une aggravation déplorable peut s'ensuivre.

L'homœopathicité du médicament avec le malade contient tout le secret de son efficacité; supprimez le rapport de similitude, le globule ou autrement dit la petite dose n'a plus de raison d'être, mais on n'établit pas de règle pour l'administration de médicaments mal choisis, tandis qu'il y en a une pour les médicaments exactement appropriés; et cette règle, pour moi, est restée, après quarante ans de pratique, ce que nos maîtres nous ont enseigné, toucher juste et ne pas frapper trop fort; impressionner le malade suffisamment pour que la réaction salutaire puisse être provoquée; en un mot, répétons-nous, la chose en vaut la peine: choix exact et petites doses constituent la meilleure pratique.

Nos maîtres nous disaient: Quand un médicament est *à peu près* bien choisi, vous pouvez et vous devez élever la dose, le *peu* de similitude qui existe assurera encore un *peu* des bienfaits de la loi. Tandis qu'à petite dose, l'*à peu près* le rendra insuffisant. Cet enseignement m'a servi dans ce sens que toutes les fois que je donnais un médicament dont l'appropriation ne m'était pas connue comme parfaitement exacte, j'élevais la dose, mais aussitôt rentré dans la voie des médicaments très-exactement connus, je n'ai jamais senti le besoin de dévier de la règle et j'ai souvent, au contraire, trouvé de très-grands avantages à rester fidèle à la pratique hahnemannienne.

Certes, dans notre école, où l'individualisation règne en souveraine, je n'ai pas la moindre prétention d'élever en principe que la dose de tous les médicaments devra toujours être la même chez tous les malades; l'impressionnabilité des malades n'est pas la même, il s'en faut de beaucoup, et tous les médicaments n'ont pas besoin, pour jouir de toute leur efficacité d'être élevés au même chiffre de dilution. Je n'ai point de parti pris, je n'ai aucune velléité de me passionner pour les hautes, basses ou moyennes dilutions, je me conforme sur tous ces points aux leçons de l'expérience: dans les maladies aiguës, règle générale, je préfère les dilutions moyennes; et dans les maladies chroniques, j'emploie exclusivement les 30 et 200.

Entre deux parenthèses, je dirai que définitivement, pour les maladies aiguës, l'observation me force à faire une exception en faveur de *Chamomilla*. C'est *Cham...*200 que je préfère. Dans tous les cas, chez les très-jeunes enfants surtout, son action m'a paru toujours plus prompte sans cesser d'être aussi sûre.

La question entre la goutte et le globule me laisse plus indifférent; comme je donne la goutte en solution dans l'eau et que je me réserve toujours de suspendre la potion quand je le juge convenable, je ne dédaigne pas la goutte, sans lui accorder trop de préférence.

Mais ce à quoi je tiens essentiellement, c'est à n'employer que des médicaments *dilués ou dynamisés*, et pour tous ceux qui, par exemple, ne révèlent aucune propriété dans leur état brut ou dans leur première dilution, comme *Calc. c.*, *Lycop.*, *Silicea*, etc., le chiffre 30 est toujours exigé. Je ne comprends pas mieux qu'un autre la dynamisation des remèdes, mais devant un fait expérimental, que sert-il de chercher à comprendre. Tout n'est-il pas à voir? Or, je vois, je constate les bons effets des médicaments *dynamisés*, je vois et je constate l'inertie ou le peu d'activité des mêmes médicaments quand ils n'ont pas subi la préparation voulue pour être dynamisés, mon choix n'est pas douteux. Ce que l'on m'a appris être une vérité s'est confirmé dans ma propre pratique, je ne m'en sépare point. C'est avec des globules de *Calcarea c.* 30, de *Silicea* 30, de *Phosph.* 30 et 200, de *Lyc.* 30 et 200, que j'ai eu le bonheur de réussir à guérir le Carreau, la Carie des os, la Phthisie pulmonaire, dans un certain nombre de cas; il ne m'est pas démontré qu'on fasse mieux en faisant autrement et j'atténue le plus possible l'expression de ma pensée afin de ne blesser personne.

Il me reste à parler de la répétition des doses. Ici,

je ne serai pas moins absolu que dans le maintien des médicaments dilués.

Je ne connais rien de plus contraire à la logique, ni rien de plus dangereux pour les malades, que des répétitions trop fréquentes. Le médicament ne porte pas matériellement avec lui la santé, pour la substituer matériellement à la place de la maladie: le remède ne coule pas à travers le corps de l'homme comme l'eau coule à travers un conduit pour le nettoyer. Ah! s'il en était ainsi, c'est à flots qu'il faudrait le verser. Mais toute autre est l'idée qu'on doit se faire du mode d'action du médicament: sa vertu est purement dynamique, il imprime à la force vitale une direction nouvelle, il impressionne le système nerveux, il relève la vitalité, (j'abandonne l'explication au caprice de chacun), mais le fait est, et je maintiens le fait, en dehors de toute idée préconçue, que la guérison est toujours la conséquence de la réaction provoquée par le médicament, et que si nous troublons cette réaction par une intervention inopportune, notre œuvre méritera tous les noms, excepté celui d'œuvre salutaire.

Je prie le lecteur de remarquer que je m'élève uniquement contre les répétitions trop fréquentes et que je suis loin de prétendre qu'*une* dose, sauf exception, puisse suffire à relever une constitution ébranlée, ou à guérir une affection chronique, je me tiens avec réserve à l'écart de toute exagération: je dis seulement, et ici je parle avec une inébranlable fermeté, autorisée, imprimée chez moi par l'expérience, qu'il faut absolument, un médicament étant donné, attendre, s'abstenir de rien administrer pendant un certain temps, soit pour lui permettre d'agir, soit pour ne pas troubler la réaction salutaire qu'il est en train de produire.

La durée d'action des médicaments est variable

pour chacun d'eux ; la plupart du temps elle est encore un mystère pour nous, et ce qu'en disent nos livres ne mérite pas une confiance absolue, mais ce que je sais très-bien, c'est que lorsqu'une première dose a amélioré l'état du malade, si légère que soit cette amélioration, il faut savoir attendre ; des répétitions trop fréquentes du médicament le mieux choisi, et surtout alors, peuvent non-seulement détruire les bons effets qui s'étaient produits, mais amener la perte des malades.

Mon âge et ma santé m'obligent à un repos relatif, mais dans ma retraite, je fais ma consolation de ces pauvres malades que j'ai tant aimés, et pour vivre dans le souvenir de quelques amis, je consigne par écrit mon expérience de quarante années de pratique médicale homœopathique. J'avais eu l'intention de publier tout à la fois une thérapeutique complète des maladies aiguës ou chroniques, mais ce cadre si vaste est bien long à remplir, et j'ai encore besoin d'un peu de temps et de patience pour achever mon ouvrage commencé. Je me décide donc à publier séparément le traitement des *Maladies des organes de la respiration* où je me suis particulièrement appliqué à rendre le traitement plus facilement accessible à tous. J'espère y avoir réussi.

Suivant l'accueil qui sera fait à cette première partie de mon travail, je trouverai la force de remplir le reste de ma tâche plus rapidement.

Toute ma vie, j'ai ambitionné le titre de médecin utile, ce fut mon premier mot au début de ma carrière, ce sera mon dernier.

Tamaris, près la Seyne-s.-mer (Var), Janvier 1874.

TRAITEMENT HOMŒOPATHIQUE

DES MALADIES

DES ORGANES DE LA RESPIRATION

L'appareil respiratoire est d'une importance capitale dans la manifestation de la vie; ses états morbides compromettent, plus directement que les autres, l'existence individuelle.

CHAPITRE Ier

MALADIES DES CAVITÉS NASALES

Les cavités nasales ou fosses nasales servent à l'olfaction, mais en livrant passage à l'air, elles concourent à l'accomplissement de l'acte respiratoire et à la phonation.

Les maladies qu'elles présentent à notre examen sont : 1° le coryza aigu et chronique ; 2° l'ozène ou la punaisie ; 3° l'épistaxis ou l'hémorrhagie nasale ; 4° les polypes.

CORYZA

(Rhume de cerveau. — Catarrhe nasal)

Inflammation catarrhale de la membrane muqueuse du nez, dite *olfactive*, parce qu'elle est le siége de l'olfaction, ou *pituitaire*, parce qu'elle exhale la pituite des Anciens et qui tapisse toutes les surfaces des cavités nasales.

On a cru longtemps, jusqu'au XVIIme siècle, et dans le monde beaucoup de gens partagent encore cette erreur, que les produits de la sécrétion, qui est un des symptômes les plus importants du coryza, dérivaient de la cavité crânienne elle-même ; l'expression vulgaire de *rhume de cerveau* a pu contribuer à entrenir cette erreur. Il n'en est rien ; ces produits sont toujours engendrés par la membrane muqueuse enflammée. Les yeux fixés sur les orifices de la lame criblée de l'ethmoïde, la science avait prononcé que c'était par ces orifices que s'écoulait l'humeur provenant des ventricules cérébraux ; le squelette seul offrait cette apparence de raison. Plus tard, on a su, par les progrès de l'anatomie, que la lame criblée de de l'ethmoïde, qui forme la paroi supérieure des cavités nasales était, comme tout le reste de ces cavités, tapissée par la membrane muqueuse du nez, et du même coup, on est alors arrivé à savoir qu'il n'y avait pas de communication directe entre les ventricules et les cavités nasales , et que c'était la membrane qui les séparait qui fournissait elle-même aux frais de la sécrétion.

Le coryza est aigu ou chronique, simple ou symptomatique.

A. CORYZA AIGU.

Simple. — Cette affection bénigne ordinairement, chez l'adulte surtout, peut résulter de l'impression du froid, en général, et spécialement du refroidissement partiel de la tête et des pieds, d'autres fois, et peut-être aussi souvent, elle provient de l'exposition aux rayons du soleil, à la clarté trop vive de lumières artificielles, ou à une température trop élevée dans un air confiné.

Les symptômes du coryza aigu simple sont les suivants : Un sentiment de chaleur, de chatouillement, de picotement dans le nez ; pesanteur de tête , malaise avec ou sans phénomènes fébriles ; éternuments ou légers et rares , ou intenses et fréquents ; sécheresse du nez à laquelle succède bientôt le flux plus ou moins abondant d'un liquide séreux, transparent, inoffensif ou âcre, au point de rougir et de goufler la lèvre supérieure et de déterminer, sur les parties avec lesquelles il se trouve en contact, des éruptions diverses; en même temps, diminution ou abolition complète du sens de l'odorat et du goût. Epistaxis. L'écoulement du nez se modifie; de séreux qu'il était, il devient de plus en plus épais, opaque, jaune, d'un vert de plus en plus foncé, exhalant une odeur fade.

Le coryza peut occuper d'emblée les deux côtés ou s'en tenir à une seule des cavités nasales, ou marcher tantôt de gauche à droite et de droite à gauche; ici les yeux s'injectent, deviennent humides par suite de l'augmentation de la quantité de larmes qui les humecte, et se montrent sensibles à la lumière; là, la céphalalgie est intense, surtout frontale et augmente dans les éternuments; ce sont les sinus frontaux qui sont envahis; tantôt la douleur gravative au front, irradie vers la joue et s'étend aux dents voisines et à l'orbite; c'est que le sinus maxillaire est atteint. Timbre de la voix, nasonné.

Ephémère, sans doute, dans le plus grand nombre des cas, le coryza aigu simple peut aussi durer plusieurs jours, et malgré sa bénignité, il n'en est pas moins gênant et chacun demande avec raison d'en être débarrassé au plus vite; il n'est aucun de nous qui n'ait été sollicité cent fois de couper court à un rhume de cerveau, et quand on y réussit, le patient y gagne une grande satisfaction, le médecin une certaine gloire; car, avis aux jeunes médecins, les malades n'ont jamais conscience exacte des services que nous leur rendons, ou ils les méconnaissent ou s'en exagèrent l'importance, et un rhume de cerveau *jugulé* servira souvent plus à la réputation du médecin que des services plus grands, mais rendus dans l'ombre; dans des affections bien autrement graves, mais qui ne se déroulent pas au grand jour.

Juguler un rhume de cerveau! Est-ce possible? Autrement dit, pouvons-nous espérer d'arrêter les progrès du coryza et de supprimer instantanément ses manifestations!

Oui, nous avons des médicaments qui nous révèlent dans leur pathogénésie la propriété de reproduire les symptômes par lesquels le rhume de cerveau a l'habitude de se manifester à son début. Recourons à leur action, et plus d'une fois nous la verrons couronnée du succès le plus complet. Une condition s'impose, étant trouvés les médicaments doués des facultés génétiques du coryza, c'est de les employer à si petite dose qu'ils n'impressionnent le patient que très-légèrement et accidentellement, parce que précisément en raison de leur homœopathicité, s'ils ne coupent pas court à l'état morbide, ils en augmentent sûrement l'intensité. Observation générale, d'ailleurs, qu'on ne saurait trop souvent rappeler aux praticiens de notre École.

TRAITEMENT ABORTIF
DU CORYZA SIMPLE AIGU

ACO. NAP. — Quand il y a sécheresse pénible du nez, sécheresse et chaleur de la peau, refoulement de la circulation de la périphérie du corps aux centres ; après avoir été exposé à un vent sec et froid.

IOD. — Quand le larmoiement est abondant ; conjectives injectées, grande sensibilité des yeux avec douleur dans les orbites ; spécialement chez les scrofuleux.

CAMPH. — Quand il y a un sentiment de froid par tout le corps, sécheresse de toute la peau, céphalalgie frontale, avec ou sans élancements ; si le mal a été provoqué par un changement brusque de température.

Ces médicaments peuvent être employés en globules à sec sur la langue, ou, s'il s'agit de personnes qui n'ont pas l'habitude de nos préparations, on peut conseiller l'olfaction d'une teinture forte. A propos du camphre, *l'esprit de camphre de Hahnemann* se recommande spécialement. *Camphora* 200 a été employé avec succès, ce qui nous prouve de nouveau, toutes réserves étant faites sur la valeur des dilutions, que la première condition de guérison est toujours le choix exact du médicament.

TRAITEMENT PRÉVENTIF
DU CORYZA SIMPLE AIGU

On rencontre bien souvent des personnes qui contractent des rhumes de cerveau avec une facilité désespérante, sous le souffle le plus léger d'un courant d'air, d'une fenêtre ouverte, etc., ou même sans cause appréciable. La raison en est toute entière dans ce fait bien observé, que le coryza, même vulgaire, tient souvent à certaine prédisposition individuelle, laquelle prédisposition n'est pas autre chose qu'une diathèse psorique, scrofuleuse, rhumatismale, goutteuse, etc.

Si la constitution porte avec elle le principe en vertu duquel des coryzas se répètent incessamment, il est évident que le meilleur moyen de prévenir ces accidents, c'est d'annihiler le principe générateur, d'où l'institution nécessaire d'un traitement préventif qui a pour but de modifier l'ensemble de la constitution. Mais ici commence la difficulté. Le principe miasmatique qui infecte l'économie est variable dans sa nature, dans son intensité, dans ses manifestations extérieures apparentes. Or, pour être efficace, le traitement qui est destiné à le combattre et qui base ses indications sur les symptômes apparents, est susceptible d'être modifié à l'infini. Dès lors, on comprend très bien que je ne puisse pas établir d'avance ce traitement préventif, essentiellement variable suivant les distinctions à faire chez le malade ; c'est uniquement dans l'étude particulière des médicaments que je pourrai assigner à chacun son titre à prendre place dans ce traitement.

Toutefois, je puis, dès ce moment, désigner à l'attention des praticiens les principaux médicaments que l'expérience a consacrés, dans le traitement de la fâcheuse prédisposition dont il s'agit. *Sulph.*, *Calc. c.*, *Lycop.*, *Silic.* Je les nomme à peine, le lecteur trouvera exposées, dans le traitement curatif, les conditions dans lesquelles chacun d'eux est appelé à nous rendre service.

CORYZA AIGU SYMPTOMATIQUE

Le coryza aigu peut être symptomatique, c'est-à-dire sous la dépendance d'une affection générale dont il est un des traits du tableau ; à ce titre, il est fréquent dans la rougeole ; il est un accident de la scarlatine, de la variole, un épiphénomène transitoire de la fièvre thyphoïde ; on le rencontre aussi dans la grippe et dans les diphthéries épidémiques. Dans tous ces cas, il peut être différencié par des nuances symptomatiques, mais son traitement est subordonné à la maladie première dont il n'est qu'une complication.

B. CORYZA CHRONIQUE

Le coryza chronique est toujours symptomatique d'une affection miasmatique de l'économie, comme déjà j'ai eu l'occasion de le dire, à propos du traitement préventif. La tâche du praticien est de rechercher avec soin la cause de la chronicité, et une fois bien connue dans sa nature et dans ses manifestations apparentes, de la combattre par des modificateurs appropriés, c'est-à-dire déterminés par leurs rapports de ressemblance avec le malade et la maladie.

Symptômes du coryza chronique. — Les phénomènes généraux étant l'expression mobile de la diathèse, je n'ai à m'occuper ici que des signes locaux. La membrane muqueuse est injectée le plus ordinairement, et parcourue par des vaisseaux devenus variqueux ; d'autres fois, au contraire, elle est plus pâle qu'à l'état normal. Ecoulement par les narines, d'une nuance transparente ou opaque, verdâtre, puriforme, plus ou moins abondant. Ces mucosités peuvent se dessécher sur place ; obstruer la narine et former alors des croûtes qui se détachent avec peine. Diminution ou perte totale du sens de l'odorat, altération même du goût pour les saveurs qui ont besoin, pour être perçues, de l'intervention de l'odorat.

D'autres signes fonctionnels peuvent exister quand l'inflammation envahit la face postéro-supérieure du pharynx, ce qui constitue le coryza postérieur; en outre du nasonnement qui est bien plutôt produit par cette forme du coryza, on observe un reniflement guttural qui est provoqué par une sensation de gêne au niveau de la partie postérieure des fosses nasales, ou par un embarras derrière les voiles du palais, sollicitant de fréquents mouvements de déglutition, un râclement pharyngien qui a pour but de ramener en avant les mucosités adhérentes au voile du palais et de les attirer dans la direction du pharynx et de la bouche pour en amener l'expulsion.

Il arrive trop souvent qu'à ce groupe de symptômes, qui caractérisent le coryza chronique, vient s'ajouter une odeur fétide du nez. Le coryza chronique est inséparable d'une odeur fade, nauséabonde, désagréable; mais de cette odeur importune à la fétidité, il y a loin, et c'est tellement vrai que, lorsque cette fâcheuse infirmité s'impose, elle imprime à la maladie une nouvelle dénomination. C'est tout de suite faire pressentir son importance.

J'en parlerai plus bas sous le nom d'*ozène* ou *punaisie*.

Nous trouverons là des lésions plus graves, par conséquent des symptômes plus accentués, et nous aurons à chercher des ressources dans les médicaments autres que ceux qui suffisent au coryza chronique. Fort heureusement, hâtons-nous de le dire, ces médicaments ne nous manqueront pas.

Dans l'exposé du traitement du coryza, je ne séparerai pas en deux chapitres ce que j'ai à dire des médicaments relativement à la marche aigue ou chronique de la maladie. Cette ligne de démarcation, plus classique que pratique, je l'ai maintenue pour étudier plus clairement les symptômes qui caractérisent chacun de ses états, mais auprès des malades sont fictions et illusions toutes ces coupures faites par la main des hommes. Les coryzas ont leurs irrégularités, aussi bien dans leur marche que dans leurs symptômes. Le coryza chronique d'hier est aujourd'hui aigu ou sub-aigu. La thérapeutique n'a pas à séparer arbitrairement ses agents ; elle les applique suivant l'ensemble des symptômes actuels. Quand le coryza survient d'emblée sur une personne bien portante et suit une marche rapide, il n'offre pas les mêmes symptômes que le coryza de longue durée, et ces caractères différentiels, qui ne sauraient être confondus, valent mieux pour le choix des remèdes qu'une appellation nominale.

TRAITEMENT CURATIF
DU CORYZA AIGU ET CHRONIQUE

ACO. NAP. — Chatouillement dans le nez, éternuments violents et fréquents, pression à la racine du nez, pesanteur de tête, pression dans le front, froid dans la tête ; vers le matin, écoulement abondant par le nez d'un liquide clair, un peu salé ; larmoiement, brûlement et pression dans la gorge, rougeur de la conjonctive, photophobie, subtilité de l'odorat, spécialement à l'endroit des mauvaises odeurs ; excoriation dans la gorge et une sensation comme si une mucosité gluante était amassée dans le pharynx, provoquant à renacler ; voix faible et légèrement enrouée ; mouvement fébrile précédé de frissons dans le dos ; faiblesse, lassitude et pesanteur douloureuse dans les membres ; réveils fréquents et en sursaut, à cause de la sécheresse dans la bouche et dans la gorge qui oblige à boire ; agitation, cris chez les enfants, inaptitude au travail d'esprit.

Coryza des nourrissons : Éternuments, écoulement nasal, enrouement ou râle dans la gorge, chaleur brûlante par tout le corps, accélération du pouls et de la respiration ; toux sèche, brève, avec cris.

Coryza avec écoulement âcre, aqueux, très clair, les yeux souvent larmoyants : forte fièvre, respiration accélérée ; face rouge et bouffie, tendance au sommeil, avec tressaillements fréquents ; soif, peau sèche, chaude, urine rare.

Au commencement du coryza, quand il y a fièvre synoque; comme c'est le cas fréquent chez les enfants, chez les femmes délicates et chez tous les sujets impressionnés par le froid subit.

Coryza avec mal de tête et grondements dans les oreilles; un peu de fièvre et insomnie.

ALLI. CEP. — Coryza aigu, fluent plus fort du côté gauche, s'aggravant le soir et dans la chambre, s'améliorant au grand air : écoulement d'un liquide brûlant qui excorie les parties avec lesquelles il est en contact, larmoiement des deux yeux, mais plus marqué à l'œil gauche, les larmes ne sont accompagnées d'aucune chaleur. Céphalalgie, sentiment de chaleur générale, soif, toux, tremblement des mains, éternuments violents ; aussitôt qu'il fait une inspiration profonde, un éternument survient immédiatement.

On a observé que le coryza survenu après avoir eu les pieds mouillés, ou sous l'influence du vent N.-O. est encore plus impressionné par *Alli. cep.*

ALUMINA. — L'*Alumina* porte avec elle la sécheresse des muqueuses ; nous en avons une preuve nouvelle par la nature de l'écoulement qui justifie son emploi dans le traitement du coryza chronique : issue de gros morceaux de matières desséchées et d'un jaune vert, que le patient amène au dehors avec des efforts considérables pour se moucher. Obstruction du nez. Croûtes dans les narines. Écoulement épais et de mauvaise odeur. Diathèse scrofuleuse. Perte de l'odorat, douleur à la base du nez et dans les sinus frontaux. Teint blême. Aspect maladif. Très-ancienne propension à s'enrhumer du cerveau.

AMM. CARB. — Le nez est obstrué surtout la nuit ; il ne peut respirer qu'avec la bouche ouverte ; écoulement séreux et brûlant qui excorie les parties qu'il touche. — Addition précieuse à *Nux* et *Sambuc*, quand l'enfant tout près de s'endormir se dresse vivement sur son séant, comme s'il étouffait. L'étouffement de *Sambucus* n'arrive pas au moment où l'enfant est sur le point de s'endormir, mais seulement après qu'il est endormi.

ARS.—Coryza aigu fébrile dans lequel le nez est bouché et où, malgré cela, il se fait un écoulement aqueux, cuisant, brûlant, excoriant le bord des narines et la lèvre supérieure au-dessous des narines. Eternuments continuels, violents, avec épistaxis. Larmoiement; un peu de rougeur aux conjonctives, avec brûlure dans les yeux; un peu de gêne dans la gorge avec sensation de brûlure et de la peine à avaler. La voix est tantôt forte, tantôt faible, le plus souvent enrouée; complication de catarrhe trachéal. Toux sèche, fréquente, surtout après avoir bu; en respirant un air frais, il se produit un chatouillement dans le larynx; la langue est le plus souvent sèche quoiqu'il boive peu à la fois, mais souvent; soif vive, peu d'appétit; ou diarrhée ou constipation; grande faiblesse; chute rapide des forces sans proportions avec l'indisposition. Face pâle et agitation la nuit qui pousse le malade à quitter le lit.—Coryza chronique avec écoulement de mucosités âcres, corrosives.—Coryza périodique.—Il est un coryza particulier que l'on rencontre spécialement chez les femmes très impressionnables et douées en même temps d'une grande puissance de vie, qui ne se fait pas remarquer par une intensité trop grande, ni par l'irradiation de l'inflammation aux bronches et qui pourtant revêt presque les caractères d'une névrose de l'appareil respiratoire. Il s'accompagne, la nuit surtout, d'une très-grande angoisse, de la difficulté à respirer, de palpitations de cœur, de cardialgie. Cet état n'est soulagé et guéri que par *Arsenic*. Soif intense, le malade a fréquemment besoin de boire, mais il boit peu à la fois.

Amélioration à l'air chaud, et en se couvrant.

ARUM. TRIPH.— Coryza peu intense, mais gênant par ce fait que le nez est littéralement bouché, que pour respirer on est obligé de *tenir constamment la bouche ouverte*. D'ailleurs la pituitaire est excoriée et saignante, l'écoulement est ichoreux, âcre, excoriant la lèvre supérieure. Il se mêle au rhume une irritation des yeux, de la bouche et de la gorge. Sensation brûlante dans la bouche et la gorge avec flux de salive, la langue est rouge et ses papilles sont redressées, les lèvres sont tuméfiées et douloureuses.

BELL. — Coryza sec ou fluent avec chaleur à la tête, rougeur intense du visage, prédominance du mal de tête, pesanteur et pression dans le front, spécialement au-dessus du nez ; sensation de sécheresse brûlante dans les yeux ; rougeur et gonflement de la muqueuse du nez, gonflement du nez ou seulement des ailes du nez, l'odorat est alternativement subtil ou amoindri ; une mauvaise odeur s'échappe du nez, sécheresse et chatouillement dans le nez, surtout dans la narine gauche. Ecoulement par le nez d'une eau âcre ou d'un mucus strié de sang. Rougeur érysipélateuse du nez, ou seulement des ailes du nez, sur le bout du nez, le dos du nez et quelquefois sur la lèvre supérieure. La douleur, la rougeur et la chaleur du nez se propagent dans toute la bouche, gagnant le pharynx, les amydales, causant de la difficulté à avaler. Sécheresse de la langue et, en raison de cette grande sécheresse, grande avidité pour l'eau.

Eternuments fréquents qui impriment à la tête des secousses douloureuses. Envie de dormir incommode et lassitude d'esprit pendant le jour. Alternatives fréquentes de frisson et de chaleur avec rougeur des joues ; fièvre ; la peau du corps est chaude et sèche, pouls fréquent, pas d'appétit, selles insuffisantes et urine peu abondante avec besoin fréquent d'uriner. Les exacerbations ont lieu dans l'après-midi et le soir vers minuit.

Quand à la suite de la brusque suppression du coryza, il survient de la douleur au-dessus des yeux avec rougeur au visage.

CALC. C. — Rend de très-grands services dans les coryzas aigus qui arrivent tout d'un coup, avec écoulement, goutte à goutte, d'une eau claire, par le nez ; écoulement abondant avec éternuments violents fréquents par suite de piqûres et de prurit dans le nez ; sensibilité du nez et chaleur dans la tête ; grande sécheresse de la bouche avec une sensation de picotement et d'irritation à la partie postérieure du palais, excitant à tousser. Léger frissonnement alternant avec de la chaleur, surtout dans l'après-midi ; chaleur pendant la nuit, le matin au réveil chaleur à la face, pesanteur de tête et douleur pressive dans le front, à la racine du nez. Raideur à la nuque. — Utile surtout chez les enfants scrofuleux qui sont sujets à s'enrhumer facilement. Après *Cham.*, *Calc. c.* partage avec *China* le privilége d'être le médicament protecteur de l'enfance. — Coryza sec avec obstruction du nez, mais le plus ordinairement fluent. Epistaxis le matin.

CARBO. VEG. — Coryza avec enrouement; le coryza revient tous les soirs. Forte impression de froid par toute la tête. Eternuments fréquents provoqués par un chatouillement continuel et violent dans le nez; mucosités nasales assez abondantes, prurit autour des narines; éruption aux angles des ailes du nez. Epistaxis, la nuit et le matin.

CAUSTIC. — Coryza sec chronique avec obstruction des deux narines, et voix rauque, puis enrouée et voilée au point de ne pouvoir plus parler à haute et intelligible voix; sensation d'écorchure dans le larynx et dans la poitrine, derrière le sternum. — Coryza fluent avec toux aggravée le matin et enrouement matinal; agglutination des paupières le matin.

CHAM. VULG. — Coryza des enfants, avec écoulement muqueux ou aqueux, narines enflammées, gercées et excoriées; état fébrile, soif, lèvres gercées, une joue rouge, l'autre pâle. Toux avec râle muqueux dans la poitrine, agitation, insomnie. L'enfant est soulagé dans ses angoisses quand on le promène sur les bras dans l'appartement; soif. La complication de coliques confirme le choix de *Cham.* Ce coryza est ordinairement le fait d'un refroidissement, le corps étant en sueur.

DULCAM. — Coryza sec qui s'aggrave au plus léger froid; qui se produit chaque fois que la température s'abaisse. Aggravation au repos, amélioration par le mouvement.

EUPHR. — Coryza fluent avec éternuments et sécrétion abondante de mucosités blanches qui s'écoulent à la fois en avant et en arrière; forte irritation des yeux; cuisson, larmoiement et photophobie. Sensibilité de l'intérieur du nez. Aggravation au grand air, tandis que pour *All. cep.* la prédominance des symptômes est marquée sur le côté gauche de la tête et des yeux, c'est le côté droit qu'*Euphrasia* affecte de préférence.

GELSEM.— Enraye le Coryza à son début s'il est pris aussitôt que l'on ressent le froid à la tête, que l'on commence à éternuer, et qu'apparaît un écoulement aqueux par le nez. Le tableau de *Gels.* est complet si l'on y ajoute un peu de mal de gorge, de la gêne en avalant, des élancements dans l'oreille soit d'un côté, soit de l'autre ; un peu de surdité. Malaise général qui donne l'appréhension d'être plus sérieusement malade. C'est surtout le médicament du Coryza aigu symptomatique d'une fièvre éruptive.

HEPAR. SULPH.— Coryza sec, fébrile, surtout chez les enfants scrofuleux et rachitiques avec enrouement ou voix sourde, toux croupale.

Coryza chronique, fluent, avec nécessité continuelle de se moucher, enchifrènement plus fort le matin, gonflement inflammatoire du nez ; écoulement peu épais, de mauvaise odeur, quelquefois jaune ; écoulement gluant par une seule narine ; prurit dans le nez qui provoque des éternuments, croûte dans le nez ; en se mouchant, sensation désagréable dans le côté gauche du nez et sifflements avec bruits secs dans l'oreille. L'intérieur du nez et même le dos du nez extérieurement est très-sensible et douloureux au toucher ; l'inspiration d'un air froid est particulièrement désagréable. Frissons et grande impressionnabilité à l'air froid. L'odorat n'est point émoussé.

SYMPTÔMES CONCOMITANTS. — Chaleur, rougeur et prurit dans les oreilles. Croûtes sur et derrière les oreilles. Otorrhée fétide. Gonflement de la face avec rougeur érysipélateuse. Douleur dans les os de la face en y touchant. Éruptions autour de la bouche ; élevures pruriantes sur le menton. La plus petite écorchure à la peau devient une plaie qui suppure. Ophthalmie scrofuleuse. Chaleur sèche la nuit, grande disposition à transpirer pendant le jour. Un des agents les plus puissants contre les suites de l'abus du *Mercure*.

HYDRAST. CAN.— Coryza chronique, opiniâtre, chez les sujets qui ont habituellement une santé déplorable.

Le nez est constamment bouché, une céphalalgie frontale et
une sécrétion constante de larmes se mêlent au Coryza.
Sensation de cuisson et d'excoriation dans les narines ; croûtes abondantes dans les narines ; épaississement de la membrane muqueuse ; enflure des cornets, écoulement clair
parfois ; mais, le plus ordinairement, issue par le nez de
mucosités fort épaisses et très-abondantes ; émaciation.
L'arrière-gorge est toujours tapissée d'un mucus gluant,
tenace, blanc ou jaune, mais toujours de mauvais goût.

KALI. BICHR. — D'une appropriation exacte toutes
les fois que l'écoulement nasal est épais, filandreux ; que
l'irritation envahit la gorge et tend à se propager de haut
en bas. La narine droite fournit une sécrétion plus abondante,
et ce qui prouve qu'elle est plus particulièrement le siége
d'une inflammation plus intense, c'est que le sac lacrymal de
ce côté est tuméfié et que le malade éprouve des élancements
dans cette région. Les sécrétions ont lieu ordinairement le
soir ; le matin, il y a plus de sécheresse ; le matin aussi,
il y a souvent saignement de nez.

LACH. — Coryza violent avec éternuments et mal de
tête ; grande chaleur interne au front, chaleur au nez,
rougeur au bout du nez, écoulement aqueux, chaleur désagréable par tout le corps et chaleur extrême aux mains et
aux pieds, éclat des yeux, irritabilité, agitation, malaise.

LYCOP. — Coryza chronique. La teinte jaune si caractéristique du *Lycop* nous signale, même dans le Coryza, sa
valeur thérapeutique ; il réussit mieux quand l'écoulement
du nez est *jaune* et que le sujet porte au visage une teinte
ictérique. Croûtes dans les narines ; excoriation de la lèvre
supérieure par l'âcreté de l'écoulement. L'obstruction du nez
est telle, la nuit, qu'il est obligé en dormant de respirer
la bouche ouverte, d'où sécheresse désagréable dans la
bouche, sans soif. Constipation, tristesse, humeur plaintive.

Le Coryza de *Lycop* se distingue des autres coryzas par
la conservation intacte de l'odorat. On a même dit que l'odorat y gagnait plus de finesse, ce qui mérite d'être remarqué
par sa rareté.

MERC. SOL. — Coryza fluent en général, fébrile, accompagné de beaucoup d'éternuments et d'un écoulement considérable, aqueux et corrosif, s'échappant par gouttes. Le nez est gonflé, érodé, tuméfié; l'écoulement quelquefois visqueux, il exhale une odeur de vieux rhume et la tête n'est que médiocrement douloureuse et entreprise. — Coryza fluent avec inflammation catarrhale de la gorge, du larynx, de la trachée, des grosses bronches et des yeux. Enrouement et raucité de la voix. Toux sèche, rauque, par un chatouillement continuel dans le larynx, avec ou sans fièvre. Douleur de pression, de tension, de déchirement dans le front, dans les joues, dans les dents de la mâchoire supérieure et dans les oreilles. Exacerbation dans la nuit. Frissons dans la journée, sueur abondante la nuit, qui sent l'aigre, et après avoir sué la nuit, le malade n'en est pas mieux le matin. — Une partie des sécrétions nasales passe par l'arrière-gorge et occasionne des graillonnements. Soif. Aggravation par la chaleur et pourtant le froid est mal supporté.

NATR. CARB. — Coryza devenu habituel, avec écoulement épais, verdâtre. Ce médicament partage, avec *Natr. muri*, la particularité de n'affecter qu'une narine, mais, de plus, par une nuance toute particulière de sa pathogénésie, il s'applique plus spécialement aux coryzas dans lesquels les narines ne se vident que périodiquement, par intervalles, tous les deux jours, par exemple, seulement; le reste du temps, le nez est constamment obstrué.

NATR. MUR. — Coryza chronique d'une seule narine, de la gauche le plus souvent. Le nez est gonflé et sensible de ce côté seulement. Croûtes dans cette narine et desquamation farineuse. Perte de l'odorat et du goût. Dans la journée, sensation de sécheresse dans les fosses nasales postérieures, mais le matin, au réveil, râclement pharyngien qui détache des mucosités épaisses, plus ou moins abondantes. Il y a alors enrouement et chatouillement au fond de la gorge qui excite à tousser. Larmoiement continu par suite de l'obstruction du conduit lacrymal.

Symptômes concomitants. —Constipation très-rebelle dans laquelle nul besoin d'évacuer ne se fait sentir ; les intestins paraissent être dans un état d'inertie complète. Céphalalgie qui commence tous les matins au réveil. Répugnance pour la nourriture.

Si le médecin homœopathe avait à intervenir dans la cure d'un coryza chronique, après des applications de nitrate d'argent, ce qui arrive souvent, puisque c'est là un substitutif que la vieille École a l'habitude d'honorer de sa confiance, je donne le conseil de commencer le traitement homœopatique par *Natrum muri* qui antidotera les effets fâcheux du substitutif.

NUX VOM.— Quand le Coryza commence, sécheresse du nez, les narines sont complètement bouchées, mal de tête avec pesanteur dans le front ou douleurs d'élancements et de déchirements. Démangeaison dans les narines ; éternuments violents ; le matin et dans le jour, il se fait un écoulement du nez, mais la sécheresse reprend le soir et la nuit. Sécheresse de la bouche sans soif ; constipation. Chaleur fébrile alternant avec des frissons, particulièrement le soir. Le soir chaleur à la tête et rougeur brillante des pommettes. Toux sèche, amélioration par le mouvement et en se tenant à la chaleur. Sensation de lassitude ou d'impatience, morosité, irritabilité.

Plus tard, l'occasion se présentera de parler de l'opportunité de *Sambucus*, chez les nourrissons, dans les cas d'oblitération des narines. faisant obstacle à l'allaitement et obligeant les enfants à dormir la bouche béante. Dans ces mêmes cas, *Nux vom.* se recommande également à l'attention des praticiens. Une grande sécheresse du nez est alors le symptôme prédominant ; sécheresse principalement la nuit.

PHOSPH. — Eternuments fréquents avec crainte d'éternuer, à cause d'une douleur que l'éternument provoque dans la gorge, ou éternument spasmodique avec douleur dans la tête et constriction de la poitrine ; sensation de plénitude dans le nez, surtout en haut dans la narine gauche, avec mucosités molles; écoulement par le nez, jaune, verdâtre ou sanguinolent, avec désir constant de se moucher. L'écoulement n'a souvent lieu que par une seule narine, tandis que l'autre narine est complètement bouchée Alternatives fréquentes de coryza fluent et de coryza sec. Surtout dans la matinée, le nez est obstrué, les mucosités étant desséchées dans le nez; le nez est gonflé et sensible au toucher; les orifices des narines sont sensibles et ulcérées; rudesse et brûlure dans la gorge; chaleur dans la tête et pesanteur avec brûlement dans le front et quelquefois nausées; perte d'appétit et sentiment de malaise général qui empêche de dormir la nuit. Léger frisson alternant avec chaleur dans la tête et aux mains; humeur très irritable.

Coryza de mauvais augure dans la scarlatine; écoulement abondant par le nez; en étant couché les mucosités tombent dans l'arrière-gorge, où elles produisent un râle par la respiration; le cou fortement enflé et les yeux fixes, grande faiblesse et grande fréquence du pouls, pire la nuit, les mains d'un froid de glace et cyanosées.

Inflammation chronique de la muqueuse du nez. Croûtes et petites plaies suintantes, saignement de nez faciles, sécheresse continuelle dans les narines, avec chaleur et sensibilité au toucher. L'odorat est ou supprimé ou très subtil ou perverti. Complications d'enrouement et de catarrhe pulmonaire; taches de rousseur sur le nez.

PHYTOL. DEC.— Écoulement muqueux par une narine, tandis que l'autre est sèche et bouchée, et l'écoulement alterne d'une narine à l'autre. — Sensation de tiraillement au-dessus de la racine du nez. —Pression douloureuse au-dessus des deux yeux et dans le front. Sensation comme s'il y avait du sable au-dessous des paupières, plus marquée à l'œil gauche, qui provoque un flux de larmes; gerçures à l'angle interne des deux yeux, plus fortes au côté gauche et aggravation le soir à la lumière. Un peu de conjonctivité catarrhale, les paupières sont collées pendant la nuit. Photophobie le matin.

PULS. NIG. — Coryza fluent dont l'écoulement est épais, jaune, verdâtre, de mauvaise odeur ; perte de l'odorat, du goût et de l'appétit. Langue chargée, absence complète de soif. L'obstruction du nez est plus forte dans l'appartement qu'en plein air, quand même il en résulte du frissonnement. Eternuments et écoulements de sang en se mouchant, le sang est coagulé. Frissons, pesanteur de tête, particulièrement le soir, dans l'après-midi. Disposition à pleurer, abattement, sensibilité des yeux à la lumière, sommeil interrompu. Tous les symptômes sont aggravés le soir et améliorés le matin.

RUMEX. CRIS. — Coryza fluent avec irritation douloureuse dans les narines, éternuments violents, sécrétions muqueuses. Epistaxis, sensation de grande sécheresse dans le nez, jour et nuit. Aggravation le soir et la nuit.

RHUS. TOX. — Coryza après s'être mouillé. Boutons agglomérés et croûtes sous le nez (*herpès labialis*). Le bout du nez est rouge et sensible au toucher. Les narines sont douloureuses à l'intérieur. La nuit ou pendant le jour, en baissant la tête, il s'écoule par le nez un peu de sang coagulé. Sécrétions épaisses, jaunâtres. Malaise qui se traduit par des douleurs dans tous les os ; on s'agite parce qu'on se trouve mieux dans le mouvement qu'au repos.

SAMBUC. — Chez les enfants à la mamelle, dans les les cas où par la présence d'un mucus épais, gluant et concreté dans le nez, qui empêche le passage de l'air, ils ne peuvent pas prendre le sein, le nez semble parfaitement sec et il est totalement obstrué, l'air n'y passe pas, ce qui fait que l'enfant ne peut pas sans danger se priver, même momentanément, du passage de l'air par la bouche. (*Nux Vom.*) De plus pour *Sambuc*, il y a cette nuance symptomatique que les enfants se réveillent en sursaut la nuit, comme s'ils étouffaient.

L'obstacle que le Coryza apporte à l'allaitement des nouveaux-nés, et le danger d'inanition qui peuvent en être la conséquence sont sérieux. Dans la vieille Ecole on est tellement pauvre contre ces éventualités, que l'on en est réduit à suspendre l'allaitement, et à nourrir l'enfant exclusivement avec du lait donné à la cuiller. Un discoureur habile, plus novateur que les autres (Valleix), effrayé d'une mort rapide par asphyxie ou inanition, a donné le conseil de recourir à la trachéotomie. En présence de telle témérité, comment ne serions-nous pas heureux des services que nous rendent ici *Sambuc.*, *Nux. V.* Services réels, il n'est pas un praticien de notre école qui ne les ait constatés ; services précieux, puisque le danger à éviter n'est pas douteux et ajoutons comme encouragement, services si faciles à obtenir !

SANG. CAN. — Coryza fluent de la narine droite ; de ce côté et rien que de ce côté, écoulement aqueux âcre, abondant. Eternuments fréquents, les yeux sont douloureux, larmoiement à l'œil droit.

SPIG. — Efficace comme *Bell.* contre la douleur névralgique qui suit la disparition brusque d'un coryza, mais avec cette différence que pour *Spigelia*, la douleur doit être localisée sur le côté gauche, avec pâleur du visage. — Le Coryza de *Spigelia* est d'ailleurs caractérisé ainsi qu'il suit : Les narines sèches en avant, sécrétant en arrière une grande quantité de mucosités. (Coryza postérieur). La nuit, les mucosités sont tellement abondantes derrière le voile du palais, qu'elles occasionnent parfois des menaces de suffocation. Mauvais goût et mauvaise odeur.

STICT. PUL. — Sécheresse du nez très fatigante. Besoin constant de se moucher, mais sans résultats. Pression sourde à la racine du nez avec sensation de plénitude dans le même point. Les mucosités nasales se dessèchent si vite qu'elles ne peuvent plus être expulsées que sous forme de croûtes dures dont le détachement est difficile. Aggravation le soir et au commencement de la nuit, presque bien le matin. — Coryza aigu avec gonflement du nez et chatouillement à l'extérieur. — Coryza sujet à récidives avec éternuments incessants dans l'après-midi et sensation de plénitude dans le côté droit du front, s'étendant dans la racine du nez et chatouillements dans le côté droit du nez.—Coryza chronique. Eternuments le matin avec écoulement verdâtre, céphalalgie frontale et épistaxis.

SULPH. — Coryza chronique invétéré. L'intérieur du nez, côté droit, est enflammé et sensible au toucher. Tout l'intérieur du nez est sensible à l'entrée de l'air, dans l'appartement ; en plein air, cette sensation disparaît. Eternuments spasmodiques qui ébranlent tout le corps. Sécheresse du nez alternant avec un écoulement de viscosités épaisses et sanguinolentes. Sécrétion muqueuse abondante dans les fosses nasales postérieures et tendant à attirer par la gorge ces mucosités. La gorge est à vif. Brûlure en avalant, la voix est enrouée, rauque, de basse-taille. Toux sèche, brève, le soir ; excitée dans la nuit par un chatouillement dans le larynx ; crachats épais, salés, visqueux, le matin, au réveil ; fréquents graillonnements le matin. Grande sensibilité au grand air et propension à prendre froid, manque d'appétit, lassitude générale. — Disposition aux récidives.

TART. EMET. — Utile chez les enfants quand, en même temps que le nez est obstrué, on sent des mucosités amassées dans les bronches, qui se révèlent par un râle muqueux à grosses bulles.

OZÈNE

(Punaisie. — Coryza chronique ulcéreux).

Cette affection est caractérisée par l'exhalation d'une puanteur insupportable par les fosses nasales.

Horrible infirmité qui a ses racines dans les profondeurs de l'organisme, et qui est créée, entretenue, développée et perpétuée par des états constitutionnels de nature différente, mais de malignité égale (Dartres, Syphilis et Sycose). Elle existe avec ou sans lésions. Les lésions sont des ulcérations de la pituitaire variables par leur siége, leur forme et leur étendue, superficielles ou attaquant le tissu cellulaire sous-muqueux et même le périoste des os qui entrent dans la constitution des fosses nasales. On voit alors des caries, des nécroses des os ou cartilages provoquer des désordres profonds qui aboutissent à la destruction ou au moins à une déformation considérable du nez. Quand l'ozène ou *punaisie* se présente avec ce cortége d'altérations organiques, on est tenté de se rendre compte de la puanteur par l'état anatomique des parties et la composition particulière des liquides sécrétés, mais l'illusion et la satisfaction que l'on se crée par cette prétendue explication ne sont pas de longue durée ; la punaisie existe indépendamment de toute lésion, même sans le moindre coryza ; donc, nous ne savons pas à quoi rapporter la puanteur qui, à elle seule, constitue parfois toute la maladie. On a accusé une étroitesse des fosses nasales liée à un vice congénial ou résultant de la déformation accidentelle du nez, qui apporterait un obstacle à l'évacuation des mucosités et on attribuerait ainsi la fétidité au séjour prolongé de ces mucosités ; l'explication n'a aucune valeur, la punaisie existe en dehors de toute modification anormale dans les formes des fosses nasales et cette déformation même, quand elle existe chez les punais, a été précédée de la puanteur. Mieux vaut avouer que la raison de la punaisie nous échappe et pourquoi reculerions-nous devant l'aveu de cet inconnu quand nous n'en savons pas davantage sur la fétidité de la sueur des pieds, des mains et des aisselles ; c'est un changement survenu dans la modalité fonctionnelle, voilà tout ce que nous pouvons en dire.

TRAITEMENT.

ALUMIN. — Ce médicament que j'ai dû mentionner dans le traitement du simple coryza aigu ou chronique à cause de ce caractère tranché de sécheresse qui le rend spécifique dans le coryza *sec*, s'est aussi montré utile dans les cas plus graves où le coryza chronique a grandi au point de se transformer en l'ozène le plus fétide, avec écoulement par le nez d'un liquide épais, jaune verdâtre, dont une partie se dessèche à l'intérieur et forme des croûtes épaisses qui sont ensuite très-difficiles à détacher. Ulcérations de la pituitaire. Perte de l'odorat ; douleur à la base du nez et dans les sinus frontaux. Constitution scrofuleuse.

Symptômes concomitants. — Pytiriasis au cuir chevelu ; furfures à la tête, avec prurit. Otorrhée. Gonflement, induration et suppuration des ganglions cervicaux. Rougeur du nez. Tumeurs noueuses à la face. Taches blanches au visage ; la peau du visage est tendue, même autour des yeux, comme si un blanc d'œuf y était desséché, en allant au grand air. Furoncles aux joues. Sentiment de froid dans les yeux en allant au grand air. Constipation par inertie du rectum. Prurit à l'anus. Appétit déréglé, tantôt nul, tantôt trop vif. Nausées fréquentes. Défaut de chaleur vitale, faiblesse de mémoire et inaptitude aux travaux d'esprit.

ARS. IOD. — Nez gonflé, arrondi ; obstruction du nez tout le jour avec sécheresse et tous les matins le sujet crache une grande quantité de mucosités épaisses et sanguinolentes qui se détachent des fosses nasales postérieures. Cette opération matinale ne se fait pas sans ébranlements de la tête ni sans soulèvements de l'estomac. Scrofule avec tous ses attributs. Faiblesse générale, tendance au refroidissement. Douleurs dans la tête qui partent du front, s'étendent à l'occiput et irradient le long de la colonne jusqu'aux premières vertèbres lombaires. Bouffissure des paupières inférieures, injection chronique des conjonctives. Epaississement des lèvres. Déjections involontaires ; douleur continue à l'anus avec sensation comme si le sphincter ne pouvait pas se contracter complètement. Incontinence d'urine. Toute la peau du corps est ridée. Emaciation.

ASA. FŒT. — Fétidité des sécrétions nasales qui sont verdâtres. Gonflement, rougeur et chaleur du nez ; périostite des os du nez qui sont douloureux. Carie des os du nez avec suppuration sanieuse, fétide, d'origine psorique ou syphilitique. La peau habituellement froide et le pouls faible. Lassitude permanente et faiblesse générale.

AURUM. FOL. — Répond aux lésions les plus profondes dont le nez peut être le siége dans la muqueuse qui le tapisse à l'intérieur et dans les os qui le constituent ; ces lésions sont le plus ordinairement les conséquences les plus avancées de la syphilis. *Ozène*. Ecoulement d'une matière jaune verdâtre ou molle ou épaisse ou desséchée, avec odeur fétide qui s'exhale du nez; perte de l'odorat, obstruction continuelle des narines par des croûtes épaisses et très consistantes. *Carie des os du nez*; nez rentré; douleur brûlante dans le nez. Cloison des narines détruite; carie des os palatins avec ulcération des parties molles. Parole inintelligible; voix nasillarde; exacerbation des douleurs la nuit. Insomnie.

Nos annales homœopathiques sont pleines de faits bien avérés de guérison dans des conditions aussi fâcheuses. J'ai des observations personnelles qui me permettent d'ajouter que *Kali bichr* aide puissamment à compléter l'action curative de l'or.

Quand les ravages du mal ne s'arrêtent pas au nez et que consécutivement on observe de l'induration à la base de la langue ou une périostite au maxillaire supérieur. *Aurum muri* paraît être préférable comme doué d'une plus grande activité.

BAPTIS. TINCT. — La punaisie peut exister sans aucune lésion, mais elle n'existe jamais sans que le malheureux qui en est affecté ne porte au moins avec lui dans sa constitution le stygmate de la scrofule. Or, fétidité et vie organique rendue atonique par la scrofule sont précisément les attributs distinctifs de *Baptisia*; donc, dans la punaisie sans lésion et chez les scrofuleux, le *Baptisia* doit nécessairement tenir la première place.

Et ce n'est pas seulement dans la punaisie sans lésions que ce précieux médicament peut et doit être employé; sa pathogénésie porte : écoulement épais par le nez, douleur le long du nez; ulcérations sur un grand nombre de muqueuses. Ecoulements d'odeur fétide et de nature sanieuse, excoriante. Plusieurs formes d'ozène sont donc infailliblèment de son domaine. Son action élective sur la muqueuse de la bouche avec fétidité de l'haleine le désigne encore plus à notre attention quand l'ozène se complique de lésions du côté de la bouche et de la partie supérieure du pharynx.

CALC. CARB. — Coryza chronique avec beaucoup

d'éternuments. Sécheresse et obstruction du nez pendant la nuit. C'est le matin au réveil que l'obstruction du nez est surtout désagréable. Gonflement du nez et de la lèvre supérieure. Le nez est gonflé à sa racine, à l'extérieur et à l'intérieur. Douleurs aux bords des narines et surtout à la cloison. Ulcérations dans ces mêmes parties. La muqueuse du nez est couverte de croûtes et est très-sensible au toucher. Odorat émoussé ou mauvaise odeur dans le nez d'œufs pourris, de fumier, etc. Ecoulement épais par le nez avec la sensation continue comme si le nez était constamment bouché. En se mouchant, bave épaisse mêlée de sang noir; écoulement purulent qui excorie la lèvre supérieure; pustules rouges, pruriantes, sur la lèvre supérieure et sur les joues; lourdeur de tête, douleur pressive au front; face pâle, enrouement léger et le matin voix rude qui s'améliore par le graillonnement. Constitution lymphatique ou scrofuleuse. — Associé avec *Silicea, Calcar* répond encore mieux aux manifestations les plus avancées de la scrofule, quand elles ont eu pour conséquences les désordres les plus considérables des os du nez.

FERR. IOD. — Gonflement scrofuleux du nez avec ulcères et croûtes dans le nez.

HYDRAST. CAN. — Sécrétions excessives du nez; les mucosités sont épaisses; jaunâtres, filantes et très tenaces; elles sont enlevées par morceaux longs et consistants. Epaississement plutôt qu'ulcération de la pituitaire. Sensation de cuisson et de vive écorchure dans les deux narines avec une envie constante de vider le nez. Ronflement continuel et de temps en temps éternuments pendant la journée avec enrouement. Larmoiement abondant. Etat cachectique. Faiblesse. Perte d'appétit. Consomption imminente.

KALI. BICHR. — Croûtes et ulcérations dans les narines. Petites ulcérations sur le bord de la narine droite. Perte de l'odorat; odeur fétide par le nez. Il sort du nez de grosses masses de mucosités desséchées sous forme de tampons; d'autres fois l'écoulement est séreux, excoriant la lèvre supérieure et le nez est très sensible; éternuments. Céphalalgie; douleur au front qui semble venir de l'occiput. Sécheresse pénible du nez, pression à la racine du nez. Infection syphilitique. Grattement dans la gorge. Gorge malade, rouge, gonflée, douloureuse et enfin ulcérée.

KALI. HYD. — Ozène syphilitique, ou intoxication mercurielle. Ozène scrofuleux ayant pour cortége inséparable l'engorgement des glandes sous-maxillaires, des otorrhées et des conjonctivités chroniques. Rougeur et gonflement du nez avec sécrétion continuelle, aqueuse, sans couleur, âcre et éternuments douloureux et violents. Inflammation générale de la pituitaire ; enflure des paupières ; les conjonctives sont injectées ; larmoiement, voix nasonnée. Douleurs de piqûres dans les oreilles ; face rouge avec anxiété et agitation ; douleur frontale comme si le cerveau était comprimé des deux côtés. Grande soif avec fièvre marquée par des alternatives de chaleur et de sécheresse à la peau et de sueur abondante. La chaleur prédomine avec des intermittences de frissonnements. — *Kali hydri* offre dans sa pathogénésie des douleurs nocturnes dans les membres, douleurs ostéocopes ; ce qui prouve une fois de plus ses traits de ressemblance avec la syphilis et le mercure.

LACH. — Utile dans les cas de la pire espèce où il se fait un écoulement abondant de matière séreuse et dans lesquels toutes les parties sont douloureuses et enflammées. La pituitaire est parsemée de petites ulcérations ; son aspect général est d'un rouge brun. Le malade n'est jamais plus souffrant qu'après avoir dormi.

MERC. CORR. — Le *mercure soluble*, que nous avons déjà trouvé si utile dans le Coryza aigu ou chronique, embrasse encore certainement, dans sa sphère d'action, l'ozène scrofuleux et syphilitique, mais s'il y a analogie entre toutes les préparations mercurielles, il y a aussi, de l'une à l'autre des nuances à saisir, qui ne sont pas sans importance dans la pratique. L'ozène syphilitique, la perforation de la cloison du nez, la rougeur et le gonflement du nez, plus de consistance et de ténacité dans les sécrétions, appellent de préférence le *mercure sublimé*. — *L'iodure de mercure (Merc. iod.)* convient mieux à la diathèse scrofuleuse qu'à l'infection syphilitique ; et, dans ces cas, les mucosités sécrétées se distinguent par leur abondance. — Le Coryza est autant postérieur qu'antérieur. — Le *sulfure de mercure* *(Merc. sulph.)* recouvre moins que tout autre les exanthèmes chroniques, et, de plus, il offre dans sa pathogénésie, une nuance symptomatique qu'il est bon de noter, ne fût-ce que par les ennuis qu'elle occasionne aux malades, c'est le gonflement et la sensibilité du bout du nez.

NITRI. ACID. — Puanteur du nez ; Coryza postérieur ; râclement pharyngien qui a pour but de détacher les mucosités adhérentes à la face postéro-supérieure du pharynx, ulcères atoniques de la pituitaire ; du fond de ces ulcères s'élèvent des végétations, des carnosités qui saignent facilement, écoulement sero-purulent par le nez. Sycose, syphilis constitutionnelles, cachexie mercurielle qui se manifestent par les symptômes les plus divers et sous les formes les plus variées.

SYMPTÔMES CONCOMITANTS. — Glandes engorgées, ou suppuration. Boutons sycosiques, condylomes, otorrhée. Ophtalmies avec ou sans ulcérations. Intertrigo, syphilis et points noirs au visage. Boutons à la face. Selles diarrhéiques, dysentériques, sueurs nocturnes.

PHOSPH. ACID. — C'est une vérité consignée depuis longtemps dans les annales de la médecine que l'efficacité de *l'acide phosphorique* dans le traitement des ulcères accompagnées de la carie des os, d'origine scrofuleuse et même syphilitique. On sait aussi que sous l'influence de cet acide, étendu de huit parties d'eau, les ulcères ichoreux, fétides, perdent leur fétidité, prennent un meilleur aspect en même temps que l'exfoliation des parties cariées se fait avec la plus grande facilité ; à ces faits avérés, concluants, indéniables, l'Ecole homœopathique a ajouté cet autre fait important que *l'acide phosphorique* produit chez l'homme bien portant une exhalation fétide par le nez, un écoulement purulent par les narines. Donc, l'emploi de *l'acide phospho-*

rique est motivé, dans l'ozène, par notre loi, et, de plus, il est sanctionné par l'expérience. — Le médicament sera d'autant mieux choisi que le sujet sera scrofuleux, émacié, affaibli par une croissance exagérée ou par onanisme, présentant de la tendance à la sueur et au dévoiement.

Ouvrons une parenthèse. On a vu l'*acide phosphorique* guérir avec une MERVEILLEUSE rapidité des scrofules fort graves *(Journ. de méd. gén.*, tom. LV); Baumes *(Traité sur le vice scrofuleux*, page 32) fait dépendre la scrofule de la prédominance de l'*acide phosphorique* dans l'économie........ D'autres ont attribué à la prédominance de l'*acide phospho-rique* dans l'économie, la cause efficiente de plusieurs maladies qui affectent les os et leur ôtent leur solidité.

Voilà ce que l'on trouve dans les recoins les plus autorisés de la vieille école : Contradiction flagrante entre la thérapeutique et l'étiologie ! — Que ces faits, au contraire, soient illuminés par notre loi, et aussitôt on les voit resplendir d'une éblouissante clarté qui satisfait l'esprit, en nous faisant connaître les rapports de cause à effet et qui réchauffe le cœur en nous fournissant les moyens de reproduire des guérisons *merveilleuses*.

Peut-on comprendre, après cela, que la science officielle refuse à l'homœopathie, avec une si aveugle et si désolante ténacité, ses lettres de naturalisation, quand l'homœopathie seule a ses racines dans les entrailles de l'antiquité même la plus reculée; quand l'homœopathie seule profite religieusement et scrupuleusement des leçons de l'expérience; quand l'homœopathie seule, en nous éclairant sur la cause des guérisons dues au hasard et toujours homœopathiques, agrandit constamment et sûrement, chaque jour, le domaine de la thérapeutique !

PHYTOLAC. DEC.—Syphilis. Ulcérations de la pituitaire. Ecoulement puriforme, fétidité par le nez. Excoriation très marquée et persistante de l'orifice des narines et de la lèvre supérieure. Boutons de mauvaise apparence sur les ailes du nez. A défaut de syphilis, les désordres occasionnés par le mercure peuvent servir de base à l'indication. —

Phytolac. mérite décidément de prendre place parmi nos plus
puissants anti-syphilitiques ; mais, à ce propos, je crois utile
de rappeler que si la syphilis est susceptible de revêtir diverses formes et de produire des lésions multiples et variées,
elle ne se laisse aussi attaquer victorieusement, dans tous
ses cas, que par le remède qui répond non-seulement à son
origine, mais à sa forme et à sa lésion actuelle. Nous n'avons
pas de spécifique contre *la* syphilis, pas plus que nous
n'avons de spécifique contre *la* fièvre intermittente ; les
médicaments sont uniquement des modificateurs d'organes
ou de fonctions et nullement des antagonistes d'entités
morbides (Gubler). Nous avons des spécifiques anti-siphyli-
tiques contre des ensembles de symptômes syphilitiques,
comme nous avons des spécifiques contre des ensembles de
symptômes fébriles et périodiques. L'individualisation fait
le reste. Il ne suffit pas de décorer un médicament du titre
d'anti-syphilitique pour être autorisé à compter sur lui dans
tous les cas d'origine syphilitique. Un médicament peut être
dit anti-syphilitique, toutes les fois qu'il s'est montré utile
dans une forme de syphilis ; mais, dans la pratique, retenir
ceci, qu'un médicament, si anti-syphilitique qu'il soit
d'ailleurs, ne guérit jamais que la forme de syphilis dont les
symptômes sont en rapport de ressemblance avec les symptômes qu'il est apte à produire chez l'homme sain. Or,
Phytolac. exerce spécialement son action sur les muqueuses
du nez, de la bouche et du pharynx, et c'est quand la syphilis
a porté ses désordres sur ces muqueuses qu'on peut, avec
raison, le regarder comme spécifique ; les désordres pathologiques existent-ils ailleurs, l'individualité morbide est
changée ; elle ne cèdera qu'à une autre individualité médicamenteuse.

J'ai vu un cas de périostite des os crâniens présumée,
avec raison, syphilitique ou mercurielle, traité sans succès
par le *Phytolac.* Le médecin qui avait fait la prescription avait
eu une trop grande confiance dans le médicament dont la
sphère d'action ne lui était pas suffisamment connue dans ses
limites. La dose avait été si élevée et si prolongée que des

effets pathogénétiques du *Phytol.* avaient fini par se manifester
du côté de la gorge, mais la maladie première subsistait dans
toute son intensité, sans jamais avoir éprouvé la moindre
amélioration.

SYMPTÔMES CONCOMITANTS. — Salivation ; gonflement
et ramollissement des gencives, inflammation de la muqueuse
qui tapisse toute la bouche, induration des glandes cervicales et sous-maxillaires. Ophthalmies de diverses natures,
surtout si elles peuvent être rattachées à l'action de la syphilis
ou du mercure. Douleurs ostéocopes nocturnes dans les
os des jambes; douleurs parcourant tout le corps, généralement plus fortes dans les temps humides. Ulcérations à la
face et aux lèvres.

SANGUIN. CAN.— Syphilis ; accidents tertiaires. Sur
la muqueuse du nez, on observe des taches proéminantes,
de grandeur et de formes variables, sécrétant un exsudat
comme diphthérique, et quand elles sont essuyées présentent
l'aspect d'une plaie. Des taches de même apparence (plaques
muqueuses) existent sur la muqueuse buccale, à la partie
interne des lèvres, au prépuce et à l'anus. L'écoulement du
nez cesse quelques jours pour revenir après, ce qui fait une
alternative de Coryza sec et de Coryza fluent. Les yeux sont
douloureux au toucher; les muqueuses bronchiques et
intestinales participent aux souffrances générales et manifestent ici de la toux; là, de la diarrhée.

SEPIA. — Exhalaison fétide par le nez; croûtes et
ulcères dans les narines. Issue par les narines de mucosités
verdâtres, desséchées, agglomérées en gros morceaux ou se
détachant sous forme de membranes. Avec ces sécrétions
s'écoule un peu de sang, et en dehors des moments où ces
produits sécrétés sont expulsés, il y a souvent aussi des
hémorrhagies nasales abondantes. Le nez est gonflé et
enflammé spécialement au bout; il se fait là une éruption
douloureuse qui finit par faire une croûte.

Chez les femmes, en général, et particulièrement celles

qui sont délicates et qui souffrent d'une manière quelconque de désordres fonctionnels utérins.

SYMPTÔMES CONCOMITANTS. — Céphalalgie pressive au front et à l'occiput. Eczéma derrière les oreilles. Dartres annulaires. Démangeaisons vives dans différentes parties du corps qui se changent en sensation brûlante après s'être gratté. Taches brunes, rougeâtres ou livides sur la peau. Difformité des ongles. Inflammation chronique des paupières qui sont collées tous les matins. Teint de la face, jaune; raie jaune sur le nez et les joues, en forme de selle. Couleur jaune et éruption dartreuse autour de la bouche.

SILIC. — Ulcérations larges ou multipliées de la pituitaire, très sensibles au contact ; écoulement âcre et corrosif. Carie des os du nez. Prurit et chatouillement perpétuel dans le nez avec besoin incessant de se moucher. Les sécrétions sont abondantes, épaisses, crêmeuses et purulentes. Signes de scrofule antécédente ou concomitante. Complète l'action de *Calcar car.*

SULPH. — Dans le coryza chronique, toujours symptomatique, ne l'oublions pas, d'une infection miasmatique de l'économie, le soufre s'est montré efficace non-seulement pour prévenir les récidives, mais pour modifier avantageusement l'affection locale, alors même que d'autres médicaments répondant très-bien aux manifestations symptomatiques avaient été impuissants. En réfléchissant sur cette action éminemment curative du soufre, nous en trouvons uniquement la raison dans la propriété dont est doué ce remède, d'antidoter le principe qui infecte l'économie.

Et si l'infection miasmatique existe quelque part, évidente, palpable, c'est dans l'ozène ; aussi, il n'est pas de cas d'ozène qui ne puisse et qui ne doive même réclamer l'intervention du soufre.

Dans l'enseignement officiel, il est de mode de passer sous silence, ou pis encore, de tourner en ridicule ce que Hahnemann a proclamé de vérité sur l'infection de l'économie par la gale et sur les maux inhérents à cette cachexie psorique dont l'expérience de tous les jours confirme l'existence et que déjà, avant Hahnemann, des observateurs justement estimés et faisant autorité dans la science , avaient prouvé par des faits nombreux et concluants. (Autenrieth et mille autres).

Vidons cette question puisque l'occasion s'en présente, afin que nous sachions, une fois pour toutes, ce qu'il faut penser de l'infection de l'économie de l'homme par la gale. Cette infection doit-elle être admise, oui ou non ? Faut-il consentir à la reconnaître ou devons-nous la rejeter définitivement ?

Examinons : La science s'est enrichie dans ces derniers temps de recherches excessivement habiles, patientes et courageuses sur la *Psore* ou gale de l'homme et des animaux, par MM. les docteurs O. Delafond et H. Bourguignon. Leur ouvrage a pour titre : *Traité pratique d'Entomologie et de Pathologie comparées de la Psore ou Gale de l'Homme et des Animaux domestiques.* C'est le travail le plus complet qui ait jamais été publié sur la matière en question, il fait donc autorité ; consultons-le, et quelle que soit sa décision, convenons de nous y soumettre puisqu'elle se présente à nous fortifiée par les preuves les plus décisives. En parlant ainsi, nous faisons acte d'humilité puisque les auteurs, dans bien des passages de leur livre, ne se montrent pas sympathiques aux médecins homœopathes. Ils ne les combattent pas, ce qui eut été leur droit, ils les ricanent orgueilleusement, et pourtant leur livre nous donne raison, nous allons le prouver.

« La psore de l'homme est une maladie de la peau contagieuse, *due à la présence du sarcopte,* et qui a pour caractère: 1° à sa période d'incubation : la présence sur les mains ou le tronc d'un où de plusieurs sarcoptes cachés dans des sillons sous-épidermiques, des démangeaisons passagères et quelques papules isolées; 2° A sa période d'état : des papules sur les membres et sur le tronc, un nombre plus considérable de sarcoptes et de sillons, le plus souvent des vésicules dans l'intervalle des doigts, des démangeaisons générales, ressenties surtout pendant les premières heures du séjour au lit ; enfin des éruptions variées, telles que du prurigo, du lichen, de l'impétigo, etc. » Page 99.

Définition parfaitement exacte ; je ne la paraphrase pas, comme son auteur se plaint qu'elle l'ait été trop souvent, je la transcris tout entière par scrupuleuse fidélité ; elle énonce les principaux caractères de la maladie qui permettront toujours de la reconnaître à ses divers degrés. C'est bien de la gale qu'il s'agit, la question est bien posée, poursuivons :

« La psore de l'homme est due à une cause *unique* et cette cause consiste dans la présence du sarcopte » . . . « Tout individu de l'espèce humaine, quels que soient son âge, son sexe, son tempérament, peut avoir la psore ; il suffit pour cela qu'*un* sarcopte lui soit transmis par son semblable ou par les animaux. » Pag. 100.

Très-bien, voilà l'étiologie satisfaite, le mode de contagion parfaitement trouvé et déterminé ; je n'ai pas à m'inscrire contre ; c'est le fruit de l'observation, je ne puis, comme tout le monde, que lui faire le meilleur accueil. Mais jusqu'ici, malgré le renfort des soulignés : « La psore de l'homme est due à une cause *unique, un* sarcopte, » je ne vois rien qui atteigne le fond de la question et qui me provoque à retirer ma proposition qui est celle-ci : *De la gale résulte une infection de l'économie.* J'attendrai pour m'avouer vaincu que l'on m'ait prouvé que cette infection par la gale est une chimère, qu'elle ne peut pas exister, qu'elle n'existe pas et au lieu de cela je vais recevoir une complète satisfaction.

A quelle cause peuvent être réellement dûs les symptômes de la psore ? Ce sont les auteurs mêmes du *Traité pratique*, etc., qui se posent la question, et leur réponse, la voici, précédée d'un préambule qui a bien son mérite : « Le sarcopte, qui est la cause essentielle de la maladie, porte-t-il en lui un liquide virulent ou irritant qu'il inocule en ponctionnant les papilles ; on sait que beaucoup d'arachnides inoculent, à l'aide de leurs mandibules, un fluide venimeux qui tue les petits insectes dont elles font leur proie. » (pag. 150) . . . « Quant à nous, le sarcopte nous paraît inoculer un principe morbide auquel il faut attribuer l'évolution des éruptions précitées. Comment pourrait-il en être autrement, quand nous voyons chez un grand nombre de sujets, soumis intentionnellement ou involontairement à la contagion de la psore des animaux, tout le corps se couvrir en quarante-huit heures d'une éruption abondante de papules prurigineuses, qu'on voudrait en vain attribuer aux démangeaisons et à l'irritation que développe le psoreux en se grattant? Que nous ne puissions découvrir par quel travail mystérieux — ce n'est pas seulement pour les homœopathes que le mystérieux abonde, consignons cet aveu — cette élaboration morbide si remarquable s'opère, nous en convenons ; mais si nous ne pouvons nous en rendre compte, il ne nous est pas moins impossible de la méconnaître (pag. 151). » Parler d'or !

Enfin (pag. 152) : « Concluons donc que le sarcopte peut impressionner *morbidement* et *spécifiquement* l'économie : 1° par une action générale et latente due à une sorte d'inoculation virulente ; 2° par une action toute mécanique, ayant pour conséquence médiate un état d'hypéresthésie de la superficie du derme, duquel résulterait une perturbation morbide dans le système nerveux général. »

En voilà assez ; je suis plus riche en explications sur l'état d'*hypéresthésie de la superficie du derme*, etc.; je connais peut-être plus exactement le mode d'introduction du principe virulent, mais au lieu de subir une condamnation, je suis plus autorisé que jamais à proclamer ce fait capital pour le médecin : par la gale, l'économie est *morbidement* et *spécifiquement* impressionnée.

La victoire est à nous. — Cette impression *morbide* et *spécifique* amène la diathèse herpétique ou psorique qui se traduit au dehors, dans les cas les plus légers, par des éruptions variées, mais qui, plus intense, est susceptible de produire, avec ou sans éruption, des désorganisations profondes sur divers points de l'économie.

Qu'il faille tuer le sarcopte, nous ne nous y opposons pas ; nous reconnaissons même les avantages à le faire le plus vite possible, mais l'erreur contre laquelle nous protestons est celle-ci : Le sarcopte constitue à lui seul toute la maladie. — Non, mille fois non et de ce qu'on a tué les parasites, il ne s'ensuit pas que la psore soit guérie.

Dans l'intérêt des malades, c'est l'essentiel à retenir.

Les phénomènes de localisation qui, dans l'ozène, militent en faveur de *Sulph.* sont : rougeur, chaleur et gonflement du nez ; chaleur brûlante dans les narines ; ulcérations de la pituitaire ; croûtes ; sécheresse du nez ou écoulement séreux, sanieux, assez abondant. Eternuments fréquents et violents. Epistaxis le plus ordinairement le matin, ou bien dans la journée quand on se mouche. Perte de l'odorat, puanteur du nez.

THUY. OCC. — Ecoulement par les narines d'une très-grande quantité de mucus épais, verdâtre, mêlé de pus et de sang. Ce mucus se dessèche et forme des croûtes qui siégent à la partie supérieure des narines et y adhèrent fortement. Ces croûtes occasionnent de vives douleurs et par leur présence et par les tentatives qu'elles nécessitent pour leur enlèvement. La partie supérieure du pharynx et la face postéro-supérieure du voile du palais sont enflammées et tapissées par des mucosités épaisses et abondantes. Gonflement et induration des ailes du nez ; exhalaison de mauvaise odeur par les fosses nasales. L'écoulement du nez est plus abondant au grand air que dans l'appartement.

SYMPTÔMES CONCOMITANTS. — Constitution sycosique. Végétations qui sécrètent un pus infect ; excroissances verruqueuses qui ont à leur extrémité des pointes cornées. Gonflement aux extrémités des doigts et des orteils.

ÉPISTAXIS

(Hémorrhagie nasale. — Saignement de nez. — Hemorrhinie. — Rhinorrhagie.)

Ecoulement de sang par les narines.

Avec ou sans phénomènes précurseurs. Dans le premier cas, on peut observer une pesanteur de tête plus ou moins forte, un simple chatouillement nasal qui excite à se frotter le nez, à éternuer, ou de véritables phénomènes morbides, constitués par des symptômes congestifs céphaliques tels que: Face plus ou moins colorée, quelquefois vultueuse, les yeux injectés. Les artères temporales et carotides battent avec force. Céphalalgie frontale, bourdonnements dans les oreilles, éblouissements, vertiges, le pouls plein, vif et accéléré.

Sans prodrômes, l'épistaxis se caractérise uniquement par l'écoulement de sang en dehors des narines.

Inutile de dire que cet écoulement peut se faire par l'ouverture antérieure ou postérieure, quelquefois par les deux à la fois, quand l'hémorrhagie est abondante; par les deux narines ou par une seule, c'est le cas le plus commun.

L'épistaxis peut appartenir à des états pathologiques très-différents.

TRAITEMENT

ACO. NAP.— Le sang est d'un rouge brillant. Saignement violent et prolongé avec symptômes fébriles; congestion à la tête; la face est vultueuse, les artères des tempes et du cou battent violemment. Pléthore, jeunesse, femmes à règles très abondantes.

AMMON. CARB.—Ecoulement par le nez d'un mucus sanguinolent; éternuments fréquents, de bonne heure le matin. Hémorrhagie nasale tous les matins, en se lavant le visage, ou après le repas.

ARGENT. — Epistaxis précédée de chatouillement et de fourmillement dans les narines. L'issue du sang est provoquée par le moindre effort en se mouchant, surtout immédiatement après le repas.

ARN. MONT. — Le sang est d'un rouge brillant; l'hémorrhagie a été provoquée par une violence extérieure, un coup, une chute ou de grandes fatigues corporelles. — Epistaxis fréquentes avec éternuments répétés, surtout le matin.

ARS. — L'hémorrhagie nasale est sûrement un symptôme arsenical, Hahnemann l'a dit: « Violente hémorrhagie nasale » et depuis, le fait a été confirmé, mais quelles sont les conditions de son application thérapeutique ? Jusqu'à présent elles ont été assez mal déterminées.

La première de ces conditions est l'anémie et l'anémie particulière qui est consécutive à de grandes pertes de sang, accompagnée de faiblesse et d'agitation, deux états pathologiques qui s'excluent ordinairement, mais qui, précisément, quand ils sont réunis, constituent le vrai caractéristique de *Ars*.

Après l'anémie, l'hypérémie du cerveau provenant de l'abus des boissons alcooliques est encore une des bonnes conditions pour l'emploi de *Arsenic* dans l'épistaxis, précédé de *Nux vom*.

Ars peut encore convenir dans une hémorrhagie nasale qui survient pendant un coryza, dans des vomissements ou après un accès de colère.

BELLAD. — Le sang est d'un rouge brillant ; l'hémorrhagie arrive le plus souvent la nuit, surprend dans le sommeil, réveille et revient quelquefois le matin. Céphalalgie frontale, rougeur du visage, pupilles dilatées. Vertige en se baissant, photophobie ; étincelles devant les yeux. Grondements et bourdonnements dans les oreilles avec un peu de surdité. — Après *Bellad.*, *Nux vom.* si des libations trop copieuses ou l'abus du café sont la cause de l'épistaxis et *Puls* chez les femmes qui sont réglées faiblement, en retard ou qui ne sont pas réglées du tout.

BRYON. — Quand l'épistaxis résulte d'un état général d'éréthisme vasculaire ou de congestion, le sang est d'un rouge brillant. principalement le matin, en se levant, ou la nuit pendant le sommeil, amenant le réveil ; pendant une suppression de règles ou après s'être échauffé par un temps chaud sous les rayons d'un soleil trop ardent.

CALCAR. CARB. — Epistaxis presque toujours par la narine droite et souvent abondante le matin, avec obstruction du nez. Chez les enfants scrofuleux, saignements de nez qui surviennent à chaque instant, à propos de rien. Chez les femmes dont les règles sont abondantes et surtout hâtives.

CARBO. VEG. — La nuit, le matin au lit. Tous les matins, écoulement de quelques gouttes de sang ; dans la journée saignements de nez très-abondants , très-prolongés, à plusieurs reprises ; l'hémorrhagie est renouvellée par le plus léger mouvement. Avant et après, grande pâleur de la face, pouls petit, intermittent.

CHINA. — Saignements de nez entre 6 et 7 heures du matin, qui se renouvellent très-souvent. — Doit être choisi toutes les fois que la perte de sang dure depuis quelque temps et que le patient est affaibli ; sur les personnes faibles, anémiques, à teint pâle, qui éprouvent par faiblesse des sifflements dans les oreilles et qui ont toujours la crainte de tomber en syncope.

CINA. — Chez les enfants qui ont des vers intestinaux, lombrics ou ascarides ; Symptômes qui en dénotent la présence : prurit à l'anus, appétit vorace, faim même après avoir mangé, pâleur de la face, cercle blanc bleuâtre autour de la bouche. Peuvent encore être indiqués dans ces cas *Spigel* et *Merc*.

CROC. SAT. — Le sang est noir, épais, visqueux, il pend hors des narines en longs cordons. Au moment de l'hémorrhagie le front est couvert de sueur froide. Spécialement chez les femmes trop abondamment réglées et qui sont sujettes à des défaillances au moment des règles. Epistaxis périodique, chronique. L'abondance et la durée de l'hémorrhagie qui peut aller jusqu'à provoquer la syncope, sont des recommandations expresses pour *Crocus*.

DULCAM.—Si l'épistaxis arrive immédiatement après avoir souffert de l'humidité aux pieds. Douleur pressive à la racine du nez.

ERIGER. CAN. — Symptômes fébriles, rougeur du visage, congestion à la tête. — Ce médicament élevé très-haut par l'Ecole américaine, presque jusqu'à l'infaillibilité contre toutes les hémorrhagies actives ou passives, ne peut pas ne pas être mentionné ici, mais je me réserve de lui faire une plus large place dans l'histoire des hémorrhagies utérines après l'avortement ou après l'accouchement. Ce que j'ai à en dire pour l'épistaxis se réduit à peu de chose ; je ne sache pas qu'il ait réussi ailleurs que dans les cas peu graves et encore l'avait-on employé à basses dilutions, à dose massive, ce qui n'est pas la preuve d'une spécificité bien marquée.

FERRUM MET. — Epistaxis de deux formes bien distinctes ; dans l'une le saignement de nez se fait par un seul côté, il est abondant, se répète souvent ; dans l'autre, les deux narines sont affectées également, mais il n'y a pas d'hémorrhagie précisément, seulement les deux narines sont constamment pleines de petits caillots de sang ; le tout dans des conditions analogues à celles de *China* et plus graves encore, parce que la détérioration de l'économie est plus profonde et date de plus longtemps. Le sujet a constamment froid, même au lit, quand il n'y est pas brûlant avec la peau sèche, parcheminée ; fièvre lente qui s'exaspère la nuit. Tous les soirs, les mains surtout sont brûlantes ; la nuit, le corps est baigné de sueurs qui exhalent une odeur très-forte. Emaciation. La peau est devenue d'une transparence telle qu'elle laisse apparaître clairement sous elle les veines superficielles même les plus tenues. Les paupières sont œdématiées, infiltration des pieds, des chevilles, des genoux, des jambes, des mains ; quelquefois avec desquamation de la peau. Au visage on remarque, au milieu d'une décoloration générale, des bouffées de chaleur qui se traduisent tantôt par des taches rouges accidentelles, sur une joue ou sur les deux joues à la fois, tantôt par une rougeur vive et passagère autour des yeux.

GRAPHIT. — Chez les femmes dont les règles sont peu abondantes, l'épistaxis arrive le soir, avec chaleur au visage et autres signes de congestion à la tête. L'hémorrhagie se répète souvent.

HAMAM. — Le sang est noir, coule lentement ; mais la durée de l'écoulement se prolonge. Si l'hémorrhagie nasale supplée à des règles absentes et existe en même temps qu'une hémoptysie.

INDIGO. — Epistaxis avec toux sèche.

IPECA. — Hémorrhagie abondante avec pâleur et gon-

flement de la face ; les yeux entourés d'un cercle bleuâtre ;
état nauséeux. Epistaxis qui survient dans le cours d'une
fièvre grave, soit continue, soit intermittente.

KALI CARB. — En se lavant le visage, comme
Ammon. carb. Epistaxis tous les matins à 9 heures. *Carbo
veg.* répond aussi à l'épistaxis du matin, à la même heure.

MERC. SOL. — Chez des enfants qui présentent
réunis les symptômes vermineux *(Cina)*. Saignement pendant
le sommeil ou en toussant ; le sang se coagule si vite qu'il
pend en dehors des narines sous forme de caillots allongés
comme des glaçons ; avant le saignement, il y a pression
autour de la tête, comme par un bandeau.

MOSCH. — Chez les femmes nerveuses, hystériques,
il y a des mouvements convulsifs.

NUX VOM. — Chez les jeunes gens ; l'épistaxis se
produit le matin ou après s'être échauffé par un violent exercice ; il est précédé ou accompagné de céphalalgie frontale
et de plusieurs signes de congestion vers la tête. Constipation.
— Chez les personnes avancées en âge, si des hémorrhoïdes
ont été supprimées. — A tout âge, à la suite d'excès de
table, après l'abus du café, du vin et des liqueurs. — Chez
les femmes dont les règles sont hâtives et abondantes ; pour
tous, le tempérament vif, irritable, emporté, est de rigueur.
Dans l'épistaxis de *Nux vom.*, le sang est noir.

PULS. — Epistaxis le soir, dans l'après-midi, ou au
moins avant minuit. Chez les femmes dont les règles sont
tardives, peu abondantes ou momentanément supprimées.
En opposition de *Nux vom.* caractère doux et patient. Dans
les conditions de rhume de cerveau. L'épistaxis qui se montre
chaque mois, un peu avant l'apparition des règles, est encore
du ressort de *Puls.*

RHUS TOX. — Si l'hémorrhagie a été provoquée par
de violents efforts pratiqués, n'importe dans quel but, par
des tiraillements, des allongements des membres, comme,
par exemple, pour soulever un corps trop lourd ; le sang est
d'un rouge brillant et forme promptement des caillots. L'hémorrhagie est abondante et a lieu la nuit, le plus souvent,

ou le matin; elle se renouvelle fréquemment soit en se mouchant un peu fort, soit en se tenant penché en avant.

SEC. CORN. — Chez toutes les personnes affaiblies par un état maladif de vieille date, par des hémorrhagies antécédentes, chez les vieillards.

SEPIA. — Saignements de nez violents chez les femmes et les enfants, qui se répètent souvent, pour peu que le corps soit échauffé par la marche ou que l'on touche le nez. Plus particulièrement chez les femmes sujettes à des désordres utérins, ou dont les règles sont absentes depuis quelque temps. Figure blême, constitution chétive, taille svelte, élancée.

SILICEA. — Les enfants scrofuleux sont sujets à des saignements de nez qui se répètent constamment et deviennent presque habituels ; *Silicea* est ici d'un précieux secours.

SULPH. — Contre les récidives ; la diathèse psorique lui assigne sa place. Les vertiges chroniques l'appellent inévitablement.

THLAS. BURS. PAST. — Le nom de Bœnninghausen mis en avant à propos de ce médicament dans l'épistaxis, m'impose l'obligation de ne pas le passer sous silence ; j'ai connu personnellement Bœnninghausen et je l'ai apprécié ; mais j'ai aussi appris de lui à ne jamais jurer sur la parole du maître.

Je ne connais pas une seule observation qui autorise l'emploi de *Thl. Burs. past* contre l'épistaxis. Le seul rapprochement à faire entre eux, c'est que l'un est *astringent* ; l'autre une *hémorrhagie* ; mais, dans notre École, on est plus sévère dans les appréciations. L'action élective et curative de la *Bourse à pasteur* n'est connue jusqu'ici et ne s'est exercée, à ma connaissance, que sur les organes du bas-ventre, l'utérus et la vessie.

TRILLI. PEND. — Hémorrhagies passives provenant d'ulcérations de la membrane muqueuse du nez. Nous le verrons figurer plus avantageusement dans les hémorrhagies actives et passives de l'utérus.

VERAT. ALB. — Epistaxis dans les plus mauvaises

conditions; le pouls est lent, intermittent. Pâleur mortelle de la face; refroidissement général. Le sang est noir, visqueux, très adhérent.

POLYPES

Sous le nom de Polypes, on désigne deux espèces de tumeurs. Les deux espèces sont pédiculées et se développent en tumeurs allongées, mais elles sont bien différentes l'une de l'autre.

Les unes sont molles, polypes mous, vésiculeux, muqueux; les autres sont dures, polypes fibreux ou sarcomateux. Les polypes mous ont peu de consistance, partent de la muqueuse dont ils sont des excroissances vésiculeuses, gélatiniformes; les polypes durs partent du tissu sous-muqueux ou du périchondre.

Tordre et arracher les polypes constituent le seul traitement de la vieille École et, après lui, les récidives sont inévitables.

Une condition étiologique particulière préside au développement des polypes, cette condition est la diathèse sycosique. Détruire cette diathèse, pour que le produit cesse de vivre faute d'aliment, c'est plus logique et plus efficace, et c'est ce que fait l'École homœopathique.

Qu'on ne s'étonne pas de voir des maladies qui jusqu'ici n'avaient été accessibles qu'à la chirurgie rentrer sous l'empire de nos médicaments internes; la thérapeutique a le privilége d'écarter la chirurgie au fur et à mesure qu'elle augmente le nombre et la richesse de ses moyens curatifs.

Mieux vaut offrir au malade une guérison même temporaire que de l'abandonner à ses souffrances; certes, nous n'avons pas la moindre velléité de le contester et nous honorerons toujours la chirurgie, c'est-à-dire l'application de la main et des instruments aux traitements des maladies, mais entre couper et brûler ou guérir, le choix ne saurait être douteux chez les malades surtout et quand même on ne soit pas intéressé dans la question, qui ne comprendrait la différence entre deux procédés dont l'un consiste à enlever le produit morbide qui peut toujours se renouveler, souvent après un laps de temps assez court et dont l'autre a pour résultat de couper court au produit morbide en supprimant la cause qui l'entretient, après lui avoir donné naissance ? — La disparition des polypes se fait par voie de résorption.

TRAITEMENT

CALC. CARB. — Polypes muqueux et fibreux. Gonflement scrofuleux du nez ; ulcérations à la muqueuse du nez. Les cavités nasales sont obstruées ; écoulement purulent, éruption purulente au visage, gonflement des glandes ; éternuments forts et fréquents, suivis d'écoulements abondants de mucus aqueux. Obstruction des deux narines. Grande difficulté à respirer par le nez.

CALCAR. IOD. — Se recommande expressément, quand le sujet est scrofuleux et que la scrofule a porté son action de préférence sur les glandes ; s'il y avait goître, en même temps, le choix du médicament ne serait pas douteux.

CALCAR. PHOS. — Polypes dans les deux narines, volumineux, gris et saignant aisément. Quand les polypes sont de petite dimension, ils sont absorbés ; quand ils sont plus volumineux, ils se détachent. Quatre semaines ont suffi pour amener ce résultat.

ELAPS COR. — Les cavités nasales sont imperméables à l'air depuis longtemps ; aggravation constante par les temps humides ; parfois exhalaison d'une mauvaise odeur par le nez ; écoulement muqueux, mais insignifiant ; assez souvent saignement de nez en se mouchant un peu fort, l'odorat n'est pas perdu ; en avalant, douleur qui va de la racine du nez à l'oreille. Eternuments la nuit.

HYDRAS. CAN. — A la condition de l'appliquer *intûs* et *extrà*. Le professeur Hale assure s'en être bien trouvé.

KALI BICHR. — Polypes, avec cette particularité que le passage de l'air occasionne au patient une sensation de froid. Coryza chronique ; sécrétion abondante de mucosités épaisses ou purulentes, avec brûlement et sécheresse pénible du nez.

KALI NIT. — Polypes seulement dans la narine droite, mais occupant toute la narine droite. Guérisons par ce remède, après l'insuffisance de *Sulph.*, *Calc. c.* et *Teucrium*.

NATR. MUR. — Polypes existant en même temps qu'un coryza chronique avec beaucoup d'éternuments. Chez les personnes qui souffrent depuis longtemps d'une constipation opiniâtre avec tumeurs hémorrhoïdales, après une fièvre intermittente de longue durée.

PHOSPH. — Polypes qui saignent facilement, du côté gauche de préférence. Chez des personnes affaiblies par des pollutions trop fréquentes, volontaires ou non ; sujettes aux catarrhes, ayant les signes extérieurs de la tuberculose. Epistaxis fréquentes. Chaleur et sécheresse constante dans l'intérieur du nez. Rougeur et enflure du nez et de la face ; embarras de la tête, vertige, affaiblissement de la mémoire et des facultés intellectuelles.

SANGUIN. CAN. — On lit dans la matière médicale du professeur Hale (*New Remedies*) : « Un médecin homœopathe, le docteur Becker, a vu un polype du nez rester stationnaire et cesser de grandir à dater du moment que le patient avait reniflé de la racine de la sanguinaire en poudre. » D'autre part, Hale ajoute qu'il est à sa connaissance que des polypes ont été guéris par la teinture souvent et quelquefois par de basses dilutions de ce médicament.

SEPIA. — Avec les symptômes concomitants qui suivent : ulcérations, croûtes dans les narines, épistaxis fréquentes et se renouvellant pour la moindre cause, par le plus léger attouchement. Taches jaunes au visage ; gonflement du nez et surtout à son extrémité.

SILICEA. — Polypes avec obstruction du nez, épistaxis de temps en temps, éternuments fréquents ; longue suite de coryzas ; ulcérations ou croûtes dans l'intérieur du nez ; croûtes rouges pruriantes au bout du nez.

STAPHYS. — Polypes avec voix nasillarde ; ulcérations sur la muqueuse du nez, avec croûtes épaisses. Ecoulement nasal tantôt séreux, âcre et abondant, tantôt épais et difficile à détacher. — Gencives gonflées et saignant facilement ; gonflement des amygdales et des glandes sous-linguales ; éruption derrière les oreilles ou sèches, farineuses ; ou humides et croûteuses, et dans tous les cas occasionnant un prurit insupportable.

SULPH. — Petites végétations rouges, de la grosseur d'un pois. Polypes muqueux et fibreux. Chaleur et gonflement du nez ; chaleur sèche, parfois brûlante dans le nez. Eternuments fréquents. Saignements de nez surtout le matin et dans la journée, quelquefois en se mouchant. Infection récente par la gale ou vieux exanthèmes rétrocédés.

TEUCRI. MAR. — Polypes muqueux, d'un blanc grisâtre, dans les deux narines, existant depuis plusieurs années, gênant la respiration au point de forcer le sujet à avoir constamment la bouche ouverte, surtout pendant le mouvement. Ronflement dans le sommeil et gêne de la respiration. Saignements de nez qui se répètent très-souvent depuis que les polypes existent, tandis qu'auparavant il n'y en avait jamais eu. Ecoulement constant par le nez d'une eau légèrement muqueuse ; les polypes descendent plus bas par les temps humides. Il est de précepte, avec raison, d'employer le remède *intùs* et *extrà;* l'application locale du médicament, *loco dolenti*, peut souvent être avantageuse, mais le *Tencrium* peut s'en passer. Son homœopathicité est telle dans les polypes muqueux que je m'en suis bien trouvé, souvent en ne donnant au malade que 200.

THUY. OCC. — Croûtes dans le nez avec sensation d'une écorchure ou d'une plaie et gonflement des ailes du nez. *Intùs* et *extrà.* — Les orteils et les doigts des mains sont chauds et gonflés. Sueur constante et abondante entre les cuisses. Excroissances de tous genres, dans diverses parties du corps. Gonorrhées antécédentes.

CHAPITRE II

MALADIES DU LARYNX ET DE LA TRACHÉE

Le larynx est l'instrument spécial de la phonation ; il sert, par sa portion glottique, à la production des sons dans les actes de la phonation et du chant, mais il n'en sert pas moins à la respiration ; il constitue la première partie des voies respiratoires profondes :

1° Laryngite aiguë ; 2° laryngite chronique ou phthisie laryngée ; 3° spasme de la glotte ; 4° laryngite striduleuse ou faux-croup ; 5° croup ; 6° aphonie.

LARYNGITE AIGUE

Inflammation *franche* de la membrane muqueuse qui tapisse la cavité du larynx ; je dis *franche*, en opposition avec l'inflammation *spécifique* qui sera décrite sous le nom de croup.

Dans cette affection, l'inflammation peut rester entièrement localisée sur le larynx ; mais aussi, elle peut s'étendre et elle s'étend ordinairement, plus ou moins, jusqu'à la membrane muqueuse de la trachée-artère et de la partie supérieure des bronches, ce qui autorise les dénominations de *laryngite, laryngo-trachéite, laryngo-bronchite*. Ces dénominations ne constituent pas des affections de diverse nature, elles ont été établies seulement pour désigner une intensité différente entre des variétés que nous confondrons dans l'examen des symptômes et dans l'étude des médicaments que réclame l'étude de leur traitement.

SYMPTÔMES DE LA LARYNGITE AIGUE. — Variables évidemment, suivant l'intensité de la maladie. Dans les cas les plus légers, il n'y a pas de fièvre, la douleur du larynx et les sensations qui l'accompagnent et la différencient sont à peine marquées, la toux peu fréquente ; la respiration, quoiqu'un peu accélérée, reste facile ; le symptôme qui vraiment caractérise l'affection, est l'altération constantede la voix qui est rauque, enrouée, voilée, grave ou éteinte jusqu'à l'aphonie complète. La laryngite aiguë grave présente un bien autre cortége de symptômes. Au début, fièvre synoque, agitation, anxiété, céphalalgie. Douleurs dans le larynx avec des sensations désagréables et pénibles de chatouillement, de picotement, de brûlement, d'un corps étranger avec lequel on titillerait le fond de la gorge ou qui semblerait résider dans le larynx ; cette douleur peut être accompagnée de divers symptômes du côté de la partie supérieure du pharynx et des parties environnantes, et est susceptible d'être augmentée par la déglutition, par l'action de parler, de chanter, de rire, de tousser, par la pression exercée sur le cartilage thyroïde, par l'inspiration d'un air froid.

Après la douleur et ses modifications, viennent les altérations de la voix ; celle-ci est rauque, enrouée, voilée, *fausse*, ou basse ou très aiguë, éteinte par moment ou complètement. Chez les très jeunes enfants, les modifications du cri, remplacent celles de la voix, et Billard, dans son *Traité des Maladies des Enfants*, en parle en ces termes :

« Cette altération consiste plutôt dans son timbre que dans sa forme ; les deux parties qui le constituent existent bien, mais elles sont voilées. Lorsque l'inflammation du larynx est plus intense, l'altération du cri se prononce davantage; souvent alors, le cri est sourd et ne se fait plus entendre, tandis que la reprise est au contraire aiguë et dominante. Cette modification particulière du cri des enfants, est un signe positif que l'inflammation existe vers la partie supérieure des voix aériennes, tandis que l'absence complète de reprise indique que la lésion siége dans les rameaux bronchiques ou dans le tissu des poumons. »

Toux ordinairement sèche, continuelle ou violente, par quintes, provoquée et excitée par la sensation d'un corps étranger dans le larynx, par l'inspiration et la déglutition souvent, presque toujours par l'action de parler. Expectoration insignifiante ; respiration pénible, accélérée, dyspnée ; sifflement laryngo-trachéal, rude, bruyant, ayant lieu pendant les deux temps de la respiration. Ce sifflement peut souvent être perçu à distance ; d'autres fois on entend un râle muqueux dans le larynx et la trachée.

Encore un mot : Dans l'inflammation simple du larynx, la toux peut être bruyante et se rapprocher de la toux croupale, parce que le timbre n'est pas imposé nécessairement par l'existence de fausses membranes. Tout rétrécissement dans les voies aériennes supérieures, par une cause quelconque, peut lui donner naissance. Or, parmi les altérations anatomiques observées dans la laryngite, après la rougeur de la muqueuse, rien n'est plus fréquent que son épaississement et quand cet épaississement existe, il occupe de préférence les points qui peuvent le plus facilement modifier le timbre de la toux, c'est-à-dire la muqueuse épiglottique, ou celle qui tapisse la partie interne des cordes vocales. La muqueuse enflammée est aussi recouverte souvent de mucosités filantes, épaisses, ce qui ne contribue déjà que trop au rétrécissement du calibre des voies aériennes.

Ce rétrécissement est aussi une des causes les plus puissantes de la dyspnée et des accès de suffocation pendant lesquels le malade présente tous les symptômes de l'asphyxie commençante ; la face est livide ou turgescente, violacée parfois, le cou est tuméfié, la voix complètement éteinte , le sifflement laryngo-trachéal très-prononcé , le pouls petit, misérable, insensible, la peau froide, l'anxiété extrême.

TRAITEMENT

ACO. NAP. — Au début , fièvre inflammatoire avec douleur dans le larynx ; voix rauque, enrouée ; toux brève, sèche, enrouée, retentissante, qui étouffe et bleuit la face, plus creuse et plus violente la nuit , plus rare pendant le jour. Accès de toux après minuit, par chatouillement dans le larynx. Constant besoin de tousser, parce qu'il lui semble que s'il pouvait tousser une fois pour toutes il serait soulagé. Le larynx est sensible à l'air extérieur. Sensation de sécheresse dans la trachée et toux enrouée obligeant à s'asseoir, avec continuelle sensation de suffocation, comme si la trachée était compromise ; la toux est le plus souvent sèche, n'amenant que rarement des crachats gélatineux , peu épais , écumeux et quelquefois avec des traces de sang d'un rouge brillant, la toux est pire étant couché sur les côtés ; l'eau froide excite la toux ; chaleur la nuit avec respiration courte, difficile ; l'inspiration bruyante ; la peau est chaude et sèche ; la face rouge et chaude, le pouls dur ; soif. La lumière et le bruit sont insupportables ; grande agitation, impatience, appréhension, angoisse, chez les enfants surtout quand la maladie survient, après avoir été exposés au vent ou à des courants d'air ; chez les adultes quand ils ont forcé la voix en chantant.

AMBRA GRIS. — Voix rauque et enrouée ; toux nocturne sèche, provoquée par un chatouillement à la gorge ; toux convulsive , par accès ressemblant à la coqueluche sans en avoir le caractéristique , c'est-à-dire sans sifflement dans l'inspiration ; toux qui occasionne des douleurs dans les hypocondres ; toux avec expectoration salée de mucosités épaisses, blanches et adhérentes ; l'expectoration n'a lieu que le matin ; toux spasmodique, creuse, aboyante, provo-

quée par la parole et suivie d'efforts de vomissements quand
elle survient après avoir mangé.

APOCY. CANN. — Sensation incommode de chaleur
dans le larynx et l'arrière-gorge ; soupirs incessants et involontaires ; toux brève et sèche ; le matin, expectoration peu
abondante de mucosités blanchâtres ; dyspnée en marchant,
sensation d'oppression à la poitrine et à l'épigastre ; respiration gênée par moment au point de ne pouvoir parler.

ARS. — Enrouement mêlé de Coryza ; toux grasse ;
ajoutons tout de suite, pour ne pas le confondre avec *Pulsatille*, pas de frisonnement et soif vive, le malade boit souvent
et peu à la fois ; voix tremblante, variable d'intensité, tantôt
faible, tantôt forte, sécheresse et brûlure du larynx ; toux
immédiatement après s'être couché, qui force à quitter le
lit ; accès de toux la nuit avec gonflement du cou et menaces
de suffocation. Toux après minuit, sèche, brève, profonde et
cóntinue. Mucosités tenaces dans le larynx ; accès de suffocation, de lassitude et faiblesse. Les accès de toux sont
généralement amenés ou aggravés par le mouvement du
corps ; la poitrine est douloureuse par un sentiment de
constriction.

ARUM TRIPH. — Enrouement qui augmente en parlant ; non-seulement *Arum tri.* enlève cet enrouement, mais
il en prévient le retour en rendant le sujet moins impression-
nable, il dissipe aussi la lassitude qui accompagne l'enrouement, quand l'enrouement est le résultat d'avoir parlé trop
haut et trop longuement ; voix rauque et incertaine, tantôt
basse et creuse, à peine perceptible, tantôt aiguë et criarde.
Amas de mucosités dans la trachée et les bronches ; sensation de brûlure et de piqûre dans la bouche et dans la gorge.
Afflux de salive dans la bouche, toux alternativement sèche
et grasse ; quelquefois crachats très-abondants.

C'est dans les affections du larynx et de la trachée provoquées par des abus de la voix que l'*Arum tri.* s'est montré
le plus utile. Les orateurs, les chanteurs, etc., sont dans ce
cas, et c'est aussi chez eux que l'on a relevé le plus grand
nombre de guérisons. Comme rien n'est plaisant de ce qui

touche au bien-être des hommes et à la régularité des fonctions auxquelles ils sont appelés, je ne résiste pas à la tentation de transcrire ici la note du docteur Lippe, des Etats-
Unis : « Les chanteurs d'opéra qui viennent le matin me
faire constater leur enrouement, reçoivent au lieu du *Relâche*
démandé, une dose d'*Arum trip.* et chantent le soir même ;
les crieurs aux encans, retournent à leur service, trois ou
quatre heures après avoir pris *une* dose d'*Arum trip.* » *Et
nunc intelligite*, vous tous pour qui la voix est d'un si grand
prix ! A ceux-là, je recommande encore *Amm. carb.*, *Argent.
nitri.* J'ai vu, contre les enrouements, monter les doses de
Nux vom. jusqu'à des proportions énormes avec la prétention
d'agir plus vite. C'est une pratique condamnable. Ici encore
la condition du succès est uniquement due à l'appropriation
du remède, l'élévation de la dose du médicament ne supplée
jamais à son homœopathicité et offre de graves inconvénients.

BELLAD.—Douleurs dans le larynx ; la douleur s'étend
de l'isthme du gosier aux oreilles. Sensation douloureuse
au côté gauche du larynx qui augmente à la pression extérieure. Sensation de froid et de rudesse dans le larynx exclusivement ; toux sèche produite par un chatouillement dans le
larynx et provoquée par une inspiration profonde, par le
parler ou par la pression extérieure sur le larynx ; la douleur
vive dont cette pression est suivie révèle l'inflammation du
tissu sous-muqueux du larynx ; enrouement, souvent aphonie ; menaces de suffocation quand on touche le cou, en toussant et en respirant. Spasmes du larynx par accès, comme si
on le comprimait. Toux spasmodique, aboyante, qui coupe
la respiration et réveille subitement vers minuit. Sécheresse
et rougeur luisante de l'intérieur du larynx, sensation comme
si on avait avalé de la poussière. Toux sèche, ébranlante,
par accès, avec battements dans la tête et sensation comme
si elle allait se rompre. Toux spasmodique, sèche, violente ;
avec spasmes du larynx, causant des efforts pour vomir,
après quoi la toux cesse. Toux convulsive, intolérable, coupant la respiration et amenée par un chatouillement continuel

dans le larynx, régulièrement de onze heures du soir à
minuit, ou qui réveille. Toux qui revient à chaque instant
dans le lit et réveille souvent. Sensation d'un corps étranger
dans le creux de l'estomac qui excite souvent à tousser. Les
accès de toux finissent par des éternuments. Le fond de la
gorge est d'un rouge pourpre ; douleur profonde dans la
gorge ; difficulté d'avaler et besoin constant d'avaler qui
occasionne de la douleur dans le larynx. Des spasmes augmentent les difficultés de l'acte de la déglutition. Chaleur
considérable à la peau, soif ardente, grand désir de boissons
froides ; pouls dur, fréquent ; rougeur et gonflement de la
face ; céphalalgie, rougeur des conjonctives, brûlure dans
les yeux ; roideur des muscles du cou qui ne permettent
aucun mouvement. — Si la maladie est survenue dans le
cours de la scarlatine ou après elle, nul médicament ne devra
être préféré à *Bellad*.

BROM. — Correspond aux lésions de la laryngite
pseudo-membraneuse, c'est là son premier caractéristique,
mais les symptômes de la laryngite inflammatoire peuvent
suffire à autoriser son emploi dans le traitement de
cette dernière maladie et l'expérience a justifié ses bons
effets. Voix rauque, faible ; aphonie. C'est le matin que la
voix est moins rauque. Enrouement continuel avec sensation
de brûlure et de raucité dans la gorge et grande impressionnabilité à l'air froid. Aggravation pendant la première partie
de la nuit, amélioration après minuit. Sensation à la gorge le
soir, comme si elle était excoriée ; sensation de froid dans le
larynx et de fraîcheur en inspirant. Sensation de contraction
dans le larynx, ou comme si la trachée était comprimée.
Chatouillement dans le larynx qui force à tousser. Toux
sèche, spasmodique, rauque, creuse, profonde, aboyante,
avec larmoiement ; respiration ralentie, avec douleur d'excoriation dans la poitrine. Beaucoup de râle dans le larynx
pendant la respiration et encore plus pendant la toux. La
suffocation semble imminente par suite de mucosités accumulées dans la cavité du larynx. Toux par accès, simulant le
croup, avec respiration difficile, courte, accélérée, suivie de
l'expectoration abondante de mucosités fines.

CAUSTIC.— Aphonie complète qui survient *sans aucun symptôme précurseur*. Sécheresse dans la gorge avec sensation de chatouillement. Toux avec sifflement. Larynx douloureux au toucher. Aphonie catarrhale, suite de refroidissements trop faciles. Dans les cas de tendance continuelle à l'enrouement qui parfois dégénère en aphonie complète avec sensation d'un corps étranger que l'on devrait expulser. Voix rauque, puis enrouée, voilée chez les personnes qui abusent de la voix en parlant haut, en public, et en déclamant. Sensation constante d'écorchure dans le larynx indépendante du mouvement de la déglutition. — Toux violente, le plus souvent sèche, plus forte la nuit et privant de sommeil. — Toux des enfants la nuit, n'interrompant pas le sommeil.

CHAM.— Chatouillement dans le larynx qui provoque une toux sèche, continue, pire la nuit et qui prive de sommeil. Enrouement. Fièvre synoque avec plus de chaleur que de frissons. Chaleur brûlante, surtout aux joues. Toux sèche et pourtant râle muqueux dans la trachée. Crachats seulement le matin d'un goût amer. Après l'expectoration de quelques crachats muqueux, brûlure ou point douloureux sous le sternum; surtout chez les enfants et les sujets irritables.

Symptômes concomitants. — Coryza, agitation, impatience, gémissements, maussaderie, insomnie, coliques et diarrhée.

CINA.— Chez les enfants surtout scrofuleux, quand la toux est sèche et que les crachats sont rares. Toux sèche avec manque de respiration, anxiété, chaleur brûlante dans les narines, éternumments violents et douloureux, sursauts pendant le sommeil. Pâleur du visage, surtout pendant la toux. Présence de vers ascarides ou lombrics.

DROSERA. — Chatouillement dans le larynx ou une sensation comme si le larynx était fermé par un corps étranger. Enrouement, voix basse, creuse, avec sécheresse et grattement à la gorge. Toux spasmodique le soir et la nuit et

accès de suffocation. Toux pendant le jour par accès suivis
d'une grande faiblesse avec respiration sifflante ; un son
perçant, aigu, se fait entendre pendant l'inspiration. Sensation comme si les voies respiratoires ne pouvaient pas se
dilater assez pour donner à la respiration toute sa liberté.
Toux avec vomissements d'aliments d'abord et de mucosités
ensuite.

GELSEMIN. — Voix faible ; difficulté extrême à articuler plusieurs mots suivis, il essaie avec beaucoup de bonne
volonté et avec beaucoup d'efforts, il n'y parvient pas. Enrouement par accès, avec sécheresse de la gorge ; éternuments avec douleur de tête ; picotement dans le nez. Ecoulement aqueux par le nez. Irritation à la gorge. Toux par
chatouillement et sécheresse au pharynx. Brûlure dans le
larynx et dans la poitrine en toussant. Sensation d'excoriation dans la poitrine, en toussant.

HEPAR SULPH. — Se dispute la prééminence avec
Spongia dans le plus grand nombre des cas, et il a sur lui
l'avantage de se concilier mieux avec la chaleur brûlante de
la peau, ce qui permet de l'employer plutôt après l'*Aconit*
avant même que la fièvre ait entièrement cédé. Les symptômes auquel il répond le mieux, d'ailleurs, sont, enrouement
avec voix rude, toux sèche, rauque, creuse, avec angoisse et
suffocation qui pousse à pleurer. Toux profonde avec gêne
dans la respiration. La toux est pire le matin. Extrême sen-
sibililé du larynx et de la partie supérieure de la trachée
artère. Dans l'intervalle de la toux, inspirations longues et
sifflantes. La toux ne détache rien ; mais râle muqueux dans
le larynx.

KALI BICHR. — Suites d'un rhume négligé. Douleur
aiguë dans le larynx, avec la sensation comme s'il était
ulcéré. Toux sifflante. Toux grasse comme si les voies
aériennes étaient, dans leur partie supérieure, encombrées de
mucosités. Danger de suffocation. La toux est provoquée par
un chatouillement dans la gorge. Toux résonnante avec respiration difficile et expectoration de mucosités très-résis-
tantes.

LACHESIS. — Voix gutturale, creuse, étouffée, avec enrouement habituel. Déglutition à vide, surtout, difficile et douloureuse. Les liquides sont plus facilement avalés que les solides ; en avalant, la douleur s'étend à l'oreille gauche, sensation d'un corps étranger dans le larynx qui provoque le malade à des efforts pour s'en débarrasser, et ses efforts sont naturellement inutiles. Extrême sensibilité du larynx au toucher. Rien n'est supporté autour du cou, pas même la plus légère cravate. Sensation de froid et de rudesse marquée dans le larynx exclusivement. Toux suffocante, toujours après avoir dormi, ou immédiatement après être couché, ou même pendant le sommeil. Toux sèche, produite par un chatouillement dans le larynx ou la trachée, et provoquée par une inspiration profonde, par la parole, et par la pression extérieure sur le larynx et sur la trachée. La toux est spasmodique et longtemps continuée ; la toux est plus forte la nuit, étant couché. Accès de suffocation après avoir mangé. Graillonnement constant de mucosités jaunes. Tendance à suer.

Symptômes concomitants. — Petits boutons rouges et pustules sur le menton, le cou et le front. Les membranes muqueuses de la bouche et de la gorge sont pâles. Le côté gauche du pharynx est injecté après des efforts de voix. Douleurs vives dans les lombes, chez les femmes au moment de leurs règles. Leucorrhée.

Antécédents. — Syphilis ou intoxication mercurielle.

MERC. SOLUB. — Brûlure et chatouillement dans le larynx qui sont aggravés par le plus léger courant d'air. Voix rauque, enrouée, toux sèche, ébranlante, le soir, la nuit ou pendant le sommeil, excitée par un chatouillement ou une sensation de sécheresse dans les bronches. Crachats sanguinolents. Douleurs à la gorge qui est rouge sans autres traces d'inflammation vive. Aggravation en avalant, frissonnements, froid dans la tête. Sueur facile et abondante sans soulagement.

NUX VOM. — Forme légère, enrouement accompagné d'une petite toux sèche qui est plus forte dans les premières heures de la matinée. La toux sèche est excitée par un chatouillement dans la gorge. Obstruction et sécheresse du nez. Tension et douleur dans le larynx. Accumulation dans la gorge de mucosités tenaces. Sécheresse de la bouche, constipation. Mal de tête.

PHOSPHOR. — Douleur vive au larynx, fièvre, enrouement, extinction même complète de la voix. Toux sèche, creuse, brève, spasmodique, produite par une titillation constante dans la gorge avec douleurs d'élancements dans le larynx. L'action de parler, de rire, manger et boire, exaspère la toux. La toux est encore aggravée par une inspiration profonde. Toux sèche, pire le soir jusqu'à minuit, qui occasionne à l'intérieur une sensation de déchirure avec expectoration, seulement le matin, de mucosités blanches, épaisses, purulentes, à une période avancée de la maladie, striées de sang, de couleur rouillée. Le décubitus sur le côté gauche provoque la toux. Céphalalgie comme si la tête brûlait.

PHYTOLAC. DEC. — Les victimes de la syphilis et de l'abus du mercure sont dans les meilleures conditions pour le succès de ce médicament.

Enrouement. Chatouillement dans le côté gauche du larynx avec toux saccadée et qui provoque une douleur dans le côté droit de la poitrine. Sensation de sécheresse dans la gorge qui est enflammée et présente une coloration d'un rouge foncé. Sensation dans la gorge d'un corps étranger que l'on voudrait avaler. Toux très-sèche, avec très-peu de crachats. — Grande faiblesse. Douleurs ostéocopes.

PULS. NIG. — Du coryza fluent se mêle toujours aux souffrances du larynx. Enrouement et tous ses degrés jusqu'à l'aphonie complète. Douleurs d'élancements dans la gorge et le palais. Toux sèche d'abord, mais bientôt grasse avec expectoration de mucosités blanches ou jaunâtres, salées et amères, quelquefois sanguinolentes. La toux est toujours pire le soir, aggravée par la position horizontale, avec sensation de suffocation en même temps. Frissonnements. Absence de soif.

RUMEX CRISP. — Toux sèche par accès, légèrement enrouée, très-violente, aboyante, produite par un chatouillement dans la fossette du cou, provoquée par une inspiration profonde ou précipitée, par la parole, par l'inspiration d'un air plus frais que celui auquel on s'est habitué, ou excitée instantanément par une pression sur la trachée, dans la fossette du cou. Toux fréquente, continue, presque sans interruption, avec chatouillement derrière la partie supérieure du sternum. Toux avec expectoration rare et difficile, grand épuisement de forces après les accès de toux. La toux arrive surtout ou devient plus forte dans la soirée, après sept heures du soir ou après être couché. — Le larynx et la trachée sont particulièrement sensibles à l'air froid et à la moindre irrégularité de l'air avec lequel leur muqueuse se trouve en contact, si bien que le patient se couvre la tête de ses couvertures pour tamiser l'air de l'appartement et refuse même de parler ou d'écouter une conversation, de peur que son attention soit distraite un seul instant des précautions qui l'absorbent et qui toutes ont pour but de prévenir l'introduction, dans sa poitrine, d'un air plus frais ; le fait est, qu'en agissant ainsi, il parvient à prévenir le chatouillement incommode et la toux fatigante qui surviendraient sûrement s'il était moins persévérant dans ses précautions. Pouls vif, accéléré, peau modérément chaude et sèche. Face un peu rouge, respiration embarrassée moins par la constriction de la poitrine, que par la toux violente et longue qui suit chaque essai de longue inspiration. Mucosités très-tenaces dans la gorge et le larynx. Besoin constant de graillonner. La toux et le graillonnement sont pires la nuit. Changement de voix soudain à la même heure, pendant plusieurs jours de suite. Changement de voix par moments.

SPONGIA. — C'est le premier médicament à donner après *Aconit.* quand le mouvement fébrile a perdu de son intensité. Voix rauque, voilée, même éteinte. Piqûres, grattements et brûlure dans la gorge. Respiration difficile comme si la gorge était fermée par un bouchon. La respiration est accompagnée d'un son aigre, perçant, sec. Toux creuse jour et nuit, douleur dans la poitrine comme s'il y avait une plaie, sensibilité et même douleur au larynx. Toux brève très-sèche. La toux revient toujours après avoir mangé du sucre.

STICTA. PULM. — Chatouillement dans le larynx, limité d'abord, mais s'étendant plus tard dans la poitrine, avec toux presque nulle pendant le jour, mais reparaissant tous les jours vers six heures du soir et continuant toute la nuit, presque incessante au point de priver de sommeil et d'empêcher même de rester couché. Enrouement avec toux et expectoration, la nuit, de crachats blanchâtres. Toux aboyante, ressemblant à la coqueluche, après avoir pris froid.

TART. EMET. — Chez les enfants surtout. Râles muqueux en toussant ou en respirant ; pâleur de visage, sueur visqueuse, pouls tremblant, assoupissement, absence de soif.

LARYNGITE CHRONIQUE

(Phthisie Laryngée)

Il n'y a pas de laryngite chronique *simple*, c'est-à-dire idiopathique ou essentielle. Le fait seul de la chronicité témoigne d'une infection quelconque de l'économie.

Cette infection peut être de diverse nature, la psore et la syphilis ; la scrofule, la dartre, la goutte, etc., qui ne sont très-probablement que des agents modifiés de ces deux grands principes morbides, sont dans l'état actuel de nos connaissances, les causes les plus ordinaires de la laryngite chronique.

L'infection de l'économie peut non-seulement différer dans sa nature, mais être variable dans son intensité et suivant les degrés de cette intensité on trouvera des nuances dans les lésions anatomiques qui en sont la conséquence. Ici, le scalpel découvrira une muqueuse laryngienne recouverte seulement par une couche plus ou moins considérable de mucosités épaisses, dures, comme incrustées dans la muqueuse ; des colorations diverses, rouges, pâles, grisâtres, brunâtres ; là, sont des érosions, des ulcérations bornées à la membrane muqueuse ou s'étendant aux divers éléments anatomiques qui entrent dans la structure du larynx. Les muscles, les ligaments du larynx peuvent être altérés ; les fibres musculaires sont séparées les unes des autres, comme disséquées, ramollies, baignées par un liquide sanieux, puriforme, purulent. Les muscles peuvent être complètement détruits et remplacés par des masses comme végétantes du tissu cellulaire (Andral). Les fibres ligamenteuses sont ternes, ramollies; il semble que l'inflammation les ramène à l'état cellulaire(Andral). Elles peuvent être complètement détruites et les ligaments ne sont plus représentés que par des débris celluleux ; quelquefois on n'en trouve plus aucune trace. Les ligaments thyro-arythenoïdiens sont ceux que l'ulcération envahit le plus fréquemment (Andral). Le ligament supérieur gauche de la glotte peut être entièrement détruit. (Trousseau et Belloc).

Des désordres plus considérables peuvent encore être amenés par les progrès de la maladie : Rapports articulaires détruits, l'articulation crico-arythenoïdienne complètement luxée et baignée dans une grande quantité de pus ; carie, nécrose des cartilages ; après la carie et la nécrose, abcès dans les parties molles qui recouvrent les cartilages ou dans les muscles laryngiens voisins, qui s'ouvrent à l'intérieur et à l'extérieur, d'où fistules laryngées externes et internes, celles-là quand les abcès s'ouvrent dans l'œsophage. Si variées et si profondes que soient ces lésions, elles nous servent à établir le diagnostic et le pronostic, mais ce n'est jamais d'elles que sortira l'indication thérapeutique. Le choix du médicament, pour être salutaire, doit toujours être déterminé par l'ensemble de la situation qui sera révélée par les symptômes locaux qui sont un des traits essentiels du tableau, mais surtout par les symptômes constitutionnels.

Symptômes de la Laryngite chronique. — Les altérations de la voix constituent le premier symptôme et la première de ces altérations est un enrouement qui présente des
nuances très-nombreuses et qui finit toujours, au fur et à
mesure que les altérations deviennent plus graves, par être
remplacé par l'aphonie. Douleur au larynx, vive parfois,
lancinante, brûlante, ou consistant d'autrefois uniquement
en un prurit, picotement, chatouillement; sensation de gêne,
de sécheresse ; la douleur du larynx peut être nulle depuis le
début de la maladie jusqu'à la fin. Il est même remarquable
(Trousseau et Belloc) que les malades qui avaient souffert un
peu quand la maladie était à son début et que la phlégmasie
était encore à l'état aigu, cessent de souffrir quand la membrane muqueuse et les cartilages du larynx sont presque
entièrement détruits par l'ulcération ou par la nécrose.
« La laryngite chronique des phthisiques est une affection le
plus ordinairement indolente. Interrogez les malades chez
lesquels on trouve, après la mort, le larynx ulcéré et le plus
gravement désorganisé. la plupart affirmeront qu'ils ne
ressentent tout au plus qu'un peu de gêne et de chaleur à la
gorge, et ce n'est véritablement que dans quelques cas
exceptionnels qu'ils accusent une véritable douleur. »
(Andral).

Toux dont la fréquence et le timbre varient singulièrement, quinteuse, violente ou enrouée quand les malades sont
enroués et éteinte quand ils sont aphones. La toux est ou
augmentée ou calmée par l'ingestion des aliments ou des
boissons et avec des impressions différentes selon la température des boissons. Nous serons heureux de retrouver dans
la pathogénésie de quelques-uns de nos médicaments des
particularités qui correspondent merveilleusement aux symptômes des malades.

Les crachats laryngiens offrent avec les crachats bronchiques cette différence qu'ils sont plus petits, plus rares,
moins homogènes. Les matières expectorées sont concrètes,
pelotonnées, striées de sang ou contenant à leur centre un
peu de pus.

Troubles respiratoires depuis l'accélération jusqu'à la dyspnée extrême; cette dyspnée se manifeste par accès, le jour ou la nuit et les accès de suffocation peuvent être marqués par les symptômes d'une asphyxie imminente.

Les commémoratifs ont une très-grande valeur pour le diagnostic, le pronostic et le traitement. La laryngite chronique des phthisiques est subordonnée au sort des lésions pulmonaires.

TRAITEMENT.

ACTÆA RAC. (Cimicifuga). — Voix rauque et enrouée le matin et le soir. Chatouillement dans le larynx qui porte incessamment à tousser, surtout la nuit. A peine commence-t-il à parler, le chatouillement commence. Toux sèche et courte avec coryza fluent, dont l'écoulement est abondant, verdâtre et un peu sanguinolent. — *Actæa rac.* se montre surtout efficace chez les rhumatisants avec prédominance de souffrances dans les muscles et les tendons; chez les femmes dont la menstruation est pénible, avec accompagnement de douleurs névralgiques et rhumatismales.

ALUMINA. — Chatouillement dans le larynx et excitation à tousser avec rougeur et sécheresse dans le pharynx, surtout le matin au réveil, avec raucité et enrouement. Grattement dans le larynx, sensation comme si le larynx était comprimé, avec difficulté de respirer. La voix est rauque le matin et dans la journée. Enrouement subit et même aphonie complète à plusieurs reprises. Toux brève, sèche et fréquente, principalement le matin en allant au grand air et le soir avec éternuments, avec élancements dans la tempe droite, au vertex, à la nuque, avec pression douloureuse à l'occiput. Toux sèche qui coupe la respiration ; sensation comme s'il y avait dans le larynx des mucosités adhérentes avec sifflement dans l'inspiration, qui n'est soulagée ni par la toux, ni par le graillonnement; serrement, oppression de la poitrine surtout en étant assis courbé en avant, avec soulagement en se relevant droit ou en marchant.

La toux sèche le matin amène plus tard un peu d'expectoration muqueuse, parfois mêlée de sang dans l'après-midi.

Sont plus spécialement du ressort d'*Alumine* les personnes disposées aux rhumes de cerveau et aux catarrhes de l'arrière-gorge, chez lesquelles surviennent souvent sans prodrome, tout-à-coup, un coryza fluent d'un seul côté, l'autre narine étant sèche, obstruée. Humeur douce, pleureuse, grande lassitude, envie de dormir et penchant à rester couché.

AMMON. CARB. — Enrouement et impossibilité de parler à haute voix. Toux le jour et la nuit. Toux *sèche* surtout la nuit par chatouillement dans la gorge, commençant le soir après être couché, troublant le sommeil, avec oppression spasmodique et violents battements de cœur. Râle muqueux dans la trachée et expectoration *seulement le matin* de crachats épais ou de mucosités sanguinolentes. Toux en buvant froid; pendant la toux, élancements dans le sacrum. Dyspnée principalement à la chaleur de la chambre, ainsi que par un effort quelconque. Disposition triste, pleureuse, avec la pensée de la mort.

SYMPTÔMES CONCOMITANTS. — Eternuments fréquents de bonne heure, le matin. Épistaxis le matin; faiblesse paralytique des bras. Engourdissement des bras et des doigts la nuit, le matin, et quand on saisit un objet. Constipation avec hémorrhoïdes et prurit à l'anus.

AMMON. MURI. — Enrouement chronique avec brûlement dans le larynx. Toux violente, *sèche*, surtout la nuit en étant couché sur le côté droit ou sur le dos. Expectoration *le matin seulement* d'un peu de mucosités blanchâtres et épaisses. Toux plus forte après les repas, après avoir bu froid.

ARGENT. NITR. — Chatouillement, irritation et douleur dans le larynx. Enrouement et même aphonie. Brûlement et grattement dans la gorge et l'arrière-gorge, rougeur sombre de ces parties avec sensation d'un corps étranger dans la gorge, puis fréquente accumulation de mucosités épaisses, tenaces, dont l'expulsion ne se fait pas sans provoquer des nausées. Des mucosités sont aussi sécrétées dans le larynx causant du râle et du sifflement jusqu'à ce que la toux les ait détachées, ce qu'elle fait sous forme de petits morceaux. Douleur dans le haut de la trachée, à l'isthme du gosier en toussant et non en avalant. — Toux violente avec arrêt de la respiration, la suffocation est imminente, les yeux se remplissent de larmes. Sifflement et râle muqueux dans le larynx et la trachée qui se font entendre simultanément avec les battements du pouls, plus accentués en étant couché. — Toux sèche la nuit sollicitant la sécrétion de beaucoup de salive avec quelques mucosités striées de sang. Chatouillement violent dans le larynx qui provoque la toux et souvent à la même heure de la journée, avant le repas. — Toux fatigante le soir avant de se coucher et le matin en se levant, produite par du prurit, du chatouillement et de la brûlure dans le larynx. — Toux la nuit, quinteuse, suivie de vomissements.

SYMPTÔMES CONCOMITANTS. — Selles diarrhéiques, liquides, de couleur foncée, brune ou verte, contenant de petits grumeaux muqueux ou membraneux et dont la sortie s'accompagne de beaucoup de vents, d'éructations, de coliques d'estomac et d'intestins. Vertige avec céphalalgie au réveil. Chaleur et douleur à la nuque. Chez les femmes, règles profuses.

ASCLEPI. TUBER. — Picotements et douleur dans le larynx, sensation de constriction dans la gorge. Toux sèche avec beaucoup d'efforts pour n'amener au dehors que des crachats insignifiants. La toux répond à la tête et au ventre. L'haleine sent le poivre. Disposition à respirer précipitamment, suivie de sensation d'oppression. Chaleur dans la poitrine avec douleur sourde à la base des deux poumons et sensation de serrement. Douleur dans le poumon droit. Oppression après avoir mangé. Coryza sec le matin et fluent dans l'après-midi. Epistaxis de la narine gauche, avec beaucoup d'éternuments.

BAPTISIA TINCT. — Enrouement qui oblige à faire les plus grands efforts pour se faire entendre ; aphonie même complète. Douleur dans la gorge avec grattement et brûlure. Sensation d'excoriation dans le pharynx avec amas de mucosités visqueuses. Sensation de constriction dans la gorge, de pincement à la partie supérieure du pharynx. Tension de la poitrine. Douleur aiguë dans la poitrine en faisant une longue inspiration. Toux provoquée par un chatouillement à la gorge. Gêne dans la respiration, il lui semble que les poumons sont comprimés. Déglutition rendue difficile et douloureuse par la constriction de l'œsophage. Coryza chronique avec écoulement muqueux, épais. Tiraillements douloureux, aigus, le long du nez. Douleur sourde à la racine du nez. Haleine fétide, le plus souvent occasionnée par des ulcérations d'un mauvais caractère à la gorge, aux amygdales et au pharynx.

Grande prostration générale du système nerveux, grande agitation la nuit, après minuit. Rêves effrayants, inquiets. Sensation de confusion dans la tête. Grondements sourds dans les oreilles.

CALCAR. CARB. — Cas chroniques, chez les sujets scrofuleux. Enrouement opiniâtre ; perte de la voix totale le matin ; toux sèche la nuit, spasmodique, violente, avec titillation dans la trachée, comme si on avait avalé de la poussière ; toux sèche pendant le sommeil et qui prive de sommeil parce qu'elle reprend de suite après s'être endormi. Toux grasse le jour, pire le soir, provoquée par la parole avec râles muqueux et expectoration surtout le matin et le soir, épaisse, jaunâtre, fétide, douce ou salée, quelquefois sanguinolente. Amas de mucosités dans le larynx ; râle laryngo-trachéal et râle muqueux dans la poitrine pendant l'expiration, surtout en étant couché et le soir. Transpiration au moindre mouvement surtout en parlant à haute voix.

Dans la médecine des enfants, *Calc. carb.* est avec les maladies chroniques dans les mêmes rapports que *Cham.* avec les maladies aiguës, c'est-à-dire d'un usage journalier ; on ne saurait s'en passer. Toutefois, il ne faudrait pas croire que la chronicité fut une des conditions nécessaires pour l'administration de *Calcar. carb.* Chez les enfants, à l'époque de la dentition, et tant que les fontanelles ne sont pas fermées, *Calc. c.* peut être merveilleusement utile dans toutes les affections les plus aiguës; le râle muqueux laryngo-trachéal est un signe particulier qui assure spécialement son efficacité.

CHELID. MAJ. — Laryngite chronique avec symptômes bilieux. Toux brève, sèche, fréquente, par irritation dans le larynx qui semble rétréci par la tuméfaction de la membrane muqueuse qui tapisse sa cavité, avec respiration plus ou moins difficile et douleur en toussant. Douleur dans la poitrine par une inspiration profonde; toux sèche obligeant à s'asseoir et condamnant à l'immobilité. Toux la nuit, avec légère transpiration et enrouement le matin au réveil. L'inflammation s'étend jusque dans la trachée et alors, râle muqueux dans la trachée, sensation continue, comme s'il y avait de la poussière dans le creux de la gorge ou derrière le sternum, excitant fortement une toux dure avec expectoration de mucosités épaisses difficiles à détacher.

Symptômes concomitants. — Selles diarrhéiques colorées en jaune, urine colorée en jaune. Teint du visage sale et tournant au gris, mais il n'existe nulle part de coloration jaune ni à la surface du corps, ni aux conjonctives. Pouls fréquent, petit, avec intermittences régulières ; mouvement fébrile plus marqué dans l'après-midi ; froid aux pieds et sueur froide suivie de chaleur ardente à la face. Brûlure et rougeur foncée des joues. Sécheresse dans la bouche et dans la gorge. Soif vive. Avidité pour les acides, agitation, anxiété, prostration des forces, émaciation rapide.

CHINA. — Parole indistincte et voix basse par suite de mucosités qui sont adhérentes dans la cavité du larynx. Toux excitée par le rire, le parler, une inspiration profonde et pire après avoir mangé ou bu. Crachats blancs et visqueux.

Crachats mêlés de sang et purulents. Tendance à la sueur au moindre mouvement, sueurs nocturnes, grande faiblesse générale.

CONI. MAC. — Enrouement avec sécheresse et sensation de grattement dans le larynx qui excite à tousser. Toux sèche, dure, qui vient régulièrement vers les six heures du soir et continue pendant plusieurs heures sous forme spasmodique et convulsive. Cette toux se prolonge pendant toute la nuit, prive de sommeil et oblige à se tenir sur son séant. La position horizontale provoque la toux, même dans la journée. En toussant on sent beaucoup de mucosités dans la trachée, mais les crachats ne se détachent pas. Ce n'est qu'avec les plus grands efforts que le pauvre patient parvient à amener l'expulsion de crachats écumeux, striés de sang ou contenant à leur centre un peu de pus.

HEPAR SULPH. — Son action curative déjà si remarquable dans l'inflammation aiguë, simple ou spécifique du larynx est confirmée par l'expérience dans la laryngite chronique et même je dirai plus, en raison de son affinité particulière pour le larynx, il est ici préférable à *Sulphur.*, mais à la condition première que la diathèse herpétique puisse être considérée avec raison comme la cause première de la maladie.

La voix est affaiblie au point de permettre à peine de parler à voix basse ; enrouement très-opiniâtre avec râle muqueux laryngo-trachéal ; respiration sifflante, précipitée, anxieuse. Accès violents de toux suffocante qui se termine par des soulèvements convulsifs de l'estomac. Toux croupale ; entre les accès de toux, inspirations longues et sifflantes ; dyspnée qui est soulagée en inclinant fortement la tête en arrière. En buvant, la toux est provoquée immédiatement. La nuit, il y a de la fièvre et le malade souffre davantage du larynx et de la trachée. Sueurs nocturnes, visqueuses, exhalant une odeur aigre et se montrant plus particulièrement le matin. *Hepar.* devrait encore être préféré dans les cas où le sujet aurait fait précédemment des traitements mercuriels, sous la direction d'un médecin qui n'aurait pas reculé devant les dose massives.

HYDRAS. CANAD. — Un état cachectique, une grande faiblesse, la perte d'appétit, des sécrétions muqueuses, épaisses, filantes, difficiles à détacher et aussi l'aptitude à produire des ulcérations sur les membranes muqueuses, étant les grands traits de ce médicament, je le range plus volontiers dans le traitement de la laryngite chronique, quoique nos confrères d'Amérique l'aient également prôné dans les catarrhes aigus du nez, du larynx et des bronches.

Les symptômes qui déterminent son emploi sont: chatouillement constant dans le larynx; picotements et cuissons dans la gorge. Toux rauque, sèche et dure, constante, saccadée, avec expectoration ou plutôt renâclement de mucosités tenaces, épaisses, ou jaunes ou blanches', toujours filantes et difficiles à détacher. Coryza avec céphalalgie et écoulement par le nez de mucosités épaisses. Faiblesse générale. Perte d'appétit.

IGNATIA. — N'est salutaire que dans les maladies aiguës. — Le mot est de Hahnemann, mais ce qui n'arrive pas souvent, l'expérience a, suivant moi, condamné cette assertion trop hasardée et qui, si elle était acceptée, nous priverait d'un agent précieux dans le traitement des maladies chroniques, où il s'est montré non pas seulement utile comme intercurrent, mais où il a fait preuve d'une action curative radicale, indépendamment de tout autre remède; j'ai dans mes notes des guérisons, par *Ignatia* seul, de laryngites chroniques assez avancées pour ne pas permettre d'autre conversation que celle tenue une ardoise à la main, prescription ultime des savants les plus autorisés de l'Ecole officielle. Il est vrai que toutes ces observations me sont fournies par des femmes à conscience scrupuleuse et délicate, ayant malheureusement pour elles une longue expérience du chagrin et qui concentraient en elles-mêmes toute l'amertume de leur douleur, conditions exceptionnelles et mentionnées par Hahnemann lui-même comme préparant le mieux les succès d'*Ignatia*. Mais toujours est-il que l'affection était de longue durée et qu'*Ignatia* en a tout de même triomphé.

Les symptômes qui m'ont guidé et sur lesquels j'ai

établi l'indication d'*Ignatia* dans le traitement des laryngites chroniques sont les symptômes de la matière médicale d'Hahnemann : « Elancements dans le voile du palais qui s'étendent jusque dans l'oreille interne. Elancements qui se succèdent avec rapidité dans le fond de la gorge, en n'avalant pas. — Douleur tiraillante au larynx qui augmente en avalant, en respirant et en toussant. — Elancement à l'un des côtés du cou, dans la glande parotide, en n'avalant point. — *Douleur au cou en y touchant*, comme s'il y avait là des glandes tuméfiées. » J'appelle sur ce point l'attention de mes confrères.

Toux sèche, brève, comme si l'on titillait la gorge avec une plume, voix faible, à ne pouvoir parler haut. Toux rauque. La toux devient de plus en plus violente à mesure qu'il tousse. Toux comme provoquée par la vapeur du soufre. Toux la nuit qui prive de sommeil et qui est ainsi une des principales causes de la perte des forces. Respiration difficile comme si elle était empêchée par un poids sur la poitrine. Palpitations de cœur la nuit.

KALI BIRCH. — Douleur aiguë, souvent de brûlure dans le larynx comme s'il était ulcéré. Toux sifflante. Danger de suffocation. Enrouement. Aphonie. Chatouillement dans la gorge qui fait tousser. Toux sèche avec enrouement pire le soir. Toux avec chatouillement insupportable dans le larynx ou plus bas, à la bifurcation des bronches. Une gorgée de liquide ou une bouchée de quoi que ce soit provoque la toux. Ulcérations du larynx en même temps que le pharynx est le siége d'ulcérations analogues. Douleur brûlante dans la trachée et les bronches. Toux sifflante avec efforts pour vomir et expectoration de mucosités épaisses. Mucosités accumulées dans la gorge, sensation dans la gorge de ratissure et de chair vive.

KALI HYDRI. — Enrouement, âpreté dans la gorge qui oblige à graillonner et qui occasionne une toux brève et sèche. Toux et légère oppression avec douleur dans les deux yeux. Sécheresse désagréable et irritation dans la gorge. Réveils dans la nuit, avec oppression. Expectoration verdâtre et abondante. Chez les goutteux, ce médicament s'est montré surtout très-efficace. Syphilis.

MERC. SOLUBILIS; CORROSIVUS, DULCIS, CYANATUS, JODATUS. — La syphilis peut être la cause première des désordres les plus fâcheux dans le larynx, tels que des ulcérations de la membrane muqueuse, la carie et la nécrose des cartilages. Tous les mercuriaux trouvent ici leur place, mais ce n'est pas assez pour diriger convenablement leur emploi, que de savoir que c'est bien la syphilis que l'on a à combattre, l'indication serait trop vague et l'on risquerait de manquer son but ou de ne produire que des effets palliatifs. La syphilis du larynx offre des particularités remarquables, au moins dans sa marche et ses complications. Or c'est dans ces particularités mêmes qu'il faut chercher les signes qui devront faire préférer les mercuriaux.

Les ulcérations syphilitiques du larynx n'existent jamais ou ne parviennent pas à prendre un certain développement sans ulcérations préalables ou concomitantes de l'arrière-gorge. C'est donc par la présence de ces ulcérations, autres que celles du larynx, que se fera le diagnostic différentiel de *Mercurius.*

Merc. sol. — Répond surtout à ces inflammations de gorge qui se déclarent au moindre changement de température. Le mal commence par une irritation catarrhale dans la gorge qui cause un grattement et force à se râcler le gosier; cette irritation se change bientôt en une sensation d'enflure qui n'oblige plus le malade à se râcler la gorge, mais à avaler, ce qui lui cause dans le cou une douleur de plus en plus pénible et s'étendant jusqu'aux oreilles. Expectoration de mucosités visqueuses avec besoin d'avaler. Enflure de la racine de la langue, des parties molles du palais, du voile du palais et de la luette. La parole est difficile. Langue chargée d'une mucosité jaunâtre, puriforme, goût putride, haleine fétide, inappétence, soif, grand abattement.

Tuméfaction douloureuse de la langue, ulcères larges, plats, blanchâtres, avec des auréoles d'un rouge foncé sur la langue, l'intérieur des lèvres et les gencives. Salivation.

Ulcérations au milieu de la voûte palatine , à bords renversés , inégaux et calleux. Tout le palais , les piliers du voile du palais et les amygdales sont gonflés et d'une couleur blafarde. Haleine d'une odeur repoussante, — de préférence : *Merc. cyan.*

Ulcères aux angles de la bouche et dans l'intérieur de la bouche , petits ulcères succédant à la rupture de petits vésicules. *(Merc. dulc.)*

Avec selles dysentériques précédées d'épreintes et suivies de cuisson à l'anus pendant et après la selle qui est uniquement formée de glaires sanguinolentes, plus fréquentes la nuit. Inflammation plus vive et enflure de la luette , la luette est couchée sur la langue et rend la déglutition très-douloureuse et très-difficile. *(Merc. corrosi.)*

Engorgement des glandes du cou, du creux de l'aisselle et du pli de l'aine *(Merc. iod.)* , scrofules de longue date. On a dit aussi quand les plaques inflammatoires sont d'une teinte livide, l'écoulement clair et fétide.

Tous les mercuriaux répondent à l'enrouement chronique , aux sueurs abondantes sans soulagement, aux aggravations de la nuit, aux douleurs ostéocopes.

Merc. ac. — Quand les organes urinaires sont affectés. Ténesme vésical avec douleurs intolérables de coupure, de brûlure dans l'urètre en urinant et les urines sont peu abondantes, — *non ex uno sympt., sed ex concursu omnium.*

PHOSPH. — C'est dans la laryngite chronique des phthisiques que le phosphore trouve ordinairement sa place, la présence du tubercule est la première indication de ce précieux médicament. Partout où on le trouve, partout *Phosphore* est indiqué, soit pour en prévenir le développement, quand on en est encore heureusement à le supposer et à le redouter, soit quand son évolution a été constatée, ou, pis encore, quand elle a déjà produit de terribles ravages.

Je n'ai rien à ajouter à ce que j'ai dit sur *Phosph.* contre la diathèse tuberculeuse; je renvoie le lecteur à l'article : *Phthisie pulmonaire.*

Mais une considération pratique est toujours à sa place

surtout quand elle est d'une importance capitale. *Ne répéter Phosphore qu'à de longs, très-longs intervalles; sans cela, il est mortel.* L'expression n'est pas trop forte ; si bien choisi que soit le phosphore et précisément quand il est bien choisi, si par des répétitions fréquentes on trouble la réaction salutaire qu'une première dose est en train de produire, l'état du malade s'aggrave indubitablement, l'expérience m'a suffisamment éclairé sur ce point pour ne pas admettre la moindre contestation à son sujet.

La nécessité de savoir attendre les effets salutaires de *Phosphore* dans les affections tuberculeuses est un fait expérimental. Or, tous les faits de cette nature, on ne les discute pas, on les vérifie. On en appelle à l'expérience ; c'est la seule chose à faire pour être positivement et définitivement fixé à leur égard et c'est ce que j'ai fait. Mon point de départ, le voici : Je le donne aux hommes de bonne volonté, puisse-t-il leur servir autant qu'il m'a servi à moi-même.

Il y a plus de trente ans de cela, Rummel, de Magdebourg, un des plus éminents et des plus consciencieux praticiens de notre École, me dit un jour chez lui : « Toutes les fois que *j'ai su* donner le *Phosphore*, j'ai guéri. » Mon étonnement fut grand et je répliquai aussitôt, avide de m'instruire : « Maître, qu'appelez-vous savoir donner le phosphore ? » — Tous les 40, 50 jours et plus. — Ce conseil m'impressionna vivement et en le recevant de la bouche même d'un homme dont je constatai d'ailleurs l'expérience et le jugement, je résolus de le suivre, je l'ai suivi et Rummel avait raison.

En tenant compte de l'impressionnabilité individuelle qui n'est pas toujours la même, et de la sphère d'action variable des médicaments, on peut affirmer qu'en médecine homœopathique la première condition du succès, après le choix du remède, est toujours de savoir s'abstenir de répétitions trop fréquentes. — *Ab uno disce omnes.*

PHOSPH. ACID. — Enrouement chronique qui ne permet pas de parler même à voix basse sans une extrême fatigue, épuisement complet par suite de l'onanisme, ou par une croissance trop rapide. Si le sujet a été victime de chagrins prolongés *Acid. phosph.* peut encore le relever. Toux provoquée par un chatouillement dans le larynx et une titillation dans le creux de l'estomac. Toux sèche le jour et dans la soirée, mais grasse le matin avec crachats jaunes ou blanchâtres d'une odeur et d'une saveur d'herbes très-désagréable. Les douleurs de poitrine, les crachats purulents font encore partie du tableau. La toux répond à la tête et au ventre et peut amener des vomissements. — Diarrhée chronique, sueurs profuses la nuit, pollutions nocturnes fréquentes provoquées par des rêves lascifs. Respiration habituellement courte. Palpitations de cœur.

PLUMB. — Voix altérée de façon à rappeler plutôt le cri des grenouilles que de donner l'idée de la voix humaine, ou aphonie complète. Constriction à la gorge ; haleine fétide, la bouche est excessivement sèche ou remplie d'une grande quantité de salive douceâtre. Les dents tombent à morceaux ou sont recouvertes d'un enduit visqueux, jaune ou même noir ; les gencives généralement tuméfiées. Respiration précipitée, courte, anxieuse. Spasmes avec arrêts de la respiration. Crachats jaunes, verdâtres, tenaces, filandreux, pelotonnés en petits morceaux.

Symptômes concomitants. — Constipation opiniâtre avec efforts inutiles pour venir, ou selles molles, jaunes ou sanguinolentes. Besoins pressants d'uriner avec absence de sécrétion d'urine, ou la miction se fait goutte à goutte.

SANGUIN CAN. — Voix enrouée et souvent éteinte. Sensation d'excoriation à la gorge avec chatouillement qui excite à tousser. Toux avec respiration sifflante, pire la nuit et en étant couché avec la tête basse.

SENEGA.—Chez les vieillards, râle muqueux laryngo-trachéal et bronchique très-marqué et presque constant, par suite d'une accumulation abondante, dans le larynx, la trachée et les bronches, de mucus épais qui excite à tousser, à graillonner dans le but d'amener les crachats au dehors. Mais les efforts, si grands qu'ils soient, sont à peu près toujours impuissants. Enrouement et âpreté dans la gorge ; toux sèche provoquée par un chatouillement dans le larynx. Tendance à la diarrhée, quand l'irritation intestinale est plus forte, l'irritation des voix aériennes diminue et *vice versa*. Avant de parvenir à rejeter des crachats consistants , le malade s'épuise avec une sécrétion très–abondante de crachats aqueux.

SPASME DE LA GLOTTE

(Asthme de Millar.— Asthme thymique de Kop).

Névrose fort dangereuse du larynx, caractérisée par la contraction spasmodique des muscles constricteurs de la glotte (le muscle thyrio–arytenoïdien, les muscles crico-arytenoïdiens latéraux, le muscle arytenoïdien transverse) qui donne lieu à des accès de suffocation sans fièvre, subite, irrégulière; se terminant en quinze secondes ou une minute au plus.

C'est une maladie qui s'observe exceptionnellement chez l'adulte, mais les observations sont si rares que l'on peut dire qu'elle est propre à la première enfance ; les petits enfants, depuis l'âge de 6 mois jusqu'à 3 ans, paraissent à peu près seuls susceptibles d'en être atteints. Longtemps on a cru pouvoir l'attribuer à un volume et à une consistance insolites du thymus qui comprimait la trachée artère ; de là lui est venu le nom d'*Asthme thymique*. Mais les recherches anatomiques ont ruiné ces explications. On a constaté, par des autopsies, que beaucoup d'enfants mouraient avec le thymus très–volumineux sans jamais avoir éprouvé aucun symptôme de cette affection, tandis que d'autres, chez lesquels le spasme avait été cause de la mort, ne portaient qu'un thymus normal ou même atrophié.

Le spasme de la glotte se reconnaît à des accès de suffocation caractérisés par un sentiment brusque de strangulation, une inspiration bruyante suivie de la cessation de tout bruit, avec immobilité de la poitrine. Tout–à–coup, la respiration se suspend, comme si un corps étranger fermait subitement l'ouverture du larynx. Les enfants ouvrent largement la bouche, se renversent en arrière et sont dans une angoisse extrême; la face rougit et devient même cyanosée, les lèvres et la langue prennent une teinte violacée, les globes de l'œil, congestionnés, sont fixes et proéminents, les veines du cou se gonflent et tous les traits du visage expriment une angoisse mortelle. Mouvements de déglutition. Battements de cœur tumultueux et irréguliers, le pouls sans rhythme et d'une ampleur inégale devient à peine sensible, raideur convulsive des membres, extrémités froides et couvertes de sueur et puis, après quelques instants qui paraissent bien longs, mais qui ne dépassent pas ordinairement de 15 à 20 secondes, survient une inspiration convulsive qui rétablit la respiration et l'accès est terminé. L'air, en passant rapidement par la glotte rétrécie, fait entendre un sifflement aigu prolongé. La respiration peut alors être un moment trachéale et l'expiration chasser quelques mucosités spumeuses.

L'accès fini, il ne reste rien de la maladie.

Un premier accès peut être mortel par asphyxie, mais le plus souvent les accès se multiplient et se rapprochent; ils se présentent aussi souvent la nuit que le jour, ce sont les inspirations profondes qui les provoquent. Entre les accès, la santé est en apparence parfaite. L'absence de signes intermédiaires est si complète, qu'elle peut à elle seule établir le diagnostic différentiel de la maladie, on ne la retrouve dans aucune autre circonstance.

Le spasme de la glotte peut être regardé comme pouvant constituer un des orages les plus terribles de la dentition, puisqu'il arrive souvent, pendant le percement des dents, des incisives surtout, sans souffrances locales; il peut survenir chez les enfants après des cris, des contrariétés, une colère, une frayeur, un réveil en sursaut; il se développe de préférence par le fait d'une mauvaise aération, d'un sevrage prématuré, plus souvent dans le Nord et en hiver. Chez les enfants élevés au biberon, ou exposés à une alimentation trop copieuse qui n'est pas en rapport avec leur âge.

On ne peut confondre le spasme de la glotte qu'avec la laryngite striduleuse et celle-ci diffère par une toux fréquente, rauque, sonore et sifflante, et par une durée beaucoup plus prolongée. Le croup n'est pas sans analogie non plus, mais le spasme de la glotte s'en distingue par ces deux caractères : 1° Les symptômes inflammatoires du larynx font complètement défaut ; et 2° Au temps des rémissions, il ne reste aucun symptôme morbide appréciable.

TRAITEMENT

ACO. NAP. — Si l'accès arrive la nuit, si la voix est enrouée et fait entendre un son perçant, aigu ; la respiration est courte, anxieuse et difficile, la peau chaude et sèche; le pouls dur, plein et accéléré.

ARS. — Si l'angoisse et l'agitation sont excessives pendant l'accès et avec sueur froide ; si après l'accès l'enfant paraît épuisé et tombe dans un prolapsus complet. « On peut même dire qu'aucun autre médicament n'est aussi opportun, lorsque le malade a des accès de suffocation, ou un sentiment de constriction de la poitrine avec suspension de la respiration. C'est en effet dans sa pathogénésie qu'on trouve le mieux et l'apparition des accès au milieu de la nuit, pendant le sommeil, et leur développement inattendu sous l'influence de la cause la plus légère, comme les cris, le rire, etc. Je pose en fait qu'il n'y a pas parmi nos médicaments une seule substance qui soit aussi bien indiquée que l'*Arsenic* et je me rappelle bien des malades chez lesquels *Ars.* 30 m'a suffi pour arrêter cet accès, sans qu'il m'ait fallu répéter la dose. » (Hartmann).

BELLAD. — La face et les yeux sont très-rouges, la tête est très-chaude, menaces de congestion cérébrale. Toux sèche, spasmodique, presque ininterrompue. Râles bruyants dans les bronches. Toux rauque, croupale. La toux produit des douleurs dans la poitrine comme si elle était excoriée. La toux se renouvelle au moindre mouvement, surtout la nuit. Sécheresse de la gorge avec chaleur et douleur en avalant. Céphalalgie, spasme et convulsions.

CALCAR. CARB. — Il n'y aurait pas à hésiter sur le choix de ce médicament si les accès se repétaient pendant le temps de la dentition. Tant que les fontanelles sont encore largement ouvertes, l'indication de *Calcar. carb.* est positive et ce médicament doit être répété à certains intervalles. Je dirai même à des intervalles relativement rapprochés. *Calcar. carb.* est de tous les médicaments à longue durée d'action celui qui a le plus besoin d'être répété. Hahnemann lui-même en avait compris l'opportunité.

CAMPHORA. — L'*esprit de camphre* a bien souvent suffi, par l'olfaction seule, à faire cesser des convulsions chez les enfants ; il est parfaitement applicable aux spasmes de la glotte, la matière médicale pure de Hahnemann à la main. Anxiété, respiration presque entièrement suspendue. Rétrécissement convulsif de la poitrine. Respiration oppressée, anxieuse, bruyante. La respiration s'arrête presque entiè-rement. Il se plaint d'éprouver dans le larynx un sentiment de constriction semblable à celui que produirait la vapeur du soufre. Il est sur le point de suffoquer et son larynx se resserre.

Je recommande ce médicament avec d'autant plus d'in-sistance que son mode d'administration le rend toujours possible, tandis que l'on a souvent des difficultés insurmon-tables pour faire prendre à l'enfant un remède quelconque à l'intérieur. La tradition porte que des médecins se sont bien trouvés des frictions avec l'alcool camphré.

CHAM.— Si l'accès est arrivé après un accès de colère ; s'il y a toux, battements de cœur, respiration courte et spasmes de la poitrine, avec menace de suffocation. Une joue rouge et l'autre pâle. Agitation extrême, cris, gémissements, sursauts dans les membres. Si l'enfant est en train de percer des dents, et que la dentition ait amené déjà d'autres troubles de santé, comme des coliques, de la diarrhée et de l'in-somnie.

CORALL. RUB. — Est particulièrement indiqué par l'aggravation du matin, la suffocation avant le paroxisme et un grand épuisement après l'accès.

CUPRUM. — Nous n'en sommes pas à provoquer des essais avec le cuivre, la science est fixée à son sujet et elle sait très-bien que le cuivre porte surtout son action sur le système nerveux spinal et qu'il provoque les mouvements cloniques et les convulsions les plus variés à types irréguliers. Ses indications fort étendues et précises reposent sur les symptômes qui suivent : Mouvements convulsifs des muscles de la poitrine, toux à son aigu qui est le propre du spasme de la glotte. Gorge et poitrine serrées. Impossibilité d'articuler un seul mot. Respiration précipitée, difficile, bruyante, et secousses dans les bras et les jambes. Le bras gauche est surtout convulsivement secoué comme par des étincelles électriques. Rougeur pourprée et bleuâtre de la face. Battements des carotides, proéminence des yeux, des échymoses s'y produisent ; pouls petit, déprimé, le corps est baigné d'une sueur qui exhale une odeur désagréable ; perte d'urine involontaire ; l'enfant tombe dans un sommeil comateux d'où il sort avec lourdeur de tête et une très-grande prostration. Sanglots convulsifs, mutisme après les convulsions, sont encore des signes particuliers qui recommandent son concours.

Une circonstance encore à noter, c'est que le cuivre ne s'est jamais montré plus efficace que lorsque les convulsions des enfants survenaient après une frayeur soit de la mère, soit de l'enfant.

GELSEMIN.— Inspirations longues avec son croupal ; expirations soudaines et impétueuses.

IPECA. — Etat nauséeux prédominant ; *râle muqueux dans la poitrine*, étranglement comme par des mucosités. Le larynx est spasmodiquement resserré, rétréci, ou bien l'on dirait qu'il renferme dans sa cavité un corps étranger. L'expiration se fait avec un bruit de gémissement mais elle est suivie d'une inspiration libre. Menaces de suffocation ; la respiration est courte et anxieuse. Le visage est fortement coloré. Crampes dans les membres, raideur de tout le corps. Sueur froide. Fréquentes envies d'uriner et les urines sont pâles et peu abondantes.

On doit songer à *Ipeca* tout d'abord si l'accès paraît avoir été provoqué par une indigestion.

KALI CARB.— L'accès de suffocation est porté à son plus haut degré. Toux convulsive et chatouillement. Etouffements et provocation au vomissement. Respiration sifflante. Oppression plus forte vers trois heures de la nuit. Anxiété, battements de cœur. Crampes dans les mollets, mains brûlantes, tantôt couvertes de sueur, tantôt sèches, souvent froides comme la glace. Affaiblissement considérable après les quintes.

LAUROCERAS. — Si les accès paraissent être provoqués par un état pathologique du cœur. Ne convient guère alors que dans les cas exceptionnels chez les adultes. — L'*acide prussique* a été préconisé dans l'asthme aigu de Millar ; c'est ainsi qu'on appelait alors le spasme de la glotte, et comme le respect des Anciens ne nous abandonne jamais, comme nous pensons avec M. Gubler, le commentateur du Codex, que « les notions empiriques et rationnelles, laborieusement acquises à travers les siècles par l'observation médicale, resteront encore longtemps ses principales richesses » jusqu'au triomphe de notre Ecole, nous avons voulu savoir ce qu'il pourrait y avoir de vrai dans la tradition et la pathogénésie de l'*acide prussique* nous a répondu d'une manière assez satisfaisante pour autoriser son administration.

Symptômes de hydrocyani acid. — Constriction de la gorge ; tussiculation fréquente, respiration râlante, gémissante, très-difficile ; respiration fréquente et ronflante ; respiration anxieuse, besoin de respirer profondément. Forte oppression et constriction de poitrine.

MOSCHUS. — Chez les enfants plus avancés en âge, quand les accès ne sont pas très-violents et quand il y a en même temps des mouvements spasmodiques ou raideur tétanique du corps. Dans le journal de Hufeland, le *Musc* est recommandé comme spécifique et nous sommes autorisés à le considérer comme utile, mais l'expérience de nos devanciers est perdue faute d'une individualisation convenable.

OPIUM. — Si l'accès est survenu à la suite d'une frayeur. Tremblement du corps. L'enfant frappe avec ses mains et ses pieds, pousse de grands cris dans l'accès, reste étendu, raide et sans connaissance.

PHOSPHOR. — Si l'accès de suffocation vient se surajouter à un état inflammatoire préexistant du côté des bronches et du poumon. Le phosphore s'applique particulièrement aux enfants de taille plus haute et plus élancée que d'habitude. La nuit, réveil avec une sensation de rétrécissement de la glotte et du larynx comme si l'on allait étouffer.

PHYTOL. DEC. — Les journaux américains ont rapporté, à ma connaissance, une observation de guérison par ce médicament dans un cas désespéré. Le tableau des symptômes portait : Spasme fréquent du larynx, rétraction des pouces dans la paume des mains ; flexion des orteils ; contraction désordonnée des muscles de la face ; les muscles des yeux affectés de telle façon que les mouvements des yeux s'opéraient en désharmonie complète.

PLATINA. — Respiration gênée, courte, accélérée ; tension extrême des parois de la poitrine avec respiration courte et palpitations de cœur. Il ne peut pas parler, il chuchote à peine.

Cette pathogénésie est insuffisante pour que l'on puisse fonder sur *Platine* de légitimes espérances.

PLUMBUM MET. — Accès de suffocation avec arrêt de la respiration. Voix rauque, rude ou éteinte. Oppression, respiration courte, anxieuse, convulsive, précipitée. Toux sèche avec des mouvements convulsifs.

SAMB. — Accès nocturne ; il n'y a que peu ou point de toux ; pas de ronflement. L'oppression semble venir de la gorge, comme dans une esquinancie. L'enfant se réveille tout-à-coup presque suffoqué ; la respiration lui manque ; il doit s'asseoir sur son lit, respiration rapide, convulsive, face bouffie, bleuâtre, tirant sur le noir ; le corps brûlant, surtout à la paume des mains. Chaleur sèche générale, sans soif, sèche par tout le corps, à l'exception du visage qui est couvert d'une légère sueur. Angoisses indicibles, agitation très-grande, gesticulations fréquentes ; l'enfant pleure beaucoup et griffe toutes les personnes qui sont autour de lui. Pouls irrégulier, petit, interrompu. La respiration se rétablit, l'enfant se couche de nouveau, les yeux troubles, à moitié ouverts, ainsi que la bouche, pour se réveiller peut-être dans un nouvel accès souvent pire que le premier.

ZINCUM MET. — Respiration excessivement difficile par contraction spasmodique de la poitrine. Accès de suffocation la nuit avec battements de cœur violents et irréguliers, embarras des bronches par des mucosités, contractions musculaires désordonnées.

La propriété anti-spasmodique de l'*oxyde de zinc* n'est ignorée de personne. Gaubius est le premier qui l'ait constatée, surtout dans les convulsions des enfants ; mais depuis, la clinique a fourni grand nombre d'observations dans lesquelles il ne nous est pas interdit de puiser, et comme les faits ont une valeur indépendante des spéculations qui les ont suivis, nous pouvons et nous devons retirer de ces faits des renseignements utiles. (Autenrieth, Brachet, Guersant, etc.) La thérapeutique actuelle ne saurait cependant, sous peine de s'annihiler, répudier l'héritage du passé. (Gubler.)

PSEUDO-CROUP

(Laryngite striduleuse.— Faux croup.— Angine striduleuse.— Laryngite spasmodique).

Inflammation superficielle de la muqueuse laryngienne donnant lieu à des accès de suffocation plus ou moins effrayants, qui la différencient de la laryngite aiguë grave.

Cette maladie est exclusivement observée chez les enfants, parce que ses manifestations symptomatiques ont leur raison d'être dans l'étroitesse de la glotte, qui est une condition anatomique particulière et uniquement propre à l'enfance. Cette étroitesse est déjà naturellement si grande chez les enfants que, quoi que ce soit qui vienne l'augmenter, on voit immédiatement se produire chez eux les troubles respiratoires les plus violents. La muqueuse qui tapisse la glotte ne peut pas être enflammée sans être au moins le siége d'un gonflement, et c'est ce gonflement qui diminue la largeur de la glotte et amène les accès de suffocation.

Ces accès ont beau revêtir une forme pénible, douloureuse, ils ne sont effrayants que dans leurs apparences ; au fond, ils ne recèlent aucune gravité. La maladie témoigne de son innocuité par sa marche essentiellement décroissante , sa durée toujours limitée et son issue presque constamment heureuse.

Symptômes. — Un coryza et des éternuments, de l'enrouement et un peu de toux, c'est-à-dire, un état catarrhal de légère intensité, mais qui n'en est pas moins prononcé, précède presque toujours l'invasion du faux croup. Les enfants s'endorment à l'heure ordinaire, toussent un peu dans le sommeil, ou ronflent d'une manière inaccoutumée, puis ils se réveillent en sursaut avec tous les symptômes d'un accès simulant un accès de croup. Toux fréquente, quinteuse, forte, sonore, rauque, sifflante, accompagnée parfois d'un cri particulier comparé aux aboiements d'un jeune chien ; respiration accélérée, pénible, avec inspiration stridente, rauque et sonore en même temps, et que l'on a comparée au cri du coq. Expectoration nulle ou insignifiante ; la voix est altérée, enrouée, déchirée, *sans être complètement abolie*. Anxiété grave , face parfois violacée.

C'en est déjà trop pour effrayer, avec raison, la mère et l'enfant. Mais le médecin peut se rassurer aussitôt par les considérations suivantes : La voix est *altérée*, mais elle n'est pas *éteinte* comme dans le croup ; il n'y a pas de fièvre proprement dite ; après l'accès, la face pâlit, l'anxiété diminue et disparaît complètement assez vite ; la respiration et la voix deviennent normales ; les troubles de la circulation cessent tout-à-fait, l'enfant se rendort et passe le reste de la nuit absolument comme s'il n'avait rien éprouvé, tandis que dans le croup les symptômes restent inquiétants dans les intervalles des accès et les symptômes du larynx sont aussi beaucoup plus prononcés.

Il est rare qu'un second accès arrive dans la même nuit et, si les accès se répètent les nuits suivantes, ils vont en diminuant d'intensité.

TRAITEMENT

ACO. NAP. — Je l'ai toujours trouvé suffisant pour procurer un soulagement presque immédiat et pour dissiper complètement mes inquiétudes. Je recommande donc de recourir à *Aconit*, dans tous les cas de faux croup. La toux sèche, brève, se montrant principalement la nuit, et subitement sans prodromes ; la toux rauque, convulsive avec constriction du larynx et menaces de suffocation ; la respiration difficile, sifflante, bruyante, qui sont les caractéristiques de la maladie, ne trouvent nulle part un spécifique plus approprié.

L'état fébrile que l'on est habitué à considérer comme le premier élément du succès de l'*Aconit* manque, c'est vrai ; mais l'aconit ne saurait trouver une contre-indication dans l'absence du mouvement fébrile, quand les symptômes du larynx, organe avec lequel il se trouve d'ailleurs en affinité particulière, l'imposent aussi impérieusement.

SAMBUC. NIG. — L'enfant se réveille en sursaut et est suffoqué immédiatement. L'inspiration se fait, mais l'expiration est empêchée. Son visage devient livide. Angoisse extrême, et la respiration régulière ne se rétablit que lentement. Après des attaques répétées, *Samb*. seul s'est montré curatif.

SPONGIA. — Si l'*Aconit* était insuffisant, c'est à *Spongia* que je donne le conseil de donner la préférence, parce que la pathogénésie, notre guide le plus assuré, nous indique : Toux sèche provoquée par un chatouillement brûlant du larynx ; étouffement comme si l'ouverture supérieure du larynx était fermée par un tampon. Toux creuse, sèche, aboyante. Respiration sifflante. Douleur dans la poitrine et dans le larynx en toussant. Douleurs crampoïdes, constriction dans toute la poitrine.

Consulter d'ailleurs les médicaments minutieusement indiqués dans le traitement du *Spasme de la glotte*.

CROUP

Inflammation spécifique de la membrane muqueuse qui tapisse la cavité du larynx, ou mieux, maladie spéciale, générale, avec localisation sur le larynx, se distinguant de toutes les autres maladies de la muqueuse respiratoire par une marche très-rapide, une tendance remarquable à la formation de fausses membranes, ou par l'apparition même de ces nouvelles productions : « Phlegmasie spécifique, aussi différente d'une phlogose catarrhale que la pustule maligne l'est du zona. — Affection morbide *sui generis*, qui n'est pas plus le dernier degré du catarrhe que la dartre squammeuse n'est le dernier degré de l'érysipèle. » (Bretonneau. — *Traité de la diphthérite*, pag. 41.)

SYMPTÔMES. — Le croup débute souvent d'une manière subite ; il atteint principalement les enfants de deux à sept ans. L'enfant peut se coucher gai et bien portant, dormir les premières heures de la nuit et se réveiller subitement avec une toux croupale. A partir de ce moment les symptômes peuvent se développer avec une telle rapidité que l'on a vu vingt heures s'écouler à peine entre le début et la mort.

Cette invasion terrible est le désespoir des mères ; je dirai plus tard par quel moyen il est utile de la combattre, mais il n'en est pas toujours ainsi ; une période prodromique peut exister, pendant laquelle les enfants sont pris de frissons, de chaleur vague, de fièvre, de douleurs de tête, de fatigue dans les membres. A cet ensemble de symptômes viennent se surajouter les éléments de la fièvre catarrhale, un écoulement par les narines, la rougeur et la tuméfaction des yeux, du larmoiement, une irritation vers la muqueuse pharyngienne. Le malade tousse par quintes avec un peu de dyspnée et de l'accélération dans les mouvements respiratoires.

C'est un bonheur de saisir au passage ces prodromes, parce que nous avons contre eux des ressources puissantes qui nous permettent d'affirmer qu'en les combattant dès leur apparition, la maladie n'ira pas plus loin. J'y reviendrai à propos de l'*Aconit*.

Le début du croup se compte uniquement à partir du moment où les premières altérations du larynx se trahissent par les modifications de la voix et de la toux. La voix devient rauque, voilée, non pas seulement enrouée, mais éteinte. L'aphonie est dans le croup la plus fréquente des modifications pathologiques du timbre de la voix, la respiration devient bruyante au point d'être entendue dans tout l'appartement, et en même temps arrive la toux aboyante, aphone, sèche, qui, brève au commencement, se termine par une expiration unique et s'exaspère bientôt en véritables paroxysmes.

Paroxysmes effrayants ! l'enfant ne peut garder un seul instant la même position, se frappe le visage, se livre à des mouvements désordonnés qui attestent sa souffrance. La face est gonflée, rouge, animée ou livide, couverte de sueur ; les jugulaires sont énormément distendues, les battements du cœur, forts et précipités ; le pouls dur, petit, concentré ; angoisse excessive, respiration extrêmement gênée. Les malades portent avec violence leurs mains vers la région du cou, comme pour écarter l'obstacle qui les suffoque.

Les paroxysmes croupaux se distinguent de ceux de la coqueluche en ce qu'ils ont un son étouffé, aphone et n'amènent ni expectoration ni vomissements. En outre, les enfants atteints de la coqueluche retrouvent tout de suite la voix après les quintes, tandis que ceux qui ont le croup restent aphones après comme avant. (Vogel, *Eod. loco*, p. 236.)

Après le paroxysme, le malade s'endort et retrouve du calme pour quelques instants.

Le croup est caractérisé anatomiquement par un exsudat

fourni par la muqueuse enflammée. Cet exsudat est ou mucus purulent, ou fibrineux, ou diphtéritique. Le premier ne se constate qu'après la mort ; le second trouvera plus sûrement sa place dans l'histoire de la diphtérie. Je n'ai donc à m'occuper que de l'exsudat fibrineux.

Les fausses membranes qui sont *le produit* varient beaucoup dans leur étendue et dans leur consistance. Très-minces, quelquefois analogues à des toiles d'araignée, elles constituent à peine quelques lambeaux attachés à un ou plusieurs points du larynx. D'autrefois et le plus souvent, elles ont une certaine épaisseur, couvertes à la surface d'un enduit crémeux et tapissent tout le larynx, la trachée et les bronches d'une manière si complète qu'elles représentent un système cohérent de tubes arborescents.

J'ai vu de ces tubes complets rejetés sous l'influence de médicaments homœopathiques et les malades guérir. Pourquoi ? Parce que le rejet de ces membranes était la conséquence de la modification imprimée à la surface de la muqueuse du larynx. Les malades ne guérissaient pas, parce que les membranes étaient crachées, ils crachaient les fausses membranes, parce qu'ils étaient guéris. Tandis que les vomitifs qui s'adressent non au génie de la maladie, mais au produit de l'exsudation, peuvent bien amener des lambeaux membraneux, mais ne guérissent jamais. L'expulsion forcée des fausses membranes, tandis que la maladie générale subsiste toujours triomphalement, n'est suivie d'aucun soulagement ou d'un soulagement passager, et la maladie ne s'en termine pas moins par la mort.

Les médecins qui s'appliquent à amoindrir l'homœopathie ne manqueront pas de dire et de répéter, sans se lasser jamais, que le chiffre relativement très-élevé des guérisons homœopathiques du croup, repose sur des erreurs de diagnostic. Hélas ! je ne nierai pas que des médecins homœopathes ont pu se tromper, quoique je ne leur suppose pas plus d'ignorance qu'aux autres. Nul n'a le privilége de ne pouvoir se tromper et l'erreur est de toutes les Écoles. Exemple : « Si quelques mères affirment que leur enfant a eu trois ou six fois le croup, cela dépend *toujours* d'une erreur *volontaire* ou *involontaire* du médecin qui a traité l'enfant. Je vois les enfants d'une famille dont l'aîné doit avoir eu six fois le croup pendant les premières années. de sa vie. Le médecin que la famille avait à cette époque avait traité trois accès par des saignées, les trois autres par des sangsues dont les cicatrices se voient encore en grand nombre au cou, et dans les six cas on avait donné à l'enfant plusieurs vomitifs. Le résultat de ce traitement *offensif* et souvent répété a été un retard considérable dans la croissance de l'enfant qui, en outre, est *toujours maladif* et reste également en retard pour son développement intellectuel. » (*Traité Elémentaire des Maladies de l'Enfance*, par Vogel, professeur de clinique médicale à Dorpat. — Traduit de l'allemand par les docteurs Culmann et Sengel.)

En supposant deux erreurs égales commises par un praticien de l'une et l'autre Ecole, l'avantage est encore à nous, nous n'avons pas à nous reprocher le traitement *offensif* et il est bien entendu que je supprime l'erreur *volontaire*, je ne la crois pas possible entre honnêtes gens.

Au moment de rompre avec l'Ecole officielle, dans certaines parties de son enseignement, c'était en 1838, je me préoccupai beaucoup de la curabilité du croup par les moyens homœopathiques, et je m'effrayai de la responsabilité que j'assumerais sur ma tête en changeant de méthode dans une maladie aussi grave et aussi rapide dans sa marche ; à Marseille, d'ailleurs, les croups sont assez rares et je pouvais attendre longtemps des faits assez concluants et assez nombreux pour fixer mon opinion à ce sujet. Le croup régnait alors épidémiquement en Suisse et j'y allais aussitôt. Peschier et Chuit à Genève ; Longchamp, à Fribourg, eurent bientôt complété mon instruction, et par les récits de leur pratique journalière, comme par des faits dont ils me rendirent témoin, ils eurent bientôt dissipé toutes mes appréhensions.

Longchamp surtout, cet ami excellent dont je serai toujours heureux de me souvenir pour l'offrir en modèle aux médecins, coupa court, d'une manière décisive, à mes scrupules, en me tirant, du fond de sa bibliothèque, une douzaine de flacons pleins d'alcool et contenant chacun des fausses membranes, quelques-unes de telle dimension que l'on ne pouvait douter qu'elles ne se fussent détachées des bronches inférieures. Tous les malades avaient expulsé ces fausses membranes sous l'action de *Hepar. sulph.* et je me souviens encore avec quelle émotion j'implorai de mon cher confrère un flacon de ce même *Hepar.* qui lui avait servi à obtenir ces remarquables guérisons.

Aucune illusion n'était à craindre devant des témoignages aussi frappants, et j'aime à croire que personne, après les avoir eus sous les yeux et dans la main, ne serait tenté d'amoindrir l'homœopathie ou de traiter d'illusions nos croyances les plus autorisées.

Ce flacon d'*Hepar*, de Longchamp, ne m'a plus quitté et j'ai eu la satisfaction de m'en servir avec des résultats tout aussi satisfaisants.

Donc, plus de doute, c'est le vrai croup que l'homœopathie guérit. Notre Ecole est au-dessus du reproche vulgaire d'avoir confondu le croup avec le faux croup, l'angine pultacée. J'éprouve une certaine répugnance et une vive douleur à sentir le besoin de répéter de telles affirmations, mais, où que soit la méfiance contre nous, notre honneur est de la confondre.

TRAITEMENT

ACO. NAP.—Si le croup s'annonce par des prodromes, ces prodromes sont de nature à ne nous inspirer aucun doute sur le choix du médicament. Frissons bientôt suivis de chaleur et de fièvre, douleur de tête, fatigue dans les membres, courbature, accablement; rougeur, tuméfaction des yeux, douleur dans l'arrière-gorge, sécheresse en avalant, rougeur et tuméfaction des amygdales, de la luette et du voile du palais, état fébrile marqué surtout par la *chaleur de la peau*, la *sécheresse de la peau*, la *dureté et la fréquence du pouls*. Ce sont bien là les symptômes du début et avec *Aconit* seul on peut en triompher.

Si l'invasion est brusque, comme nous l'avons vu, de sept à onze heures du soir, sans avoir été annoncée par aucun symptôme précurseur, elle est toujours marquée par une petite toux sèche qui ressemble plutôt à une tussiculation, il y a gêne de la respiration, douleur au larynx, voix rauque. *Chaleur et sécheresse de la peau, fréquence et dureté du pouls*, et cet ensemble de symptômes réclame encore impérieusement *Aconit*. *Aconit* est ici tellement spécifique que sous son influence, la maladie ne poursuit pas sa marche envahissante. Les caractéristiques de ces cas sont la *chaleur* et la *sécheresse* de la peau, la *fréquence* et la *dureté* du pouls et dans l'invasion subite, la toux sèche. *Aconit* n'est jamais plus puissant que contre cet ensemble de symptômes et aussi on ne peut rien dire d'exagéré sur les bienfaits que l'on peut en attendre.

J'entends déjà des voix s'élever contre moi pour m'accuser de prétendre pouvoir arrêter dans son cours une maladie qui n'a pas encore donné le signe positif, matériel, anatomique qui la caractérise. Le caractère anatomique du croup est la production d'une fausse membrane ; cette fausse membrane est absente ; donc, ce n'était pas le croup que vous aviez à combattre, et si la maladie a paru enrayée dans sa marche, c'est qu'elle était de nature à n'avoir plus de chemin à faire, et qu'insignifiante par elle-même, elle devait s'arrêter tout-à-coup, d'elle-même. L'aconit n'y est pour rien.

L'objection est plus formidable en apparence qu'en réalité, et je n'hésite pas à répondre:

Assurément, tout enfant qui, avec ou sans prodromes, se réveille au milieu de la nuit avec une toux sèche, un peu de gêne dans la respiration, la voix rauque, même avec chaleur sèche de la peau, fréquence et dureté du pouls, n'a pas le croup, et après l'avoir guéri de cet état morbide qui peut être plus ou moins passager, il y aurait folie à prétendre qu'on l'a guéri du croup. De telles assertions se réfutent d'elles-mêmes, mais nous avons d'autres raisons pour prétendre que le croup a été enrayé dans sa marche par *Aconit*.

— Quand règne une épidémie, la similitude des symptômes nous suffit pour admettre logiquement la similitude de l'affection.— Or, dans des épidémies de croup, et c'est sur ces faits que repose la valeur incontestable de notre affirmation, on a vu à côté d'enfants qui succombaient à l'asphyxie par les fausses membranes au milieu de tous les moyens thérapeutiques les plus incendiaires, d'autres enfants échapper par l'effet de l'aconit au développement des symptômes, le début ayant été le même dans les deux cas. Si dans le même milieu, sous l'influence de la même intoxication, deux états morbides se montrent à nous avec le même cortége de symptômes; que l'un s'arrête, et que l'autre marche toujours, il faut bien admettre que l'un aura été modifié à son début et que l'autre sera resté abandonné à lui-même pour suivre ses périodes. Uu fait, deux faits peuvent ne rien signifier, mais une masse de faits comme ceux que nous possédons, le nombre et l'autorité des praticiens qui affirment que dans le croup *Aconit* peut avoir à lui seul les honneurs de la guérison sont trop importants pour que de son autorité privée personne ne soit en droit de les contester et de s'inscrire contre.

Mais la maladie est générale, spéciale, spécifique. — Et depuis quand faudra-t-il renoncer à enrayer dans sa marche une maladie générale, spéciale, spécifique? Les fièvres intermittentes, le chancre syphilitique, la fièvre typhoïde, le choléra épidémique, la coqueluche, ne constituent-elles pas des affections générales, spéciales, spécifiques et ne sont-elles pas tous les jours enrayées dans leur marche? La thérapeutique serait un vain mot si par son intervention on ne pouvait jamais arriver à faire autre chose qu'à voir les maladies suivre leur cours. Trop de médecins se contentent de ce rôle passif; au lieu de les encourager dans leur apathie, nous devons secouer leur torpeur en leur faisant observer qu'eux-mêmes, quand ils combattent une maladie spécifique par un remède spécifique, sont bien obligés de convenir que la maladie ne suit pas son cours. Prétendre au lit du malade que la maladie *suit son cours*, phrase banale qu'on répète tous les jours, ce n'est pas faire preuve d'habileté, c'est déclarer l'insuffisance de l'art.

Revenons au croup. Le croup ne débute pas par de fausses membranes ; la fausse membrane est le caractère anatomique du croup ; je ne le conteste pas, mais il faut ajouter le caractère *final*, et si, pour fournir la preuve de la nature des maladies nous en sommes réduits à l'obligation de présenter la pièce anatomique qui porte avec elle la preuve de son caractère *final*, la médecine ne sera plus l'art de guérir, mais l'art de fournir des sujets à l'amphithéâtre.

Sans changer de nature, un travail morbide peut avoir ou n'avoir pas les mêmes résultats ; les mêmes symptômes chez des sujets atteints de la même affection peuvent être ici le prélude d'une mort prochaine et là peuvent soudainement faire place à la santé, suivant que le médecin s'est ou non rendu maître de la maladie ; ce sont là des aphorismes bien autrement encourageants que nous devons avoir toujours présents à la pensée, pour nous fortifier dans l'exercice de notre art.

La fausse membrane du croup est la lésion, c'est-à-dire *le produit* de la maladie, *le résultat* d'un travail pathologique qui s'opère dans le larynx, travail qui se traduit au dehors par des symptômes qui lui sont propres, spéciaux. Nous n'avons pas besoin d'attendre pour agir, de connaître la nature de la maladie, puisque les indications nous sont fournies par l'ensemble des symptômes apparents. Que faut-il pour que la fausse membrane du croup manque ? Il lui faut ce qu'il faut au chancre syphilitiqne pour l'empêcher de s'agrandir et d'étendre ses désordres ; ce qu'il faut à la fièvre intermittente dite pernicieuse pour que le troisième accès ne tue pas : — Son spécifique qui arrête le mal à son origine.

Le spécifique du croup, c'est l'*Aconit*. Je n'ai jamais manqué de donner aux mères de famille le conseil d'avoir toujours sous la main de l'*Aconit* pour en donner à leurs enfants, avant la visite du médecin, toutes les fois qu'ils se réveillent au milieu de la nuit avec les symptômes précités ; je ne leur dis pas : Vous aurez guéri le croup ; je leur dis ce qui est vrai : Si l'indisposition n'a pas de racine, l'*Aconit* aura pu être inutile, il n'aura pas pu être nuisible, et si ça devait être le croup, vous avez la chance d'arrêter le mal à son origine ; et par la satisfaction que les mères de famille m'ont souvent témoigné, il m'a été prouvé bien des fois que j'avais eu raison d'en agir ainsi. Devant un ensemble de symptômes nous n'avons pas à disserter sur ce qui pourra s'en suivre ; pour arriver à cette connaissance il nous faudrait abandonner la maladie à elle-même, ce qu'il faut éviter autant que possible. Notre mission est de guérir et pour guérir sûrement une maladie quelconque, le vrai moyen est d'effacer au plus vite les premiers symptômes par lesquels elle se manifeste à notre observation. Toute autre préoccupation est stérile, dangereuse, parcequ'elle fait perdre du temps et que le temps perdu au début de la maladie est souvent irréparable.

En résumé, au début du croup et le plus vite possible, aussitôt que la plus légère modification pathologique de la voix et de la toux autorise une certaine inquiétude, je prescris *Aconit* et tant que l'appareil phlegmasique est évident ; chaleur, rougeur, douleur et fièvre. Je sollicite qu'on insiste avec confiance sur ce médicament, le salut est à ce prix.

SPONGIA. — Après avoir insisté convenablement sur *Aconit*, et dans les faits de ma pratique le temps convenable pour voir se réaliser les bienfaits de l'*Aconit* donné en solution d'heure en heure après les premières cuillerées administrées à cinq ou dix minutes d'intervalle, n'a jamais été au-delà de six heures. Dès que la sécheresse de la peau fait place à une douce moiteur, le temps d'*Aconit* est passé, on perdrait son temps à attendre davantage. *Spongia* est alors le médicament auquel il faut avoir recours dans le plus grand nombre de cas, à la condition que les bruits soient *secs* au lieu d'être *humides*. Je signale tout de suite le caractéristique parce qu'il est de nature à frapper le premier et qu'il importe par-dessus tout, pour le succès, d'en tenir sérieusement compte. Si les bruits étaient humides, c'est à *Hepar. sulph.* qu'il faudrait inévitablement et tout de suite donner la préférence.

La toux de *Spongia* est donc sèche, très-sèche, enrouée,

retentissante et criarde ; on ne peut l'oublier quand on l'a entendue une fois ; on dirait ou une scie qui traverse péniblement du bois très-dur, la toux correspondant au mord de la scie, ou le chant du coq.

L'aconit en rappelant à la peau une douce transpiration a ralenti aussi le mouvement fébrile et modéré l'accélération de la respiration, mais il reste à faire, après cet adoucissement ; la respiration n'en est pas moins laborieuse, bruyante, rude et sifflante, l'enfant renverse sa tête en arrière comme pour faciliter l'entrée de l'air dans la poitrine, les accès de suffocation n'en surviennent pas moins de temps en temps, et dans l'intervalle des paroxysmes la toux conserve son timbre caractéristique.

Devant cet ensemble de symptômes, quand l'exaspération a lieu surtout le soir, c'est *Spongia* qui répond le mieux à la situation et sans hésitation c'est à lui, et à lui seul, qu'il faut recourir. Ne nous préoccupons pas de la fausse membrane dont la préparation n'est que trop évidente ; pour la prévenir et pour en suspendre le développement, le plus pressé est d'arrêter le travail morbide qui s'opère dans le larynx. Or, pour arrêter ce travail morbide, il n'est pas de remède ni plus sûr ni plus prompt que celui qui recouvre le mieux la totalité des symptômes et dans l'état c'est *Spongia* qui satisfait le mieux à toutes les conditions.

En donnant à ses indications thérapeutiques un autre point d'appui que la similitude parfaite entre les phénomènes apparents de la maladie et les symptômes du médicament, on fait toujours fausse route et l'on court précisément au devant du danger que l'on se propose de prévenir. Les fausses membranes ne sont pas encore formées, le moment de nous occuper d'elles n'est pas venu ; il viendra plus tard et pour les combattre dans leur origine et dans leur propagation, comme aussi pour en provoquer l'expulsion, nous trouverons ailleurs des ressources.

HEPAR SULPH.— Non moins précieux que *Spongia* mais dans une forme différente qui peut se présenter d'emblée ou ne venir qu'après la *sécheresse* caractéristique de *Spongia*.

La toux croupale est accompagnée d'un ronflement dans la poitrine, qui est cause que l'enfant s'épuise à faire des efforts impuissants pour détacher des crachats qui lui semblent être la cause de la gêne de la respiration. La respiration est accélérée, sifflante, haute et suspirieuse ; la difficulté de respirer devient si grande que les enfants s'arrachent les vêtements de la poitrine et saisissent leur cou comme pour éloigner l'objet qui les suffoque. La toux est pire le matin quand *Spongia* répond à l'aggravation du soir. L'expectoration insignifiante au début, blanche et écumeuse, se fait muqueuse et quoique toujours peu considérable devient plus abondante. Quelquefois, des fausses membranes, dénommées justement membranes croupales, sont rejetées au milieu de paroxismes violents.

C'est le moment d'*Hepar sulph*. Les effets de l'arrêt de la respiration n'ont jamais été plus manifestes, le désespoir du malade est horrible à voir, ses angoisses sont si cruelles qu'il est impossible de ne pas les partager. *Hepar sulph*. manifeste alors une puissance énorme contre la maladie générale et provoque le rejet des fausses membranes, avec cette différence que nous avons fait déjà pressentir, que, tandis que l'expulsion mécanique des fausses membranes par des vomitifs n'est suivie d'aucun soulagement, l'expulsion dûe à *Hepar sulph*. termine les scènes de désolation par la joie de la guérison. Cette fois la maladie générale a été combattue dans son principe par son spécifique, et les membranes croupales ne se reforment plus.

Le sulfure de chaux a été préconisé contre le croup bien avant l'origine de l'Ecole homœopathique et l'on peut se demander pourquoi dans une maladie aussi désespérante pour la thérapeutique ordinaire, on n'a pas au moins conservé un bon souvenir, dans les cas désespérés, d'un médicament que des médecins recommandables de tous pays avaient signalé à l'attention de leurs confrères comme pouvant faire *revenir de la mort à la vie*. Je vais citer un fait parfaitement présent à mon esprit quoiqu'il se soit passé il y a longtemps, et ce fait donne l'explication de l'abandon du médicament, et, chose remarquable, justifiera en même temps tout le bien que d'autres en avaient dit.

Je contai un jour à un médecin fort âgé, fort instruit et fort recommandable sous tous les rapports, une guérison de croup qne je venais d'obtenir, dans la troisième période, par *Hepar sulph.* Après m'avoir bien écouté, ce praticien s'écria : Mais moi aussi j'ai employé le *sulfure de chaux dans mon temps* (et le temps était assez éloigné), et j'ai dû y renoncer, parce qu'aux symptômes déjà si terribles du croup, venaient immédiatement se surajouter des symptômes nouveaux, que la mort n'en était pas moins rapide et qu'à l'autopsie j'avais constaté des désordres plus graves et plus étendus que ceux du croup. Je répondis que ces aggravations me prouvaient deux choses : l'action élective du médicament sur l'organe malade et le danger des doses de la vieille École ; qu'il aurait fallu garder l'une et se préserver de l'autre, en donnant à petites doses, à titre de curatif, le médicament qui, à hautes doses, s'était montré si offensif. Le vieux médecin réfléchit et ne me dit pas que j'avais tort.

En effet, c'est la loi, tout médicament est apte à produire la similitude du mal qu'il est apte à guérir et *vice-versa.*

Donc on aggravera non-seulement l'état des malades, mais on le poussera à ses limites extrêmes toutes les fois qu'on leur administrera, à doses massives, le médicament qui est précisément en rapport homœopathique avec lui.

Le hasard avait révélé à des médecins privilégiés les effets curatifs du *sulfure de chaux* dans le croup ; d'autres sont venus après eux qui ont compromis et le médicament et les malades, pour n'avoir pas su trouver la dose convenable. Ce qui est arrivé pour le *sulfure de chaux* a dû nécessairement arriver pour mille autres médicaments qui sont tombés dans l'oubli et le mépris de certains praticiens, quand il n'en est pas moins possible et probablement moins vrai que les médecins qui les avaient exaltés étaient dans le vrai. La posologie n'est pas la thérapeutique, mais elle en est le complément et elle peut en être la ruine ou le triomphe.

BROMUM. — Fausses membranes dans le larynx et la trachée ; respiration très-difficile, bruyante, convulsive et rauque. Aphonie, anxiété extrême par manque d'air. Spasme du larynx, suffocation imminente, sifflement, râle laryngo-trachéal excessivement marqué, mais ce râle ne descend pas plus bas , ce qui le différencie de celui de *Tart. emet.* qui est plutôt dans les bronches. Chaleur à la face, brûlement des yeux, à la bouche, aux fosses nasales, à la poitrine ; toux aboyante par un châtouillement dans la gorge. Aggravation pendant la première partie de la nuit, amélioration après minuit. Sujets blonds à yeux bleus. — Dans ces conditions, *Bromum* ou *Bromine* ont fait des prodiges de guérison.

Sous l'influence du *Bromure de potassium* à hautes doses, il se manifeste au voile du palais, au pharynx et au larynx une espèce d'anesthésie qui persiste tant que dure le traitement.

Sur des pigeons soumis à l'action du *Brome*, il se forme de fausses membranes dans le larynx. En le faisant respirer à des chiens, on l'a vu faire naître de fausses membranes.

Le *Brome* dilué, en contact avec les fausses membranes commence par les durcir, et puis il en opère la désagrégation moléculaire.

Il ne faut demander au *Brome* que d'arrêter la formation de la fausse membrane. Ni le retour des accès de suffocation, ni l'état nerveux, ni la violence de la fièvre, ni l'imminence de l'asphyxie, ni la paralysie progressive partielle ou générale ne paraissent indiquer le *Brome*.

Le *Brome* possède le pouvoir désinfectant et détruit l'élément de contagion si fréquent dans les affections couenneuses, remplit l'indication de détruire la contagion. Or, un médicament qui détruit la source même du mal doit avoir grandes chances d'être un remède d'une indication très-générale dans le traitement de la maladie. (Dr Ozanam.)

Telles sont les acquisitions nouvelles de la science dans ces derniers temps sur le *Brome*, je les ai résumées en substance, heureux de rendre témoignage à un savant, membre distingué de notre École.

Mais Hering avait parlé bien longtemps avant que ces études, si méritantes qu'elles soient, eussent été faites. *Cuique suum.*

Hering avait, en ces termes, stéréotypé la pathogénésie du *Brome* : Inflammation du larynx, de la trachée et des bronches, avec des stries rougeâtres ou de rougeur foncée surtout là où la membrane du larynx entoure la glotte. — Exsudation de lymphe plastique dans le larynx et la trachée. — Enrouement et aphonie avec forte sensation d'excoriation et de raucité dans la gorge. Chatouillement dans le larynx excitant la toux. — Toux rauque, sèche, creuse. — Toux fatigante, ne permettant point de parler. — Toux avec accès de suffocation comme par la vapeur du soufre. — Toux spasmodique, d'un son croupal, sibilant, rauque, avec dyspnée et éternument. — Respiration très-difficile.

Mon ami, le docteur Gillet, de Marseille, ne me saura pas mauvais gré de lui donner ici la preuve d'un bon souvenir, et il voudra bien se rappeler avec moi que nous avons guéri ensemble , avec quelques globules de *Bromum* 30 un enfant qui se mourait du vrai croup, rue Vieux-Chemin-de-la-Madeleine. Il y a plus de vingt-cinq ans de cela. En quelques heures tout danger fut écarté, et la convalescence ne fut troublée par aucune récidive.

JODIUM ou JODIN. —Son caractéristique est l'absence ou l'insignifiance des phénomènes inflammatoires; aussi ne réussit-il bien que chez les enfants à chair molle, flasque , ou de constitution scrofuleuse. Râle muqueux, laryngo-trachéal par suite de sécrétions abondantes. Les autres symptômes qui le rendent approprié sont : la pâleur du visage, le refroidissement du visage, la toux aphone , la difficulté de la respiration, la toux aggravée le matin. On a noté aussi, comme circonstance avantageuse, les cheveux bruns et les yeux noirs , en opposition avec *Bromum* qui se trouve plus en affinité avec les yeux bleus et les cheveux blonds.

Jodium ne doit jamais venir qu'après *Spongia* et *Hepar.*

KALI BICH. — Je n'ai jamais eu l'occasion de l'employer, mais il a été préconisé dans le croup avec expectoration muqueuse, épaisse, filante. L'enrouement, l'exsudat fibrineux recouvrant le pharynx et envahissant la muqueuse de la gorge; l'aggravation du matin, de bonne heure, ont encore été notés comme des signes particuliers de son indication.

KAOLIN. — Voix rude à timbre métallique, bruit de râpe dans la respiration, toux suffocante.

Le *Kaolin* (terre de porcelaine) n'est pas un nouveau venu pour notre matière médicale. J'en ai entendu parler, il y a bien longtemps, par des confrères qui me disaient ou m'écrivaient s'en être bien trouvés dans des cas désespérés de vrai croup. Le témoignage le plus flatteur que je connaisse en sa faveur, est celui de Landesmann qui, après avoir publié des observations très-remarquables, ajoutait : « En suite de ces expériences, je crois pouvoir compter le *Kaolin* au nombre des remèdes les plus efficaces contre le croup et en recommander l'emploi dans les cas les plus graves, lorsque tous les autres remèdes ont été vainement administrés.

PHOSPHOR. — Très-précieux dans le cours de la maladie, s'il survient une complication pulmonaire, ce qui est rare; mais pour relever les forces et pour guérir l'enrouement qui subsiste quelquefois après le croup, on trouvera dans *Phosphorus* une ressource plus sûre que dans *Carb. veg.* que j'ai pourtant donné dans ces cas avec un certain succès.

TART. EMET. — Respiration laborieuse, difficile, interceptée; les bronches sont pleines de mucosités qui semblent à chaque instant devoir provoquer un accès de suffocation, sans que jamais un crachat parvienne à se détacher. *Pas d'enrouement*; toux affreuse ayant le son un peu gras, par quintes fréquentes, se succédant rapidement, causée par des titillations dans la gorge. Toux suivie de vomissements ; on l'a vu réussir dans des cas ou des vomissements manquaient, mais ou il y avait plus ou moins de soulèvement d'estomac et une tendance continue aux vomissements.

Tart. emet. — Peut être donné presque au début de la maladie quand l'absence de l'enrouement et l'abondance des sécrétions bronchiques constituent les symptômes prédominants, et alors, en raison du début de la maladie, la fièvre persiste, le visage est coloré, et ce ne sont pas là des contre-indications; mais le plus ordinairement la période qui appelle l'émétique a des caractères tout différents ; le visage est froid, bleuâtre, couvert de sueur froide, le pouls très-fréquent et la vitalité à moitié éteinte.

LACHESIS. — Dans les cas les plus extrêmes, il a rendu des services signalés. Les symptômes qui doivent nous y faire recourir, même contre toute espérance, sont : l'enfant ne peut absolument pas supporter autour du cou l'ombre même de quoi que ce soit ; l'exsudat fibrineux est apparent à la partie supérieure du pharynx, le malade n est jamais si mal qu'après avoir dormi. Cette aggravation de toutes les souffrances *après* le sommeil est vraiment un caractéristique précieux dont nous devons d'autant mieux nous souvenir qu'il ne se rencontre dans aucune autre pathogénésie et qu'elle est un renversement de l'habitude où nous sommes de trouver dans le sommeil un élément réparateur.

Le traitement local du croup n'est pas encore passé de mode, et laine sèche autour du cou, compresses chaudes et humides, éponges mouillées, frictions avec toutes les graisses que la superstition peut imaginer, trouvent encore des partisans. Je n'ai confiance dans aucune de ces pratiques dont le moindre inconvénient est de tourmenter les malades. Cependant je ferai une exception dans mes répugnances en faveur de l'éponge mouillée, ne fut-ce que pour me fixer sur le choix de *Lachesis* dans un cas douteux. Si l'éponge est supportée, *Lachesis* sera nul dans ses effets. Si elle est, au contraire, repoussée, avec horreur, *Lachesis* aura des chances de succès, et on fera bien de recourir à son emploi.

SANGUIN CANAD. — Efficace dans *toutes* les périodes du croup (*The Med. Repository of. orig. Essays*, etc. New-York, 1824), — la sanguinaire est le plus précieux remède que je connaisse dans le traitement du vrai croup. Elle est,

dans cette terrible maladie, aussi spécifique que la quinine
l'est dans la fièvre intermittente. *Je l'ai employée un grand
nombre de fois et jamais elle ne m'a fait défaut.* Un enfant de
cinq ans se mourait du vrai croup ; après un certain temps
perdu, je le trouvai complètement aphone , avec la toux
caractéristique et le pouls à 132. Tout le voile du palais et le
pharynx, à sa partie supérieure, étaient couverts d'un exsudat
fibrineux. Dyspnée extrême, visage violacé, décomposition
des traits. Je donnai la sanguinaire et 15 heures après, il y
avait un amendement notable de tous les symptômes ; après
48 heures, l'enfant était hors de tout danger (*Hale. Homœop.
mat. Méd. of the new remedies,* page 927).

Dans un travail comme celui-ci, entrepris pour l'instruction de tous, où les hommes ne sont *rien,* où les faits sont
tout, je n'ai pas cru pouvoir me dispenser de citer des affirmations qu'il ne m'appartient pas de nier, quoique je les
trouve stériles faute d'une individualisation convenable. Je
rapporte donc *in extenso* un fait qui me paraît probant et qui,
non-seulement se présente à nous sous l'autorité d'un nom
recommandable, mais se trouve encore confirmé par la pathogénésie du médicament. — Ce fait n'est pas le seul dont le
souvenir nous ait été conservé, le même médecin a rapporté
dans (*American hom. obst.*) plusieurs cas analogues de guérison de vrai croup par le même médicament.

C'est donc à noter et pour ne pas retomber dans les
généralités qui paralysent tout , retenons ceci : l'exsudat
fibrineux s'étalait visiblement au palais et dans l'arrière-
gorge, ce qui constitue une individualité bien différente des
cas ou l'exsudat est localisé dans la cavité du larynx.

Voilà ce que j'avais à dire de plus essentiel à propos de
la *Sanguinaire du Canada* dans le traitement du vrai croup.
Je ne l'ai jamais employée, par conséquent mon jugement
reste en suspens. Relevons à présent un détail qui peut paraître
singulier.

Le docteur Hale, qui est partisan de l'École éclectique
en ce sens qu'il cherche à en extraire ce qu'il y a de bon à la
lueur de la loi homœopathique, s'est laissé guider dans ces

cas par la pratique du docteur Paine, un des chefs de l'École éclectique, et, comme lui, il a donné la sanguinaire dans le vinaigre, au lieu de la déposer dans l'eau, il a seulement diminué la dose et il a bien fait, au lieu de vingt grains dans quatre onces de vinaigre édulcoré par une once de sucre, il s'en est tenu à un grain et même moins dans deux onces de vinaigre. Il n'en est pas moins vrai que le vinaigre a été maintenu comme véhicule et que ça peut nous paraître choquant. A cela on a répondu que Hahnemann a bien donné des doses infinitésimales d'opium dans de la bière, chez des malades atteints de la fièvre scarlatine. (*Essay on the cure and prevention of scarlet fever in Leher Writings.*)

Je ne savais pas que Hahnemann eut choisi la bière pour véhicule de doses infinitésimales d'*Opium*, mais ce dont je me souviens très-bien, c'est de lui avoir entendu dire, dans son cabinet de la rue de Milan, à Paris, à propos de cette thèse qu'il n'était pas si facile qu'on le supposait trop souvent d'antidoter un médicament homœopathique. Pour que deux forces se neutralisent, disait-il, il faut qu'elles soient identiques, c'est-à-dire de même nature, sans quoi les deux forces marcheront à côté l'une de l'autre sans se rencontrer. — Donnez mes globules dans l'urine, si vous voulez, ça m'est égal.

Je ne pense pas que personne prenne jamais au sérieux la boutade du Maître, mais elle contient un fond de vérité que nous ne pouvons pas nier. C'est leur nature, *à part, sui generis*, qui constitue la supériorité de nos préparations, l'objection tirée de leur petit volume n'est qu'une tactique indigne d'un esprit scientifique.

CHAM. — Ce n'est pas là un remède que l'on puisse considérer comme usuel dans le croup et pourtant je connais au moins deux faits qui méritent d'être cités parce qu'ils sont très-instructifs ; en deux occasions, l'enfant atteint de vrai croup et traité jusque-là sans succès par les différents médicaments homœopathiques, en était au point que l'on désespérait de lui, lorsque par cette observation que l'enfant n'éprouvait un peu de soulagement que lorsqu'on le promenait dans les bras çà et là dans la chambre , on lui donna *Chamo-mille* , en raison de ce soulagement, et la guérison s'en suivit immédiatement.

La *Chamomille* est le médicament privilégié de l'enfance, et dans la médecine des enfants, on ne risque jamais rien de recourir à son intervention ; il est presque sûr qu'on y gagne toujours quelque chose, mais il y avait plus dans les cas précités, l'enfant offrait au plus haut degré un caractéristique de *Chamomille* et cela suffit pour rendre compte du succès.

Preuve nouvelle de la nécessité de ne jamais se laisser absorber au lit du malade par la contemplation ni la dénomination de la maladie, ni par les symptômes locaux prédominants, il arrive très-souvent que nous sommes conduits au choix du remède curatif par un symptôme en dehors de la localisation morbide ; la vie est *une*, la maladie est *une*, tous les cris des organes souffrants, c'est-à-dire tous les symptômes sont unis entre eux par un lien commun, et c'est un étrange erreur que de vouloir les isoler arbitrairement pour donner à celui-ci plus de valeur qu'à celui-là.

Tous les symptômes sont utiles à noter, tous ont leur valeur, ce n'est que par leur réunion que l'on arrive à placer sous ses yeux tout le côté objectif de la maladie, le seul côté par lequel la maladie soit accessible à la thérapeutique ; mais toutes les fois que nous trouvons un symptôme saillant, constant, c'est-à-dire caractéristique du cas et que la matière médicale nous offre une réponse à ce symptômes par un effet pathogénétique saillant, constant, caractéristique, nous devons nous hâter de les opposer l'un à l'autre. L'expérience nous a appris que c'est la voie la plus sûre d'atteindre à son origine la maladie générale, d'en suspendre les progrès et par conséquent de guérir. On est tout étonné, mais en même temps, on est tout heureux de voir avec le symptôme caractéristique du cas, s'effacer tout le reste des symptômes. C'est ce qui est arrivé chez cet enfant guéri du croup par *Chamo-mille*. Tous les autres médicaments, même les médicaments homœopathiques les mieux choisis, avaient échoué; qu'on s'en souvienne, *Chamomille* arrive avec son caractéristique ; elle guérit.

BELLAD. — Si l'affection traîne en longueur, si la toux congestionne la tête et la face, avec rougeur des yeux.

ARS. — Peut encore être tenté, dans les cas les plus extrêmes. Quand le corps est froid, entièrement épuisé et que le sujet semble prêt à mourir.

APHONIE

(Enrouement aigu et chronique.)

Perte plus ou moins complète de la voix. Ne pas confondre l'aphonie avec le mutisme ; dans le mutisme, il y a impossibilité de former des sons articulés ; dans l'aphonie, la voix est éteinte, mais la parole est conservée.

L'aphonie est presque toujours ou symptomatique d'une maladie des organes de la respiration, ou sympathique d'une maladie quelconque des parties sexuelles ; d'autres fois on ne sait à quoi la rattacher, on est alors convenu de l'appeler essentielle.

Dans tous les cas, n'importe à quelle division elle appartienne, l'aphonie peut avoir par elle-même une telle importance pour l'indication thérapeutique, que les avis suivants pourront être consultés avec fruit.

TRAITEMENT

ACO. NAP. — La frayeur, la colère, l'indignation, une émotion violente peuvent être les causes occasionnelles de l'aphonie. Dans tous ces cas, *Aco.* est le premier médicament à donner et après lui, le plus souvent, il n'est plus nécessaire de recourir à aucun autre.

ARG. MET. — Altération du timbre de la voix chez les chanteurs, les avocats, les prédicateurs, avec sensation d'âpreté et d'excoriation dans le larynx, endolorissement du cartilage cricoïde, comme s'il y avait un bouchon dans la gorge et sensation de meurtrissure à la plus légère pression. Toux sèche, enrouée, avec expectoration facile de crachats blancs, épais comme de l'amidon, opaques, sans goût et sans odeur. Sensation en avalant comme si le voile du palais était gonflé. Grattement dans la gorge qui oblige constamment à opérer l'acte de déglutition et la déglutition à vide est plus pénible qu'en mangeant.

ARG. NITR. — Aphonie chronique. En étant couché des bruits se font entendre dans le larynx et la trachée; ces bruits sont isochrones au pouls. Aggravation nocturne, avec toux sèche et expulsion de beaucoup de salive avec quelques crachats muqueux striés de sang. Chatouillement prurigineux et quelquefois brûlant dans le larynx. Pendant la nuit, souvent, accès de toux qui amènent des vomissements.

ARUM. TRIPH. — J'ai rapporté ailleurs ce qu'en a dit le docteur Lippe, il me suffira ici d'indiquer les cas d'enrouement dans lesquels il doit être préféré : Enrouement et mal de gorge chez les personnes qui parlent à haute voix et en public. Voix inconstante, variable d'un moment à l'autre. Etat catarrhal de la trachée et des bronches.

BELLAD. — L'aphonie est-elle la conséquence d'une apoplexie, la *Belladone* est son spécifique. Dans ces cas, il y a toujours déglutition difficile et douloureuse ; irritation dans la gorge, rougeur de la face et quelques symptômes de congestion céphalique.

CANTHARIS. — Aphonie complète succédant à une angine avec enrouement, quand on peut admettre comme causes prochaines, l'épaississement du la muqueuse qui tapisse le larynx et l'atonie des nerfs. Quand elle est sympathique d'une affection des voies urinaires.

CAPSIC. ANN. — Enrouement avec chatouillement désagréable dans le nez qui est sec et enchifrené.

CARBO VEG. — Enrouement chronique, invétéré. Quand il y a aggravation le matin et le soir ou par la conversation. Aggravation surtout par les temps humides.

CAUSTIC. — Perte de la voix soudaine, sans enrouement préalable, ni fièvre, ni douleur. — Dans les cas de tendance continuelle à l'enrouement qui parfois dégénère en aphonie complète, une sensation d'un corps étranger que l'on voudrait expulser, accompagnée de toux sèche, de fourmillement et de sécheresse dans le gosier et dans la poitrine avec grande tendance aux refroidissements. — Un des meilleurs remèdes de l'aphonie catarrhale et de la faiblesse de la voix, chez ceux qui en ont abusé. Toux sèche, creuse ; l'enrouement est pire le matin et le soir ; en toussant , émission involontaire d'urine ; soulagement de la toux en buvant de l'eau froide. Toux excitée par la présence dans la gorge de mucosités adhérentes qui provoquent des nausées par les efforts nécessairss pour les détacher.

CHAM. — Enrouement avec accumulation de mucosités dans la gorge, particulièrement indiqué chez les enfants. Toux surtout la nuit, se continuant pendant le sommeil. Fièvre vers le soir, agitation la nuit ; grande irritabilité.

CHININ. SULPH. — Aphonie intermittente, survenant sans cause connue, appréciable ; tout le monde connaît la vertu anti-périodique du *sulfate de quinine*, et de plus, à l'autorité de l'expérience, nous pouvons ajouter la valeur de sa pathogénésie ; perte plus ou moins complète de la voix, tous les jours à 4 heures de l'après-midi, précédée de soif, d'excitation à tousser, de serrement au cou, de céphalalgie frontale et de douleur à la pression sur la seconde vertèbre dorsale ; tuméfaction du cou à la même heure, avec enrouement ; chaleur à la tête et fréquence du pouls. 2e et 3e triturations toujours suffisantes.

CINA. — Aphonie tenant à la présence des vers intestinaux. Dans les mêmes cas, à défaut de *Cina*, *Merc.*, surtout s'il y a des glandes engorgées au cou, du côté droit.

CROTON. TIGL. — On trouve consignées dans les annales de la science des guérisons d'aphonie par des frictions faites sur les parties antérieures et latérales du cou, avec de l'huile de *Croton tiglium* et ces cas de guérisons ne sont malheureusement pas assez individualisés. C'est à peine si ces observations portent pour toute étiquette : « La maladie avait résisté aux moyens *rationnels.* » (Andral, entre autres), comme si le *Croton tiglium* ne pouvait pas aussi occuper sa place parmi les moyens *rationnels.* Lui seul a été rationnel ici, puisque lui seul a guéri.

Je suppose avec raison que c'est encore à la révulsion que l'on a attribué dans tous ces cas l'honneur de la guérison, et moi je ne crois pas à la révulsion, je crois à l'action homœopathique du *Croton tiglium*, et je fonde mon opinion sur la matière médicale *pure*, parce que je sais que celle-là ne me trompe pas et ne peut pas me tromper.

On lit dans la pathogénésie de l'*Huile de Croton tiglium*: Enrouement, voix faible, âpre et rauque ; chatouillement dans le larynx ; pression dans le larynx, principalement à gauche. Mucosités dans les bronches avec respiration pénible et léger sifflement dans l'inspiration et l'expiration. C'en est assez pour révéler l'homœopathicité du *Croton tiglium* dans la perte plus ou moins complète de la voix, quand elle est symptomatique d'une inflammation plus ou moins chronique de la muqueuse du larynx et des bronches.

DROSERA.— Enrouement avec la voix ou très-basse, ou creuse et profonde.

DULCAM. — Dans tous les cas où l'enrouement se renouvelle, aussitôt que le temps passe subitement du chaud au froid.

ERYSIM. — Perte plus ou moins totale de la voix résultant d'un exercice forcé des organes respiratoires. Symptômes de catarrhe du côté des bronches et irritation chronique de la muqueuse buccale, du pharynx et des amygdales. — *Hœc in tussi inveteratâ, asthmate, item raucedine et nimia vocis contentione, incidens et expectorans efficax celebratur* (Murray). — « Son infusion prise intérieurement, incise puissamment la pituite stagnante dans les poumons et en d'autres endroits, pourvu néanmoins qu'on ait l'attention *de ne pas la donner lorsque les maux de poitrine sont accompagnés de la fièvre.* » (Bœrrhaave. *Hist. Plant.*, p. 428) Commencement d'individualisation. — « On en fait un sirop qui est bien plus en

usage que l'infusion de la plante ; il se prescrit dans la toux
et l'enrouement… *Il ne faut pas le continuer trop longtemps, ni
en donner une trop forte dose.* » (*Dict. rais. univ. de Mat. méd.*,
tome VII, p. 318). Cette dernière recommandation n'a pu
être faite que parce qu'on a vu survenir une aggravation après
un usage trop prolongé du remède ou après une trop forte
dose. Quelle leçon ! Même dénaturé par la préparation qu'il
avait subi, l'*Erysimum* a pu aggraver précisément les maladies
qu'il était apte à guérir, nul doute que ces aggravations ne
soient la meilleure preuve de son homœopathicité.

En fouillant dans le passé de la science, on trouve quelquefois des observations faites par de bons esprits, qui
mettent en relief une portion des vérités que proclame notre
Ecole. Ainsi, on lit dans Buc'hoz, dans son article sur l'*Erysimum* (le Vélar) : « On doit toujours préférer l'*infusion* à la
décoction, PARCE QUE le feu détruit les parties volatiles des
plantes et *en détruit*, par là, l'efficacité. » Nous ne disons pas
autre chose, seulement nous poussons la logique un peu plus
loin que ne la poussait Buc'hoz. Puisque le feu *détruit l'efficacité des plantes*, le mieux est de se passer du feu dans leur
préparation et c'est précisément ce que fait l'Ecole homœopathique. C'est un progrès incontestable sur l'infusion.

FERR. MET. — Le malade ne parle qu'avec peine et
à voix basse ; douleur dans le larynx et la trachée ; brûlure
après avoir parlé. Sensation à peu près constante d'un corps
étranger dans le larynx qu'il essaye de rejeter par le renâclement et par la toux ; sensation à l'extérieur comme si la
gorge était pressée. Le jour et la nuit, chatouillement dans
le larynx avec quintes de toux violentes dans lesquelles il
perd la respiration ; le sang lui monte à la tête, les yeux
pleurent et après lesquelles il se sent épuisé ; un rien le vexe,
la moindre contrariété l'irrite. Le pouls s'accélère vers le soir.
Sommeil agité la nuit ; le soir il a de la peine à s'endormir,
puis à peine est-il endormi, une sueur survient qui le réveille
et de nouveau il a de la peine à se rendormir ; ainsi jusqu'au
matin. Quelquefois, la nuit, congestion à la poitrine, palpitations de cœur, battement de toutes les artères et anxiété.
Visage décoloré, souvent d'un teint terreux.

HEPAR SULPH. — Enrouement chronique, surtout s'il succède à un traitement mercuriel de la vieille Ecole. La toux n'est jamais pire que la nuit, étant au lit. La toux réveille le patient aussitôt qu'il découvre, même légèrement, une partie quelconque du corps.

MERC. SOLUB. — Voix rauque, enrouée, avec coryza fluent. Sensation de brûlure et de chatouillement dans le larynx et la trachée. Disposition à suer abondamment la nuit et les sueurs n'amènent aucun soulagement. Rougeur du pharynx, brûlure, cuisson à la gorge comme s'il y avait une plaie. *Merc. biiod.* peut être préféré à *Merc. solub.*

NUX MOSCH. — Aphonie catarrhale par suite de refroidissement humide.

NUX VOM. — Enrouement catarrhal et rudesse douloureuse du larynx et de la poitrine. Accumulation de mucosités tenaces qu'il est impossible de détacher. Douleur comme d'excoriation dans le larynx en toussant. Enrouement avec toux sèche, plus fréquente dans les premières heures de la matinée et sécheresse du nez. Alternatives de frissons et de chaleur, impatience, morosité.

PHOSPH. — Cas chroniques. Extinction complète de la voix avec sensibilité douloureuse du larynx qui donne la sensation d'une plaie. Toux sèche par titillation dans la gorge, avec douleurs d'élancements dans le larynx. Toux sèche avec expectoration de mucosités visqueuses et sanguinolentes, purulentes et salées. — Enrouement qui subsiste à la suite de la rougeole ou du croup, surtout chez les sujets délicats et les femmes nerveuses.

PULS. — La voix est presque entièrement éteinte avec toux grasse, ou coryza avec écoulement épais, jaunâtre. Mal de gorge avec picotement.

RHUS TOX. — Après de grands efforts de voix soit en chantant, soit en parlant en public. Sensation de gêne et d'excoriation à la gorge le matin au réveil, se dissipant après avoir parlé un certain temps. — Enrouement avec sensation d'excoriation dans la poitrine.

RUMEX CRIS. — Aphonie provenant d'un refroidissement. Aphonie catarrhale. Toux sèche, dure, ébranlante, provoquée par un chatouillement dans la gorge, aggravée en parlant et en respirant profondément, surtout si l'air est froid. La toux est pire en étant couché, elle répond à la tête et s'accompagne parfois de l'émission involontaire des urines.

SAMBUC NIG. — Enrouement avec toux profonde, creuse ; oppression. Baillements fréquents ; agitation et soif. Sueurs abondantes.

SEPIA. — J'ai vu chez des femmes non hystériques un abaissement notable de la voix exister simultanément avec des désordres fonctionnels ou organiques de l'utérus ; aphonie sympathique. *Sepia* en guérissant la maladie utérine rétablissait complètement la voix. Le prolapsus de l'utérus est de tous les états morbides utérins celui qui m'a paru influencer le plus positivement le timbre de la voix.

SPONGIA. — La voix est voilée, ou rauque, même éteinte, mais sans toux. Piqûres, grattement et brûlure dans la gorge. Respiration difficile comme si la gorge était fermée par un bouchon. Sécheresse brûlante dans la trachée. Pâleur du visage ; la peau est moite et visqueuse ; les traits du visage expriment l'anxiété.

SULPHUR. — Aphonie complète ; toux enrouée, suffocante, avec cuisson dans la poitrine en toussant. Suites de pneumonie. — Aphonie après un refroidissement ou succédant à la brusque disparition d'un exanthème. Cas chroniques. La voix est encore plus éteinte par un temps froid et humide. Gêne de la respiration surtout la nuit ; insomnie jusqu'à quatre heures du matin.

CHAPITRE III

MALADIES DES BRONCHES

———

1° Bronchite aiguë légère ; 2° Bronchite aiguë intense ; 3° Bronchite chronique ; 4° Bronchite capillaire ; 5° Grippe ; 6° Coqueluche ; 7° Asthme.

BRONCHITE

(Rhume. — Catarrhe. — Catarrhe pulmonaire. — Catarrhe suffocant. — Catarrhe sec.— Catarrhe muqueux.— Fièvre catarrhale)

Inflammation de la membrane muqueuse des bronches. — Terme générique qui a au moins l'avantage d'emporter avec soi l'idée du siége précis de la lésion.

Comme le fait supposer le grand nombre des dénominations énumérées plus haut, cette affection est susceptible de revêtir plusieurs formes et de constituer de nombreuses variétés qui diffèrent entre elles, non-seulement par l'intensité du mal et par la rapidité de sa marche, mais aussi, 1° par la modification ou transformation des qualités physiques de la membrane muqueuse des bronches ; 2° par la modification ou perversion de ses fonctions ; 3° par les modifications ou transformations des matières sécrétées.

Pour grouper sans confusion le plus grand nombre possible de toutes ces variétés, je traiterai séparément, en
quatre chapitres distincts, la bronchite aiguë légère, la bronchite aiguë grave, intense ; la bronchite chronique et la bronchite capillaire.

L'individualisation précise, l'examen intelligent et
sagace des rapports de ressemblance entre le médicament et
la maladie, seront ici comme toujours la condition nécessaire
et suprême du choix exact et utile du médicament.

BRONCHITE AIGUË LÉGÈRE

(Rhume de Poitrine)

Bronchite localisée dans les grosses bronches.

SYMPTÔMES. — Un peu de fatigue dans les membres et un
malaise général ; céphalalgie, gravative le plus souvent ;
coryza. Le mucus nasal dont l'exhalation a été d'abord suspendue, coule avec plus d'abondance ; il est clair ou épais ;
inoffensif ou tenant en dissolution des principes assez irritants pour occasionner l'excoriation des narines et de la lèvre
supérieure. Sensation pénible de chaleur et de chatouillement
derrière le sternum. Un peu d'enrouement. Toux plus ou
moins fréquente, souvent quinteuse, plus persistante le jour
ou le matin, toujours sèche au début, n'amenant que plus
tard des crachats variables d'aspect, spumeux, grisâtres et
enfin opaques et jaunâtres. Diminution de l'appétit ; les
organes du goût et de l'odorat sont inhabiles à percevoir la
saveur des aliments ou des boissons. Mouvement fébrile plus
ou moins prononcé et le plus souvent accentué plus fortement
le soir. Bruit respiratoire naturel accompagné seulement de
quelques râles humides.

On n'est point autorisé à négliger le traitement du
rhume vulgaire sous prétexte qu'il constitue, dans le plus
grand nombre des cas, une indisposition légère et passagère.

D'abord, cela n'est vrai que pour les adultes et les personnes habituellement bien portantes, et puis, chez tout le monde, d'une heure à l'autre, l'ensemble des symptômes peut devenir plus imposant et l'indisposition se changer en maladie. Toute négligence est donc coupable et une confiance exclusive dans les fleurs pectorales ou dans les sirops béchiques prônés par l'industrie plutôt que par la science, est très-souvent puni par un premier dommage : le prolongement des souffrances au-delà de la durée naturelle de la maladie.

Plus d'une maladie redoutable commence par un rhume. Telles sont la bronchite grave et l'inflammation pulmonaire à tous ses degrés, et même la phthisie pulmonaire peut y trouver l'occasion de son éclosion ; donc on ne saurait trop se méfier d'un rhume et le parti le plus sage sera toujours de se guérir le plus vite possible.

Tout le monde sait que le rhume se développe sous l'influence du froid, mais il est à noter que ce ne sont pas ceux qui éprouvent le plus de froid, en y étant constamment exposés, qui sont le plus fréquemment enrhumés.

C'est presque toujours parce qu'on passe de la chaleur à un froid vif, ou pour s'être exposé à un courant d'air plus froid que le milieu où l'on est, ou enfin pour avoir éprouvé un froid notable et inaccoutumé, qu'on est pris de rhume ; de là, cette considération pratique qu'on n'aura rien fait pour prévenir les accidents occasionnés par le froid en se couvrant de lainages ou de fourrures ; plus les vêtements seront chauds, plus ils enrhumeront, surtout si l'on n'a pas le soin d'en avoir de supplémentaires quand on passe d'un endroit à un autre ; c'est à se prémunir contre les changements brusques de température que doit se porter toute l'attention.

Certaines personnes s'enrhument avec la plus grande facilité, à propos de rien ; fâcheuse disposition qui déjà constitue un état morbide et que la médecine est apte à faire disparaître. Comment ? En remédiant à la viciation de l'organisme qui est la première cause de cette mauvaise disposition. N'est-il pas vrai que les sujets si faciles à s'enrhumer

sont ordinairement faibles, délicats, valétudinaires ; le rhume
n'est bientôt plus qu'un trait du tableau que le moindre
souffle est toujours prêt à faire reparaître. Allons à la recherche de ce principe morbide qui vicie la constitution et quand
nous l'aurons détruit par une médication convenable nous
aurons, plus sûrement que par tout autre procédé, prévenu
les accidents dont le rhume trop fréquent n'était peut-être
que le prélude.

Le traitement préventif du rhume consiste donc dans
l'emploi régulier de médicaments internes que je pourrais
bien énumérer, mais dont je ne pourrais indiquer avec précision l'application qui doit en être faite, parce qu'ils sont
variables en raison de la différence des cas pathologiques
auxquels on peut les adresser. C'est dans l'étude des médicaments que je pourrai faire ressortir avec avantages ceux
d'entre eux qui combattent le mieux la disposition aux
rhumes.

En dehors de la thérapeutique, l'hygiène offre des ressources précieuses qui, employées en temps opportun et dans
des conditions convenables, peuvent réussir à endurcir contre
les inclémences atmosphériques. Ces moyens hygiéniques
consistent à boire froid en tout temps, à se laver toujours à
l'eau froide, à sortir tous les jours vêtu plutôt légèrement
que trop couvert, à s'habituer à endurer les chaleurs de l'été,
à s'accoutumer graduellement et à la longue au froid de
l'hiver.

Une pareille éducation physique amènera des résultats
d'autant plus certains qu'elle aura été commencée et suivie
dès le jeune âge ; plus tard on est bien obligé de transiger
avec de vieilles habitudes et pour diminuer la fréquence des
rhumes on s'en tiendra au classique gilet de flanelle, appliqué
immédiatement sur la peau, lequel interposant un corps
spongieux entre l'air extérieur et la surface cutanée, diminue
l'effet de la promptitude des changements de température et
fait qu'on peut passer, sans autant d'inconvénients, d'un
lieu chaud, même étant en sueur, dans un endroit froid, et
échapper ainsi à la cause la plus fréquente des rhumes.

TRAITEMENT

ACO. NAP. — *Aconit* est le remède le plus efficace pour arrêter les effets fâcheux d'un refroidissement et pour en prévenir les conséquences graves dans les cas où elles sont à redouter, ce n'est pas sans raison qu'on l'appelle le plus puissant modérateur des troubles de la circulation. Or, la bronchite aiguë, légère, reconnaît ordinairement pour cause occasionnelle l'impression du froid. Donc, c'est l'*Aconit* qui en est le premier remède, c'est à lui qu'on doit inévitablement recourir au début d'un rhume par refroidissement. Dans la première période de frissons, il coupe court à l'indisposition en rétablissant la circulation à l'état normal et en prévenant ainsi toute localisation morbide; au moment de la réaction, il réprime l'état fébrile, il réduit la fréquence du pouls, il substitue à la chaleur sèche ou brûlante de la peau, une douce transpiration; tels sont les éminents services qu'il nous rend tous les jours.

ADIANT. CAP. VEN. — Toux sèche; ardeur dans la poitrine; sensation d'âpreté dans la gorge qui excite à tousser; peau chaude, sèche; état fébrile.

Je n'ai le plus souvent employé le *Capillaire* de Montpellier que dans la forme bénigne de la fièvre catarrhale, mais par la promptitude avec laquelle j'ai vu se dissiper sous son influence les symptômes de catarrhe, je suis en droit de supposer que ce médicament se montrera aussi utile dans la forme grave de la même maladie. La tradition a fait au *Capillaire* une place à part dans le traitement de la fièvre catarrhale et je demande que cette tradition ne soit pas dédaignée en attendant qu'une pathogénésie de cet agent précieux soit venue nous éclairer définitivement sur l'étendue de sa valeur; valeur incontestable, puisque non-seulement des faits cliniques m'autorisent d'ores et déjà à le considérer comme le spécifique de la fièvre inflammatoire catarrhale aiguë, à son origine, mais encore il s'est montré utile, comme j'aurai occasion de le dire dans l'histoire du catarrhe pulmonaire chronique, dans des cas de toux sèche, opiniâtre, avec phénomènes dyscrasiques, si bien, qu'il a mérité de figurer à côté de *Calcarea carb*.

ALLI. CEP. — Toux avec coryza, l'écoulement nasal est âcre ; larmoiement et larmes non piquantes. Cuisson et rougeur des yeux. La toux est plus marquée le soir ou la nuit. Le grand air améliore les souffrances ; le côté gauche de la tête est plus affecté que le côté droit. Eternument chaque fois qu'il essaye de faire une longue inspiration. La toux augmente le soir, quelquefois avec une douleur comme si le larynx se déchirait. Dans le plus grand nombre des cas où *Alli. cep.* a été curatif, la maladie avait commencé du côté gauche et s'était étendue après au côté droit.

BELLAD. — Toux spasmodique dont les quintes se terminent par des éternuments. Mal de tête, mal de gorge, visage coloré.

BRYON. — Toux sèche ou grasse, plus fréquente après avoir mangé, avec points douloureux dans les côtés de la poitrine, aggravés par les mouvements de la respiration. Tandis que la toux de *Nux v.* répond uniquement à la tête, celle de *Bryon* retentit également dans la tête et dans le ventre. La toux commence aussitôt que l'on entre dans un appartement chaud. Courbature générale, douleurs de brisure et de contusion qui s'aggravent constamment par le mouvement.

CHAM. — Toux catarrhale des femmes et des enfants ; plus particulièrement encore des femmes en couche et des enfants nouveau-nés. Toux sèche produite par une titillation constante dans le larynx ; chez les enfants, la colère excite à tousser. — Toux catarrhale des enfants avec enrouement et râle muqueux dans la gorge, après un refroidissement. Toux sèche et pourtant râle muqueux dans la trachée. Toux *pire la nuit*, avec fièvre synoque, grande chaleur mêlée de légers frissons. Froid dans quelques parties du corps, chaleur brûlante dans d'autres parties, surtout aux joues, dont une est rouge et l'autre pâle. Insomnie ; sommeil agité ; dans le sommeil, tiraillements, cris, gémissements, sursauts avec frayeur, agitation perpétuelle. — Toux sèche qui se mani-feste surtout la nuit, qui survient pendant le sommeil, pro-voquée par un chatouillement à la fossette du cou et s'ag-grave en parlant. Chatouillement continuel de la partie supé-rieure de la trachée à la gorge, lequel chatouillement excite une toux sèche avec sifflement et râle muqueux dans la tra-chée, en respirant. Après l'expectoration de quelques cra-chats muqueux, brûlure ou point douloureux sous le sternum. —Raucité de la voix, enrouement par des mucosités épaisses dans le larynx; mucosités qui forcent à graillonner et qu'il est très-difficile de détacher. Irritation continue qui fait tousser après minuit, avec oppression, suffocation, sifflement en respirant. Crachats seulement le matin, d'un goût amer.

Le patient est irritable, agité, remuant; il essaye de se soulager en se retournant dans son lit. Goût amer dans la bouche, et les aliments semblent amers. Soif vive et grand désir de boissons froides. Vomissements bilieux, amers. Coliques flatulentes avec ballonnement du ventre. Coliques excessivement douloureuses; déchirements et coupures dans le ventre. Diarrhée la nuit, avec selles visqueuses, verdâtres ou muqueuses.

CINA. — Chez les enfants, irritation assez vive des bronches; toux presque constante, sèche, brève, spasmodique, suivie d'un mouvement de déglutition, comme si quelque chose remontait dans la gorge et par moments. Gémissements même la nuit avec agitation et cris. Accélération du pouls. Respiration précipitée, râle muqueux dans les bronches et face pâle. — Le caractéristique de *Cina* est le frottement fréquent du nez. Appuyé sur ce symptôme, on réussira avec *Cina* là où tous les médicaments dirigés contre l'irritation bronchique auront échoué.

DULCAM. — Si le rhume reconnaît pour cause un refroidissement humide ou une suppression brusque de la transpiration; si la toux est grasse, avec raucité de la voix et crachats muqueux abondants mêlés parfois de sang clair. Coryza violent. Forte chaleur, sécheresse avec ardeur à la peau.

EUPHRAS. — Toux avec coryza, chaleur et sensibilité du nez ; rougeur des yeux, photophobie et larmoiement. La toux, absente la nuit, est plus forte le matin. Le grand air aggrave les souffrances. Le côté droit de la tête est plus affecté que le côté gauche.

MERC. SOLUB. — Toux sèche avec coryza fluent, ou diarrhée. La toux est pire le soir et la nuit. Frissonnement, mal de gorge.

NUX MOSCH. — Rhume après avoir eu les pieds mouillés. Toux sèche ; la toux s'exaspère par la chaleur du lit. La peau est sèche. Amélioration par la chaleur.

NUX VOM. — Toux excitée par une sensation d'âpreté et de grattement dans le gosier, avec titillation au palais. La toux répond à la tête ; à chaque secousse de la toux, il lui semble que la tête va éclater. Toux sèche avec un peu d'expectoration le matin. Toux spasmodique venant par accès, plus particulièrement après minuit, l'expectoration est pénible et consiste en mucosités blanches, visqueuses, écumeuses ou verdâtres. Langue chargée, digestion laborieuse et constipation.

PULS. — Toux grasse avec expectoration facile de crachats muqueux, d'un goût amer, salé. Nausées. Coryza fluent avec perte du goût et de l'odorat.

RHUS TOX. — Rhume après avoir été exposé à la pluie. Toux sèche, brève, avec goût de sang à la bouche, plus forte la nuit, avec respiration courte surtout le soir, avant minuit. Maux de reins, aggravation au grand air, amélioration par la chaleur et le mouvement.

VERBASC. — Toux rauque, sèche. —Toux catarrhale, surtout le soir et la nuit. L'enfant n'est pas réveillé par les quintes de toux.

BRONCHITE AIGUË INTENSE

(Catarrhe pulmonaire. — Fièvre catarrhale.)

Une prédisposition particulière soit innée, soit acquise, préside nécessairement au développement de la bronchite aiguë intense, puisque cette affection ne provient pas toujours des mêmes influences et que les mêmes circonstances fâcheuses qui la feront naître chez certains sujets, donneront lieu chez d'autres à des affections différentes ; il n'en est pas moins vrai que le froid est certainement une de ses causes occasionnelles les plus fréquentes.

Il est un rapport entre les parties sur lesquelles le froid agit et l'organe par lequel débute la bronchite. Quand elle dépend d'un refroidissement de la tête, elle commence souvent par les fosses nasales ; quand elle est survenue après un refroidissement de cou, elle s'annonce par la laryngite ; d'autres fois elle débute par une trachéite. Ceci est énoncé pour rendre compte des mots de laryngo-trachéite ou laryngo-bronchite mêlés à l'histoire de la bronchite. Je ne traiterai pas séparément de ces nuances qui ne constituent pas des variétés et dont les lignes de séparation sont ou imaginaires ou momentanées. De même que dans les maladies du larynx, j'ai dû mentionner les symptômes du côté des bronches qui pouvaient me servir à individualiser les cas, j'indiquerai dans l'histoire thérapeutique de la bronchite intense, les symptômes du larynx et de la trachée qui, par leur présence, peuvent donner lieu à une indication importante.

La bronchite intense est une affection assez grave pour que rien ne soit négligé dans l'étude de son évolution.

Phénomènes précurseurs. — Lassitude spontanée, sentiment de courbature générale, douleurs assez vives dans la tête, siégeant le plus souvent à la région frontale, mais pouvant s'étendre à toute la tête. Alternatives de frissons et de chaleur ; sensibilité au froid ; accidents du coryza ; un peu de fréquence et de développement du pouls, avec ou sans exacerbation le soir ; un léger sentiment d'oppression ; de l'accélération dans les mouvements d'inspiration et d'expiration ; une toux sèche, brève ; de l'enrouement.

Symptômes de la Bronchite aiguë intense confirmée. — Sentiment de plénitude, de sécherresse, de chaleur, de chatouillement dans la poitrine, notamment derrière la partie supérieure et moyenne du sternum, dans un seul côté ou dans les deux côtés de la poitrine, gêne dans la poitrine, constriction, sensibilité inaccoutumée à l'impression de l'air que l'on respire. La difficulté de la respiration est généralement peu prononcée, mais la respiration subit pourtant de temps en temps un mouvement d'accélération. Le patient peut éprouver le besoin de faire une profonde inspiration, quoique cet acte soit douloureux par la manifestation de la toux qui accompagne les mouvements des parois de la poitrine.

Toux sèche, brève, plus ou moins fréquente ou spontanée, ou précédée par un chatouillement dans la trachée, provoquée ou aggravée par l'action de parler, de boire, de manger, par l'impression d'un air froid, le moindre changement de position. Les mêmes circonstances améliorent quelquefois la toux au lieu de l'aggraver. La toux prend le caractère spasmodique ou convulsif, se montre par accès et l'accès se distingue par une violente congestion à la face, par des efforts de vomissements et de la suffocation. Toux difficile, parfois bruyante, de timbre différent, plus forte souvent après le repas et amenant des vomissements d'aliments. Chaque secousse de la toux éveille dans toute la poitrine, mais plus particulièrement derrière le sternum et dans la direction de la trachée, des douleurs plus ou moins vives, parfois déchirantes, avec sentiment de brûlure, douleurs qui persistent souvent après la toux. La toux peut augmenter le soir au moment de se mettre au lit, souvent le matin et le soir, à certaines heures de la nuit et du jour ; elle répond à la tête, ou elle provoque des douleurs au niveau des attaches du diaphragme, vers les fausses côtes, ou au bas du sternum, ou dans la région dorso-lombaire. Après avoir été sèche, la toux devient humide et provoque l'expectoration de crachats plus ou moins abondants, opaques et jaunâtres. Râle et ronchus sonore et, selon qu'il est grave ou aigu, ronflant et sibilant. Les râles secs ou sonores sont entendus indifféremment pendant les deux temps de la respiration ; quand ils sont forts et nombreux, ils peuvent même être appréciables à distance ; quand la toux devient humide, les râles deviennent humides et sont dits muqueux et sous-crépitants, suivant que les bulles sont grosses ou petites. Les râles muqueux sont entendus également bien dans les deux temps de la respiration ; les râles sous-crépitants sont souvent bornés à l'inspiration, ils y sont en tous cas prédominants.

J'insiste sur la sensation de chaleur dans la poitrine et plus particulièrement sous le sternum, parce que c'est elle qui révèle le plus sûrement l'inflammation bronchique. Au fur et à mesure que cette inflammation présente plus d'intensité, cette sensation de chaleur se transforme en une véritable douleur dont le siége varie. Limitée souvent derrière le sternum, elle remonte d'autres fois jusqu'au larynx, où elle se propage vers la base et sur les côtés de la poitrine. Ici, elle est circonscrite sur un point intercostal et s'augmente par les mouvements de la respiration ; là, elle irradie dans le dos et les lombes, s'étend à l'épigastre, prenant alternativement les caractères de tension ou de pesanteur, de déchirement ou d'élancement ou de contusion.

La toux peut se montrer exclusivement nocturne chez les enfants surtout. Cette toux nocturne se fait entendre parfois dans le sommeil de l'enfant sans que l'enfant se réveille, d'autres fois, l'enfant, après avoir toussé avant de s'éveiller, finit par crier, pleurer, s'éveiller en s'agitant ; la toux plus ou moins violente ou sèche ou sifflante, ou quinteuse se répète par accès isolés ou rapprochés, après lesquels l'enfant s'endort de nouveau et reste tranquille le reste de la nuit. Cette toux nocturne est susceptible de se montrer à la même heure, les nuits suivantes, sans jamais paraître dans le jour.

A l'époque de la dentition, les enfants sont sujets à une bronchite dont la toux est peu intense, mais qui offre cette particularité qu'elle est accompagnée d'un ronchus spécial, sensible pendant le jour, mais plus marqué, plus bruyant dans le sommeil. Ce ronchus est le résultat de l'hypersé-crétion de la muqueuse bronchique et de la stagnation des mucosités dans les bronches. Cette bronchite s'observe spécialement chez les enfants scrofuleux, et disons-le tout de suite, ses remèdes spécifiques sont *Cham.* et *Calcar carb.*

Après la douleur et la toux qui sont de la phlegmasie des bronches les accidents les plus pénibles et les plus importants, vient l'expectoration du mucus anormal qui est le produit inévitable de l'inflammation de la muqueuse. Les crachats qui constituent cette expectoration sont d'abord transparents, écumeux à leur surface, mêlés à une certaine quantité de salive, et puis ils deviennent visqueux, compactes, muqueux, opaques, gris ou jaunâtres, verdâtres, lourds, gagnant le fond du vase quand on les met dans l'eau, avec ou sans odeur. Ce n'est que par exception qu'il s'y mêle des stries de sang, et quand l'accident arrive, il est dû à la rupture de petits vaisseaux capillaires occasionnée par la toux.

Chez les enfants l'expectoration manque le plus habituellement, elle est alors remplacée par la dyspnée.

La dyspnée n'est pas exclusive aux enfants, elle se montre aussi à tout âge dans la bronchite, elle est ou légère ou intense. La respiration devient difficile, pénible, et l'air peut déterminer, par son entrée et sa sortie, un bruissement appréciable à distance. La cause la plus fréquente de la dyspnée est l'accumulation de mucosités dans les canaux bronchiques ; elle peut aussi provenir des douleurs thoraciques qui ne permettent pas aux muscles de la poitrine de donner à celle-ci un degré suffisant d'amplitude.

La fièvre de la bronchite est en rapport avec la gravité et l'étendue de la lésion ; elle précède ou accompagne, ou suit les symptômes locaux. Aux frissons succède une chaleur générale et la fièvre devient continue avec tous ses attributs; peau sèche et chaude. Soif, diminution ou perte totale de l'appétit, rougeur de la face, pouls dur et fréquent.

Dans les pays surtout où les maladies présentent souvent le génie intermittent, on voit quelquefois la bronchite affecter une forme intermittente. Dans cette forme, la bronchite aiguë est presque toujours quotidienne, a lieu le soir; le froid est peu vif, mais la chaleur de la peau est assez élevée. A ce moment, la toux devient plus intense, l'expectoration plus abondante et l'oppression plus grande ; l'accès se termine par de la sueur. — Le sulfate de quinine en est le spécifique, mais il n'est pas nécessaire de suivre les conseils souvent dangereux de la vieille École et de le donner à hautes doses, *largâ manu*, la 2ᵉ et la 3ᵉ trituration sont toujours suffisantes. Répétons-le, sans nous lasser jamais, le succès d'un remède quelconque ne tient pas à son abondance, mais à son appropriation.

TRAITEMENT

ACO. NAP. — Symptômes inflammatoires très-prononcés ; frissons avec peau chaude, sèche, chaleur au front ; pouls fort, dur, accéléré ; voix enrouée, plus fortement après avoir parlé ou lu à haute voix. Toux brève, sèche et fréquente, excitée par un chatouillement dans la gorge et la poitrine, avec sensation de chaleur dans la poitrine, plus vive pendant la nuit. Respiration gênée ; râles sonores et sibilants. Anxiété, agitation ; céphalalgie ; soif. La toux n'est encore suivie que de l'expectoration de crachats visqueux. Sommeil pénible.

ARS. ALB. — Tous les symptômes sont aggravés la nuit. Toux sèche, violente, avec brûlure dans la poitrine. La toux prive de sommeil. Accès de suffocation pendant lesquels le cou est gonflé. Expectoration difficile et rare pendant les accès de toux, plus abondante le matin. Chatouillement continuel dans toute la trachée-artère et sensation de resserrement dans le larynx. En se couchant le soir, toux avec nausées et vomissements. Brûlement et sécheresse dans le gosier et le larynx. Respiration courte et difficile, avec oppression, agitation après minuit. Angoisses, menaces de suffocation avec râle sibilant. Soif vive, le malade boit souvent et peu à la fois, pouls faible, précipité, irrégulier. Faiblesse très-grande, voix inégale, faible, tremblante et en même temps rhume de cerveau. Diarrhée. Douleurs nerveuses ou rhumatismales dans les membres. Palpitations de cœur.

BELLAD. — Toux sèche, brève, spasmodique, profonde, se reproduisant par quintes, avec le goût du sang
dans la bouche. La toux est plus forte la nuit ; elle commence
le soir vers les 10 heures et revient à chaque instant: elle
est provoquée par un chatouillement dans la partie postérieure du larynx. Les quintes de toux finissent par des
éternuments.

Oppression, sensation de serrement, de ligature autour
de la poitrine ; respiration courte, rapide avec sifflement
et râles muqueux et même crépitants. Douleur de pression
dans la poitrine et entre les épaules. Battements du cœur,
des carotides, des artères temporales avec chaleur et rougeur
de la face ; céphalalgie très-violente que la toux aggrave
par ses secousses. Battements dans toutes les parties du corps,
pouls fort et accéléré, parfois intermittent, sécheresse, chaleur même souvent considérable à la peau. Sensibilité douloureuse de la peau au moindre contact. Aggravation après-
midi et la nuit, de 3 à 4 heures du matin, sommeil très-agité,
troublé par des rêves épouvantables ; dans le sommeil, il
parle à haute voix. Réveils en sursauts. Il veut dormir, il a
besoin de dormir, mais il ne peut pas y parvenir.

BRYON. — Fièvre persistante ; soif vive qui porte à
boire beaucoup à la fois, mais pas souvent (l'opposé d'*Ars.*).
Sécheresse de la bouche et des lèvres. Peau habituellement
chaude et sèche, ou sécheresse de la peau pendant le jour et
sueur abondante la nuit. Respiration laborieuse, courte et
accélérée avec grande oppression et besoin constant de provoquer une inspiration profonde. Toux sèche, continue, causée
par un chatouillement profond dans la poitrine, plus forte
après avoir bu et mangé, avec sensation de chaleur et de
pression sous le sternum, qui rend la respiration difficile. Si
la toux est violente, elle cause des nausées, souvent des
vomissements ; une douleur dans la tête, comme si elle allait
se fendre et une douleur de pression dans les muscles abdominaux. La toux peut être égale le jour et la nuit, mais le
plus ordinairement elle est moins fatigante la nuit. Chaque
mouvement exaspère la toux ; la toux et les mouvements

respiratoires provoquent des douleurs aiguës dans les côtés de la poitrine. Oppression et anxiété dans la poitrine. Expirations plus courtes et plus accélérées que les inspirations. Râles muqueux à petites bulles. Râle sibilant très-accentué. Expectoration, en général peu abondante, de crachats visqueux, blancs ou jaunes, parfois teintés de sang. Expectoration difficile avec nausées et douleur dans la trachée; la voix est rauque et enrouée.

Frissonnements dans le dos et sensation de froid partout le corps, avec bâillements et tendance à vomir. Tous les symptômes s'aggravent par le mouvement. Lourdeur de tête, chaleur à la face ; faiblesse ; sueur la nuit qui sent l'aigre.

Douleur à l'estomac après avoir mangé ; vomissement des boissons sans que les aliments solides soient rejetés. Sensibilité à la région du foie; constipation avec selles sèches et noires, ou selles diarrhéiques, jaunâtres, la nuit et le matin, de fort mauvaise odeur. Urines brunes, chaudes et peu abondantes. Sentiment de défaillance en essayant de se relever de la position horizontale, ou en relevant simplement la tête, il éprouve immédiatement le besoin de se recoucher.

Etat nerveux très-prononcé. Insomnie ou sommeil peu réparateur avec agitation extrême ou anxiété dans la poitrine, surtout avant minuit.

CACTUS. GRAND. — Chez les enfants surtout. Catarrhe avec râle muqueux, grande anxiété, suffocation et palpitations de cœur.

CHAM. — Les indications de ce médicament ont été largement posées à l'occasion de la forme légère de la bronchite, mais je sens le besoin de répéter ici que chez les enfants surtout, il n'est pas de remède, après *Aconit*, qui puisse nous rendre plus de services dans le catarrhe pulmonaire aigu à forme intense, grave. Ce n'est point à tort que les plus anciens homœopathes l'ont appelé la Providence des enfants. Ce titre lui est justifié tous les jours. — Toux sèche, pire la nuit, pouvant se faire entendre pendant le sommeil. Ronchus dans la poitrine des enfants ; respiration sifflante.

CINA. — Chez les enfants. Toux presque constante ;

pouls fréquent ; respiration précipitée ; râle muqueux dans les bronches. L'enfant *se frotte souvent le nez*. Ce dernier symptôme suffit pour assurer l'appropriation et le succès de *Cina*.

CONI. MAC. — Toux sèche, presque continuelle ; urine trouble et blanchâtre, sommeil non réparateur, troublé par des rêves inquiétants. Chaleur brûlante à l'intérieur, avec beaucoup de soif. Grattement, prurit et fourmillement à la gorge. Céphalalgie que le plus léger bruit exaspère. Grande lassitude.

HYOSCY.—Toux sèche, convulsive, fréquente surtout la nuit, qui commence peu après être couché et dure jusqu'au matin, empêchant le sommeil ; avec chatouillement dans la trachée artère. Toux par quintes, qui ébranle violemment la poitrine, le bas-ventre, tout le corps et provoque une douleur d'écorchure dans tous les muscles abdominaux. Toux qui oblige le patient à s'asseoir par intervalles, parce que c'est le seul moyen de faire cesser la toux momentanément. Pendant la toux, le visage se colore, la respiration s'arrête ; vomissements de mucosités blanchâtres. Après la toux, épuisement. Peu de crachats ou expectoration abondante, muqueuse, blanche ou jaune. Dans tous les cas où l'on constate l'heureux effet de *Hyoscy*, il y a allongement de la luette, ce qui rend compte jusqu'à un certain point de l'impossibilité de rester couché sur le dos. Chaleur ardente à la peau qui se fait sentir d'abord particulièrement à la tête et aux épaules et qui gagne bientôt tout le corps. Sujets nerveux.

IPECA.— Chez les enfants. Râles muqueux et sibilants dans la poitrine ; sécrétion abondante de mucosités qui menacent de suffocation au moment de la toux ; pendant la toux, la face devient livide ; respiration courte et sueur au front après chaque quinte de toux.

LYCOP. — On peut s'étonner, au premier abord, de voir figurer le même remède dans le traitement de maladies diverses par leur nature et par leur gravité. Ainsi le *Lycopode*, cet antipsorique si puissant, à durée d'action si prolongée, va être recommandé dans la bronchite aiguë, grave, il est vrai, mais qui, après tout, n'est qu'une simple inflammation d'une muqueuse; en même temps que nous le placerons en première ligne dans le traitement de la phthisie pulmonaire. L'inflammation aiguë de la muqueuse bronchique n'est pourtant rien à côté de la dyscrasie et des désordres qui constituent la phthisie pulmonaire. Comment peut-il se faire que le même remède soit efficace dans des états si différents ? La raison en est celle-ci : En homœopathie, l'essentiel est de baser les indications sur les symptômes apparents. Or, des maladies bien différentes par leur nature et par leur gravité, peuvent cependant être semblables en quelques symptômes, et dès lors, il est tout naturel que la similitude des symptômes entraîne la similitude du remède.

La dyspnée caractéristique de *Lycop.* nous représente ce phénomène que *les ailes du nez se dilatent et se contractent alternativement* ; il s'en suit que chaque fois que nous trouverons reproduite cette particularité, *Lycop.* est indiqué et nous devons le prescrire sans nous demander si l'oppression provient d'une pneumonie ou d'une bronchite, ou de la tuberculose, etc. La matière médicale *pure* ne nous trompe jamais, tandis que nous savons à quoi nous en tenir sur les indications basées sur le diagnostic anatomique.

Cela dit, j'indique les symptômes qui déterminent le choix de *Lycop.* dans le traitement de la bronchite aiguë intense : grande oppression. *Les ailes du nez se dilatent et se contractent alternativement.* Les crachats sont d'un goût salé et gris jaunâtres. La couleur jaunâtre des crachats est plus particulièrement un signe certain de l'appropriation de *Lycop.* Complication du côté du foie et de l'estomac. Urines bilieuses. Constipation. Teint jaune. Éructations sans goût. Accumulation de gaz qui se font sentir sous le rebord des fausses-côtes ou qui pressent sur la vessie, le rectum ou les régions inguinales.

MERC. SOLUB. — Toux sèche, excessivement fatigante, comme si la poitrine et la tête allaient éclater. La toux est pire le soir et la nuit; elle est excitée par un chatouillement et une sensation de sécheresse dans la poitrine. Respiration courte, rapide, oppressée ; enrouement, il s'y mêle un peu de rhume de cerveau avec gonflement du nez et écoulement nasal. Frissonnement surtout la nuit ; sensation de froid à l'intérieur. Haleine mauvaise ; aphtes à l'intérieur de la bouche ; salivation ; la langue est le plus souvent recouverte d'un enduit épais et blanchâtre ; sensation de gonflement à la gorge qui est sèche et comme excoriée. Déglutition pénible, surtout celle des liquides ; sueurs faciles et très-abondantes qui n'amènent aucun soulagement. Ce dernier trait est vraiment caractéristique de *Merc. solub.* mais si après lui les sueurs persistaient, ce qui est rare, on devrait songer à *Dulcam*, surtout si ces sueurs étaient fétides.

NUX VOM. — Respiration tantôt lente, tantôt précipitée avec râles sibilants. Tension dans les parois de la poitrine, surtout la nuit. Toux sèche, pire le matin, avec expectoration peu abondante et difficile de crachats visqueux. Toux creuse, aboyante, causée par un chatouillement dans la gorge. Congestion à la tête, pouls plein, dur et fréquent, ou faible et fréquent et quelquefois même intermittent. Le sommeil est constamment troublé par des rêves anxieux et effrayants. Le malade se réveille vers 3 heures du matin et reste fort longtemps sans pouvoir se rendormir, et puis sommeil profond ; au réveil, lassitude générale, envie de rester couché ; courbature dans les membres, douleurs et brisure dans le dos, roideur du dos et du cou. Envie de dormir après avoir mangé, ou le soir de bonne heure,

Excitation générale, grande impressionnabilité par le bruit, la lumière, la conversation, les odeurs ; crainte du grand air, tendance à se montrer violent et emporté. La vie sédentaire, les travaux de cabinet, l'habitude de la bonne chère, du café, du vin pris en quantité et des liqueurs alcooliques, confirment le choix de *Nux vom.*

PHOSPH. — Beaucoup d'oppression. Anxiété, angoisse ; chaleur dans la poitrine. Sensation de pression, de plénitude et de constriction extrême dans la poitrine *à la partie supérieure*, avec congestion à la poitrine. Toux sèche, brève, aboyante, excitée par un chatouillement dans la poitrine et

suivie de l'expectoration de crachats filandreux et d'un goût
salé. Crachats rouillés ou striés de sang. Douleur d'excoriation et de brûlure dans la poitrine, surtout dans le *côté gauche*. Le décubitus sur le côté gauche provoque la toux. Enrouement. Douleur vive au larynx et à la trachée, de façon
à interdire la parole, qui d'ailleurs excite la toux. — Fièvre
souvent très-forte et pouls très-rapide. Battements de cœur
très-violents, avec une angoisse précordiale très-vive. Tendance à diverses hémorrhagies. Aggravation la nuit.

D'un admirable effet dans les bronchites aiguës ou sub-
aiguës chez les sujets cachectiques, émaciés, ou chez les
jeunes gens fatigués seulement par une croissance trop rapide.
La tendance à la congestion pulmonaire et à la pneumonie
catarrhale, une grande sensibilité ou impressionnabilité des
bronches sont aussi des indications pressantes pour ce médicament.

PULS. — Toux avec expectoration abondante et facile
de crachats épais et jaunâtres. — Toux sèche, violente, spasmodique, vers le soir et dans le lit, qui fatigue beaucoup
durant la nuit, empêche de dormir, diminue quand le malade
se met sur son séant, recommence dès qu'il se couche et va
jusqu'à couper la respiration, amène des envies de vomir et
des vomissements. Toux qui s'améliore au grand air et qui
revient en rentrant dans un appartement chaud. Malgré la
fièvre, peu ou point de soif. Frissonnement périodique le soir
avec aggravation de la toux ; la chaleur n'apparaît que sous
l'influence de la toux continue. Respiration courte, plus difficile en étant couché sur le dos ; amélioration en se mettant
sur son séant. Coryza avec perte du goût et de l'odorat et
écoulement nasal, épais et abondant.

La *Pulsatille* réussit toujours chez les sujets à humeur
douce et à constitution lymphatique. Peut-être est-ce le
moment de rappeler l'enseignement de Hahnemann, confirmé
par l'expérience : Un médicament ne manifeste son action
curative complète et radicale qu'à la condition que le moral
du médicament corresponde homœopathiquement au moral
du patient ; sans cela, si le médicament est exclusivement

similaire aux symptômes physiques matériels de la maladie, il peut encore faire du bien, mais son action est simplement palliative, c'est-à-dire momentanée.

RUMEX CRIS. — Susceptibilité extrême de la muqueuse des voix aériennes, je ne dirai pas à l'air froid, mais à toute irrégularité dans la température de l'air qui la touche, si bien que le patient se couvre souvent la tête de ses couvertures pour éviter l'action directe de l'air de l'appartement. Il est, au mépris de tout, absorbé par cette préoccupation de tamiser l'air et de ses minutieuses précautions, rien ne peut le distraire tant il est convaincu que c'est à elles qu'il doit un soulagement marqué dans ses souffrances. Chatouillement à la fossette du cou et derrière le sternum, provoquant la toux. Toux fréquente, presque continuelle, sèche par accès de 5 à 10 minutes de durée, provoquée sûrement par une inspiration profonde, précipitée, un changement d'air, par la parole et par une pression extérieure à la fossette du cou. Sensation de froid dans la trachée ; la trachée semble excoriée dans toute son étendue ainsi que le gosier. Toux violente avec une expectoration rare et difficile. Grand épuisement après les accès de toux. Toux plus forte la nuit, privant de sommeil. L'aggravation de la toux commence après 7 heures du soir. Pouls vif, accéléré. Peau modérément chaude et sèche ; face un peu rouge ; respiration embarrassée, moins par la constriction de la poitrine que par la toux violente et prolongée.

L'action élective de *Rumex* s'exerce plus particulièrement sur le côté gauche du corps et notamment sur le côté gauche de la poitrine. Douleur brûlante et cuisante dans tout le côté gauche de la poitrine ; vifs élancements du même côté ; douleur vive et tranchante sur et sous le sein gauche. Douleur dans le dos, sur le côté gauche de l'épine dorsale.

Prurit dans diverses parties du corps ; à l'oreille gauche, à l'épaule gauche, dans la région lombaire gauche ou bien principalement sur les extrémités inférieures. Le prurit augmente quand la partie est exposée à l'air. Grande propension au sommeil dans la soirée ; sommeil agité la nuit. Rêves de voleurs et d'effraction. On rêve constamment à la même heure, entre 5 et 6 heures du matin, tout juste avant de s'éveiller, et rêve fort désagréable ; ce rêve a amené un mal de tête que le mouvement rend insupportable. Sensation douloureuse aux yeux, sans aucun signe extérieur d'inflammation. Coryza abondant avec irritation douloureuse dans les narines et éternuments. Pesanteur à l'estomac après avoir mangé. Diarrhée liquide le matin.

SPONG. — Il arrive très-souvent dans le catarrhe pulmonaire aigu grave que l'inflammation ne se limite pas aux bronches et qu'elle envahit le larynx et la trachée, pour constituer une affection que beaucoup d'auteurs désignent sous le nom de *Laryngo* ou *trachéo*-bronchite. C'est dans ces cas que *Spongia* manifeste le plus sûrement son action curative. Les symptômes qui recommandent son emploi, sont les suivants :

Enrouement. Le patient porte la tête en arrière pour respirer plus facilement. Respiration précipitée, anxieuse. Irritation vive, ressentie au bas du larynx, à l'origine de la trachée et caractérisée par une sensation de chaleur et de chatouillement. Impossibilité de rester couché la tête basse. Chaleur dans toute la poitrine ; toux sèche jour et nuit, avec aggravation vers le soir. La toux peut être suivie de crachats visqueux. Dyspnée qui s'augmente en parlant, en se remuant ou en étant couché sur le côté droit et sur le dos. Amélioration de la toux et de la dyspnée en se penchant légèrement en avant, en se tenant debout ou sur son séant, en mangeant, en buvant chaud. On sent une grande stagnation de mucosités dans les bronches et un poids sur la poitrine. Sensation douloureuse de pression et de resserrement qui gagne toute la poitrine. Respiration rapide, anxieuse, irrégulière, bruyante, s'arrêtant souvent tout à fait. Râles muqueux, sonores et sibilants, appréciables souvent sans qu'on ait besoin d'appliquer l'oreille sur la poitrine, tant la sécrétion des bronches est abondante. La peau est chaude et sèche, mais elle se couvre de sueur à chaque accès de toux. *Hepar sulph.* est le médicament qui complète le mieux l'action de *Spongia*.

SULPHUR. — Dans les cas rebelles, opiniâtres ; au moment où la chronicité tend à s'établir. Quand les crachats sont abondants pendant le jour avec toux sèche la nuit. Tant que les crachats sont visqueux, le moment de *Sulphur.* n'est pas venu.

TART. EMET.— Trouve fréquemment son application dans les catarrhes aigus des enfants et des vieillards.

1° Chez les enfants, voici le tableau le plus complet des symptômes que l'émétique efface le plus sûrement :

L'enfant, avant ou pendant l'époque de la dentition a une toux brève, perçante, sèche au début qui bientôt est suivie de râle muqueux ; aggravation en étant couché, amélioration en étant tenu presque droit. Cette toux s'entend de loin ; la respiration est inégale, alternativement courte et longue, mais toujours plus rapide quand l'enfant est couché. La nuit, exacerbation de tous les symptômes et insomnie; dans les cas les plus graves, somnolence. Malgré les râles occasionnés par les mucosités qui abondent, l'enfant expectore rarement ; ce n'est qu'après de très-grands efforts qu'il arrive à se débarrasser par le vomissement. Chaleur peu vive, pouls faible, accéléré, tremblant. La peau est couverte de sueur profuse et visqueuse. Anorexie, pâleur, grande agitation.

2° Chez les vieillards sujets aux catarrhes depuis longtemps : Forte dyspnée, ronflement bruyant et râle sibilant par toute la poitrine, chatouillement violent dans la trachée, causant de la toux, pire après minuit. La violence de l'oppression oblige à rester assis sur le lit. Les accès de toux commencent par une sensation de suffocation et sont soulagés immédiatement par l'expectoration toujours épaisse, souvent copieuse. Après avoir mangé, accès de toux avec vomissements glaireux ou vomissements d'aliments. La toux amène de la chaleur au front, de la sueur à la tête et de la moiteur aux mains. La gorge est pleine de mucosités épaisses qu'il ne peut expectorer. Pouls rapide et faible.

Chez les sujets de tout âge, le râle trachéal s'entendant à une grande distance ; un son clair de la poitrine à la percussion ; à l'auscultation un râle muqueux fin et gros dans les deux poumons depuis le sommet jusqu'à la base, avec affaiblissement du murmure vésiculaire sont les traits distinctifs de *Tart. emet.*

Nous savons tous l'aptitude de l'*émétique* à produire la pneumonie chez l'homme bien portant, aussi nous pouvons et nous devons compter sur lui dans les bronchites graves au moment où le processus inflammatoire est sur le point d'envahir la vésicule pulmonaire. L'*oxyde blanc d'antimoine* rivalise ici avec *Tart. emet.* surtout chez les enfants.

BRONCHITE CHRONIQUE

(Catarrhe pulmonaire chronique)

L'inflammation ne joue ici qu'un rôle secondaire dans la production des accidents morbides qui caractérisent cette affection. C'est la diathèse psorique qui préside le plus ordinairement à toutes les modifications anormales de fonctions et de texture. Une preuve entre mille, c'est que pour les combattre efficacement, nous n'avons pas de meilleurs moyens que nos antipsoriques. *Naturam morborum ostendit curatio.*

SYMPTÔMES. — Toux habituelle, légère ou fatigante, plutôt humide que sèche, revenant quelquefois par quintes. Douleurs vagues dans la poitrine et un peu de dyspnée, surtout après l'exercice, et un râle muqueux plus ou moins abondant. Expectoration habituelle et qui peut présenter les caractères physiques les plus variés. Les crachats sont ou muqueux, ou transparents et fluides, ou épais, opaques, jaunes ou verdâtres. Tantôt ils adhèrent au fond du vase, tantôt ils surnagent à une mucosité transparente ou trouble, ou bien ils restent suspendus au milieu d'elle ; le plus communément ils paraissent insipides aux malades, mais ils peuvent être douceâtres, salés, inodores ou d'une fétidité remarquable ; plus ou moins abondants. L'expectoration est facile ; d'autres fois elle n'a lieu qu'après de violentes secousses d'expulsion ; les matières contenues dans les bronches sont alors rares et visqueuses, la toux plus opiniâtre, plus fatigante et plus prolongée.

A l'auscultation, râle muqueux qui ne masque presque jamais entièrement le bruit d'expansion vésiculaire ; râle sibilant, léger ; râle sous-crépitant humide dans une partie plus ou moins étendue, à la base postérieure des deux poumons.

La fièvre ne s'éveille que dans les cas de complications ou d'exacerbations qui ne sont en réalité que des bronchites aiguës accidentelles et alors, insomnie ou somnolence, diminution marquée dans l'état des forces ; la peau est chaude, injectée de sang au visage. Quelques frissons se font sentir avec des alternatives fréquentes de frissonnement et de chaleur ; les exhalations sont suspendues, l'urine est rare, épaisse, chargée, sédimenteuse. La soif vive, l'appétit nul. Le ventre participe aux troubles d'innervation et de sécrétions ; il y a constipation ou diarrhée ; alors aussi, l'amaigrissement se prononce et le malade tombe dans le marasme.

Les lésions que l'on observe dans la bronchite chronique sont très-variées. Ici, une simple congestion avec boursoufflement de la membrane muqueuse ; là, un ramollissement de cette membrane avec quelques pertes de substance, sous forme d'ulcérations ; tantôt un épaississement compliqué d'oblitération des bronches, tantôt une dilatation prononcée des canaux bronchiques. A chacune de ces altérations correspondent des caractères particuliers que nous devons rechercher avec soin dans l'expression symptomatique des médicaments.

TRAITEMENT

ADIANT. CAP. VEN. — Toux sèche, opiniâtre, avec expectoration difficile de crachats visqueux, épais, adhérents, difficiles à détacher. Toux chronique, qu'elle vienne d'une fluxion catarrhale ou d'une affection pulmonaire, avec ictère, aménorrhée, suppression des urines. Toux invétérée chez les enfants aux ganglions mésentérique sengorgés *(Calcar carb.)*, fièvre lente. S'est montré utile après la suppression brusque de gourmes à la tête.

ALLIUM SATIV. — Toux sèche provoquée par un grattement dans le larynx. Sensation d'ardeur dans le larynx et dans les bronches. Quintes fortes et subites d'une toux sèche en fumant (chez les fumeurs) et qui oblige à cesser de fumer. Toux qui laisse percevoir une odeur fétide. Toux profonde avec irritation douloureuse dans la trachée artère. Toux le matin avec expectoration muqueuse très-abondante et râle muqueux presque continuel dans les bronches. Expectoration de mucosités tenues, glutineuses, jaunâtres, d'apparence purulente, striées de sang et d'odeur putride, ne contenant jamais de bulles d'air apparentes. L'expectoration est difficile. Quelquefois expectoration de sang pur. — Gêne de la respiration, comme si la partie antérieure de la poitrine était comprimée. Douleur dans l'un ou l'autre côté de la poitrine qui met obstacle à la plénitude de la respiration. Elancements sous les omoplates et sous les muscles pectoraux, augmentés pendant la toux et pendant les inspirations profondes qui obligent invinciblement à tousser. Les symptômes de la poitrine sont aggravés à l'air libre, par le froid, par les changements de température, après le repas et en baissant la tête.

Fièvre avec prédominance de froid ; froid aigu d'un seul côté du corps ; horripilation avant midi ; pendant le froid, rougeur à la face. Chaleur pendant laquelle il y a malaise. Sueur après midi, sueur d'odeur aigre, fétide. Pouls tendu. Frissonnement en s'endormant. Réveils fréquents par suite de la sensation de froid. Sommeil troublé par des rêves qui se prolongent tout en étant éveillé. Lassitude le matin qui paraît dépendre de l'insensibilité nerveuse (Petroz). Tiraillements dans les muscles pendant la nuit.

Anxiété, faiblesse, impatience, susceptibilité morale, abattement des forces, tristesse quand on est seul, crainte de ne jamais guérir, crainte de ne pouvoir supporter aucun médicament.

Ebullition à la peau, avec élevures dures, prurit, sécheresse et sensibilité. Taches d'apparence dartreuse dans le dos. Taches qui, blanches à leur apparition, deviennent jaunes. Taches rouges sur les mains.

Alli. sativ. m'a servi d'une manière remarquable dans les cas où *le vice dartreux envahissait les membranes muqueuses des voies respiratoires ou digestives* (Petroz).

Utile plutôt chez les mangeurs que chez les buveurs. (Teste).

Ce n'est pas au catarrhe pulmonaire chronique qu'est limitée l'action curative de l'*All. sat.*, la phthisie paraît être aussi de son domaine. Je l'ai employé souvent en pareils cas et les faits m'autorisent à chanter ses louanges dans la toux chronique et les suppurations de poitrine avec crachements de sang, enrouement, émaciation, sueurs nocturnes.

Ne fut-ce que pour édifier le lecteur sur le mérite des Anciens et sur le peu d'orgueil que nous devons ressentir de nos découvertes, je ne résiste pas à la tentation de transcrire ici ce que Pline et Murray savaient de la valeur thérapeutique de l'Ail: « Suspiriosis aliqui et tritum in lacte dederunt...
» Raucitatem extenuat, vel phthisin... Voci confert... Tussi,
» aut si etiam sanguis exscreetur, vel pura... Tussim ac
» pectorum SUPPURATIONES QUANTAS LIBET sanat. » *(Histoire nat. de Pline, avec la trad. de M. Littré*, Paris 1850, t. 11, p. 9).

« Pituita in pectore collecta, si difficultatem spirandi
» vel tussim excitat, egregie ab Allio resolvitur, experi
» mento a multis etiam antiquitus instituto. Frictum,
» dein contritum et cum melle mixtum placuit *Celso.*Crudum
» coctumne veterem tussim in cibo lenire observavit *Diosco-*
» *rides.* Allium sive crudum, sive conditum in hunc finem
» commendavit *Meadius.*Concinnius in tussi catarrhali absque
» febre lac cum Allio coctum ad libram unam mane et
» vesperi potatur (Rosensteins). Cujus efficaciam *ipse* casu
» obstinato cum extenuatione corporis juncto cognovi, vel
« prodest in Asthmate pituitoso.— ... » *(Apparat. medicam.* Murray. Gottingue, 1790, t. v, p. 126).

AMMON. CARB. — Toux chronique, sèche, aggravée

de trois à quatre heures du matin. Toux qui ne cesse ni le jour ni la nuit. Toux causée par un chatouillement dans la gorge, qui est d'un rouge très-foncé ou noirâtre, avec haleine fétide. En toussant, élancements dans le sacrum. Accès d'oppression nocturne, avec forts battements de cœur. Toux avec enrouement, voix plus rauque après avoir parlé ; la parole est difficile à cause de la stagnation de mucosités dans la gorge. Chaleur et brûlure dans la trachée, sous le sternum, comme si l'on avait avalé de l'alcool.

Expectoration, de bonne heure le matin, de crachats épais avec des taches de sang ou des mucosités sanguinolentes, brûlure dans la poitrine, chaleur et rougeur de la face et tremblement de tout le corps. Expectoration abondante, mais difficile, peu épaisse et écumeuse avec râles à grosses bulles dans la poitrine et symptômes adynamiques tels que délire ou coma, langue sèche, grande apathie, le malade ne peut pas ou n'exprime même pas le besoin de débarrasser sa poitrine.

Respiration difficile ; oppression spasmodique ; dyspnée principalement à la chaleur de la chambre ainsi qu'après un effort quelconque. Douleur sous le sternum comme une plaie vive et râle muqueux dans la trachée.

Frissons alternant avec de la chaleur ; lourdeur de tête ; alternatives de rougeur et de pâleur de la face. Grande sensibilité à l'air froid. Après le diner grande chaleur à la face, pression dans l'estomac ; selles dures et en morceaux ; prurit à l'anus ; saignement par l'anus.

Caractère haineux, vindicatif. Disposition triste, pleureuse, avec la pensée de la mort.

Catarrhes des vieillards qui viennent au commencement de l'hiver et persistent jusqu'aux chaleurs de l'été. Utile encore chez les femmes qui mènent une vie sédentaire, qui sont sensibles au froid et qui ont beaucoup souffert de rhumes de cerveau opiniâtres.

Face pâle et bouffie. Taches de rousseur au visage. Furoncles et pustules sur le nez et au visage. Leucorrhée aqueuse, brûlante. Règles très-peu copieuses, toujours accompagnées de céphalalgie frontale.

En somme, état cachectique, âge avancé, peu de vitalité partout, atonie des bronches, dilatation des bronches, telles sont de l'*Ammon. carb.* les principales indications.

AMMON. IOD. — Bronchites chroniques à tout âge, avec glandes gonflées, endurcies et maladies de peau sous forme de furoncles.

AMMON. MUR.— De préférence à tout autre médicament quand au catarrhe pulmonaire se joint un catarrhe de la gorge avec renâclements constants, graillonnement continuel et sensation d'un corps étranger dans la gorge dont on ne peut se débarrasser ; ce graillonnement aboutit au rejet de petits grumeaux de mucus blancs, arrondis en formes de perles. Le catarrhe nasal se retrouve encore dans le catarrhe pulmonaire de l'hydrochlorate d'ammoniaque avec cette particularité que par une narine seulement il sort beaucoup de mucosités.

Toux sèche, plus violente le soir et la nuit, en étant couché sur le dos ou sur le côté droit. La toux s'exaspère après le repas, après avoir bu froid, par une inspiration profonde. En toussant, élancements dans la poitrine et aux hypocondres. *Oppression en remuant les bras.* Pression et élancements dans la poitrine. Brûlure dans la poitrine et râles à grosses bulles. Avec la toux du matin sortent parfois des crachats sanguinolents. Grande chaleur pendant la nuit, suivie de sueur.

Ammon. mur. offre certainement une grande ressemblance avec *Ammon. carb.*, mais il s'en distingue pourtant par une activité plus grande ; je le préfère quand le mal a plus d'intensité.

Il a été employé en inhalation dans les catarrhes pulmonaires chroniques avec sécrétion muco-purulente, sans expectoration ou avec expectoration rare et difficile. Un grain dans une once d'eau constitue une préparation très-active. Soixante ou cent inhalations par jour suffisent pour diminuer en peu de temps la sécrétion bronchique. Au début, fréquemment, la toux force à interrompre les inhalations (aggravation homœopathique), mais bientôt cette toux s'amoindrit pour cesser complètement et le malade se réjouit de se sentir la poitrine plus fraîche et plus libre.

AMMON. PHOSPH. — Ce sel d'ammoniaque participe à l'action spécifique de ses congénères, le carbonate et l'hydrochlorate, sur les organes respiratoires et nous devions nous attendre à une efficacité plus grande de sa part puisque le *Phosphore* qui entre dans sa combinaison nous est si bien connu par ses effets curatifs dans les affections pulmonaires ; c'est ce que l'expérience a constaté. Il n'est pas de bronchite chronique dans laquelle *Ammon. phosph.* ne puisse être utile, au moment surtout où l'inflammation de la vésicule pulmonaire est sur le point de s'ajouter aux symptômes chroniques de la muqueuse bronchique ; mais ce que je veux signaler surtout, c'est son appropriation tout-à-fait spéciale dans le catarrhe compliqué d'arthrite aiguë à un degré quelconque, ou léger ou intense.

Contre la goutte et le rhumatisme, ce médicament a fait ses preuves ; mais le point essentiel sur lequel je veux appeler l'attention des praticiens, c'est son affinité particulière avec la complication de catarrhe uni à la goutte et au rhumatisme. Il est d'une utilité immédiate chez les rhumatisants et chez les goutteux quand des accidents aigus les surprennent dans le cours d'une bronchite ; non moins avantageux chez les catarrheux qui portent aux articulations des gonflements rebelles.

Des observateurs dignes de foi nous assurent que le *Phosphate* d'ammoniaque prévient l'extension du rhumatisme aux autres articulations, retarde les attaques de goutte, éloigne la complication trop fréquente des affections cardiaques. Je ne vais pas si loin parce que je manque d'expérience sur tous ces points que je n'ai pas encore pu vérifier par moi-même, mais je signale fortement l'action élective et curative du médicament chez les goutteux et les rhumatisants.

ARS. — Prostration des forces, faiblesse très-prononcée. Toux sèche avec sensation de brûlure à l'intérieur et à la surface du corps ; toux sèche, violente, avec oppression, respiration courte et des accès de suffocation qui surviennent principalement le soir après être couché, ou la nuit. La toux est provoquée par le froid, soit que le malade boive froid, soit qu'il respire un air froid. La toux est excitée par une sensation analogue à celle qui suivrait l'inspiration de la vapeur de soufre, comme d'une allumette, par exemple ; aussi sensation comme si l'on avait respiré de la poussière.

La toux d'*Arsenic* peut encore être grasse, suivie de l'expectoration de matières jaunâtres, de mauvais goût et de mauvaise odeur, mais alors les crachats toujours peu abondants sont très-tenaces et ne peuvent se détacher que par des efforts très-pénibles. *Ars.* porte avec lui l'aggravation de tous ces symptômes et par conséquent il répond merveilleusement à cette particularité, mais en outre il faut signaler comme étant particulièrement dans sa sphère d'action l'aggravation de la toux après avoir mangé, et de une à deux heures de l'après-midi. Amaigrissement. Joues fortement colorées. Palpitations de cœur et agitation pendant la nuit.

ASARUM EUROP. — Respiration courte avec suffocation, surtout la nuit. Pression dans toute la poitrine, notamment dans le côté droit. Sensation de brûlure dans le côté droit de la poitrine, plus à l'extérieur qu'à l'intérieur ; élancements sourds dans les poumons, principalement au moment de l'inspiration. L'inspiration provoque dans le larynx une irritation qui excite la toux. Expectoration abondante de crachats muqueux. — Comme l'*Asaret* provoque aisément le vomissement et la diarrhée, son appropriation est d'autant plus exacte que le malade offre plus de tendance à la diarrhée et aux vomissements.

BARYT. CARB. — Sympathique aux deux termes de la vie : l'enfance et la vieillesse ; aux vieillards surtout affaiblis, exténués par des maladies antécédentes ; aux enfants scrofuleux qui portent ou des amygdales indurées ou des glandes cervicales engorgées.

Toux surtout la nuit, après minuit. En toussant douleur vive d'excoriation dans la poitrine. Expectoration muqueuse. Oppression comme par un poids sur la poitrine, avec respiration courte et souvent difficile. Le côté gauche de la poitrine est plus particulièrement affecté de douleurs d'élancements ; les douleurs sont soulagées par des applications chaudes. Voix enrouée ou aphonie complète.

Sensation de froid par tout le corps ; dans l'après-midi surtout il se plaint d'avoir froid, les pieds sont d'un froid de glace jusqu'au soir où commence une chaleur générale ; la nuit, alternatives de frissons et de chaleur, ou chaleur générale avec anxiété et insomnie. Sueurs nocturnes qui affaiblissent beaucoup ; ces sueurs sont plus marquées du côté gauche, surtout à la tête.

Un jour non l'autre, aggravation des souffrances dans l'après-midi ; amélioration après les repas.

BELLAD. — Une toux accidentelle, aiguë, peut facilement se surajouter à une bronchite chronique, soit que le malade ait trop parlé, ce qui arrive souvent, soit qu'il ait eu l'imprudence plus grande de s'exposer à un vent froid ou à un refroidissement quelconque. Quand cette toux sera brève, incessante, spasmodique, nocturne surtout, par accès ; que pendant l'accès la face sera vultueuse avec céphalalgie expansive, comme si le front allait éclater en toussant, *Bellad.* sera le meilleur remède. Une sensation de sécheresse et de chatouillement dans la trachée, une affection concomitante des fosses nasales postérieures et du pharynx ; une douleur constante dans les sinus frontaux, de l'enrouement, de la nervosité seront encore de précieuses indications pour ce médicament.

CALCAR. CARB. — Toux sèche la nuit, grasse durant le jour. Toux sèche, violente, quelquefois même spasmodique, produite par des chatouillements à la gorge, comme provoqués par de la poussière, se montrant surtout le soir au lit, ou la nuit pendant le sommeil. Toux avec râles muqueux ; débilité, amaigrissement et nonchalance générale. Moral très-affecté. *Emphysème pulmonaire. Dilatations bronchiques.*

Toux avec expectoration abondante, surtout le matin, de crachats grumeleux, épais, purulents, jaunes, verdâtres ou bruns, d'une odeur nauséabonde ou très-fétide et donnant des envie de vomir.

L'expectoration est assez abondante pour épuiser le malade. Raucité de la voix ; la voix est presque éteinte le matin. Le malade est très-abattu, il sue au moindre effort. Pollutions nocturnes. Diathèse scrofuleuse et tuberculeuse. Goutte héréditaire. Alternatives de diarrhée et de constipation provenant de l'atonie des voies digestives. Les évacuations alvines sont blanches, décolorées.

La susceptibilité à tout changement de temps est une considération puissante en faveur de *Calcar carb.* Une grande préoccupation de sa santé est aussi un trait distinctif de ce médicament. Disposition à s'effrayer.

Le *Calcar carb.* ne doit jamais être administré aux femmes délicates et réglées peu abondamment ; la première condition de son succès chez les femmes est une menstruation abondante et *hâtive.* Il ne suffit pas que la perte totale du sang soit en somme considérable, il faut que les règles *devancent* de plusieurs jours.

CALCAR. SULPH. — Chez les enfants toux très-forte avec embarras de la poitrine ; selles vertes ; petites verrues aux doigts et aux poignets. Manifestations herpétiques de de différentes formes, au visage, aux oreilles, à la poitrine et aux mains.

CARBO. VEG. — Enrouement prolongé qui s'aggrave par la parole et par le temps froid et humide. Cet enrouement est plus prononcé le soir et le matin. A l'origine de la trachée, on sent comme s'il y avait une plaie ; d'autres fois, c'est un simple chatouillement. Toux chronique, violente, brève, sèche, spasmodique, par accès pendant le jour et le soir. Toux avec expectoration facile de crachats bruns, sanguinolents, visqueux, bleuâtres, d'un goût douçeâtre, muco-purulents, rendus en grandes masses. — Toux pénible surtout le matin et après les repas. Toux en allant à l'air froid ou en passant d'un appartement chaud à un air plus frais. Toux creuse, spasmodique dans le jour et qui amène des vomissements.

Douleur constante dans la poitrine avec la sensation comme s'il y avait une plaie ; douleurs brûlantes d'excoriation sans élancements. Pression sur la poitrine, les épaules et le dos. Douleur dans l'épine dorsale, oppression et battements de cœur.

Symptômes concomitants. — Goût amer dans la bouche, dégoût plus particulièrement pour la graisse. Éructation. Chaleur insupportable dans la région épigastrique. Ballonnement du ventre, flatuosités; sueurs fréquentes et froides; grande faiblesse et abattement. Le pouls est mou; les lèvres sont bleuâtres ainsi que les ongles; froid des extrémités. Constipation. La nuit, insomnie. Grande chaleur dans les mains et les bras.

CAUSTIC. — Toux par accès, le jour et la nuit; mais pire la nuit; au lit, après s'être réchauffé. Dans la journée, la toux reparaît avec plus d'intensité en passant d'un air frais à un air plus chaud. Pendant l'accès, le visage est fortement coloré et des douleurs aiguës sont ressenties dans l'hypocondre droit. *Amélioration au grand air et en buvant de l'eau froide; une gorgée d'eau froide calme immédiatement la toux.* A la fin des accès, expectoration insignifiante, le malade finit bien par détacher les crachats, après beaucoup d'efforts, mais il ne parvient pas à les rejeter au dehors et les avale. Toux excitée par une sensation d'étouffement et de chatouillement au creux de la gorge; quand la toux dure depuis quelque temps, elle est accompagnée de cuisson dans la poitrine. *Jaillissement de l'urine, au moment de la toux.* Voix faible, *enrouée* ou *éteinte*.

Faiblesse dans les membres inférieurs; douleurs aiguës dans la continuité des membres, dans les os de la face, dans les joues, dans la gorge et dans la tête; ces douleurs augmentent à chaque changement de temps, mais au lit elles se calment. La nuit, le malade se plaint d'avoir le sang à la tête et des palpitations de cœur. Manque d'appétit ou appétit capricieux, avec parfois des nausées et même des vomissements d'aliments. Diathèse urique. Constitution lymphatique.

CHINA. — Catarrhe chronique avec râles muqueux,

bruyants, à grosses bulles; faiblesse, épuisement des forces; état anémique, œdème des extrémités inférieures. *China* et *Ars.* peuvent être alternés avec avantage.

CHININUM ARS. — Chez les vieillards surtout, quand il se mêle au catarrhe, des accès de fièvre périodique ou que sur deux nuits consécutives, il y en a une plus mauvaise que l'autre, régulièrement.

COCCUS CACTI. — S'est montré d'une grande efficacité dans les bronchites chroniques *compliquées de gravelle.* La diathèse acide est essentiellement de son ressort. L'urine ne contient ni albumine, ni pus, ni sang, mais elle dépose un sédiment granuleux, couleur de brique, fort adhérent au vase. Plus acide que dans l'état normal, l'urine paraît normale au moment de son émission, mais après avoir séjourné un peu dans le vase, elle prend un aspect huileux, et, de plus, elle laisse apercevoir des mucosités sous forme de filaments, de nuages et de flocons.

CONI. MAC. — Toux qui s'aggrave régulièrement tous les jours vers 6 heures du soir et qui dure plusieurs heures sous forme de toux spasmodique et chatouillante. Toux violente, sèche, avec de l'oppression et de la fièvre constamment le soir. Chaleur sèche intérieure, grande soif. Urines blanchâtres, troubles. Sommeil non réparateur, rêves anxieux. — Toux par accès surtout la nuit; l'accès dure jusqu'à ce que, par le graillonnement, il soit sorti un peu de mucus épais qui contient souvent à son centre du pus. — Toux nocturne et qui n'apparaît jamais autrement que la nuit, qui prive ainsi de sommeil et amène une grande faiblesse. — Toux aggravée par la position horizontale même pendant le jour. En toussant, il sent, dans la trachée notamment, beaucoup de mucosités, mais les crachats ne sont pas soulevés assez haut pour pouvoir être expulsés. — Céphalalgie pendant de violents accès de toux; dyspnée. Douleurs dans les membres et sur divers points de la poitrine qui pourtant n'augmentent pas par la toux. Prurit à la peau, ici et là, comme par des puces. *Diathèse scrofuleuse.*

GLECO. HEDER. — Depuis 1833, sur les observations du docteur Schuler (*Arch. hom.*) ce médicament a pris place dans notre matière médicale et il mérite bien d'y être conservé. Sa sphère d'action est assez étendue pour ne pas être limitée aux organes respiratoires, elle s'exerce aussi sur la peau, ce qui fait que les affections cutanées sont encore de son domaine. La tradition avait placé ce médicament parmi les vulnéraires, parce qu'elle avait compris son action élective sur la peau ; mais, depuis Schuler, son efficacité ne doit plus être douteuse pour personne dans toutes les dyscrasies d'origine psorique, surtout quand les organes respiratoires sont fortement attaqués.

Toux chronique, opiniâtre, avec ou après des hémoptysies répétées. Toux avec crachats abondants et purulents ; engouement bronchique. L'expectoration finit par être abondante, mais elle est difficile. L'expectoration est ou muqueuse ou purulente ; dans les deux cas, le médicament peut rendre de grands services.

GUMMI. AMM. — Bronchorrée, sécrétion exagérée de la muqueuse bronchique. La vieille Ecole, en usant avec succès de la *Gomme ammoniaque* dans toutes les affections des muqueuses avec sécrétions exagérées, obéissait sans s'en douter à la loi homœopathique qui seule rend compte des heureux résultats obtenus. Gross, Hartmann, Rummel, Griesselich, c'est-à-dire les médecins homœopathes qui furent les premiers et les plus fermes soutiens de notre École, ont depuis ajouté à l'expérience des Anciens, le poids de leur propre autorité sur le jugement à porter sur la valeur de ce précieux médicament ; seulement ils ont fait mieux que leurs devanciers en sortant du vague des *incisifs* et en précisant ainsi qu'il suit, les cas où la *Gomme ammoniaque* devra se montrer utile : Respiration courte, accélérée, avec angoisse penible, surtout le soir. Oppression, resserrement de la poitrine ; embarras des bronches par stagnation de mucosités ; douleurs d'élancemets dans le côté gauche de la poitrine, en inspirant profondément. Chatouillement dans le larynx sans toux, mais sensation particulière dans le larynx qui excite à tousser et qui cesse après les repas. ...

Chez les sujets dont la vue est affaiblie, qui se plaignent, surtout le soir, de l'obscurcissement de la vue, avec embarras à la partie antérieure de la tête; chez les rhumatisants ou goutteux qui souffrent aux membres supérieurs, de douleurs dans les épaules, les bras et les poignets; aux membres inférieurs, dans la hanche, les genoux, les pieds et le gros orteil, surtout du côté gauche.

HEPAR SULPH. — Toux profonde, suffocante, avec grande difficulté dans la respiration. Accès violents de toux suffocante qui se terminent par des éructations convulsives et de violents efforts pour vomir. Enrouement opiniâtre, il est obligé de parler à voix basse, ou la voix lui manque tout-à-fait. Toux creuse et fatigante qui reparaît aussitôt que le malade se découvre tant soit peu, n'importe dans quelle partie du corps. — Toux humide, grasse, *accompagnée d'un ronflement dans la poitrine*, occasionné par des mucosités qui emplissent les bronches. La nuit, ordinairement, il y a de la fièvre. Chaleur sèche sur tout le corps ou bouffées de chaleur suivies de sueur. Les sueurs nocturnes, quand il y en a, ce qui arrive souvent, sont plus fortes le matin, dans le jour il y a de la tendance à la transpiration. — Oppression, étouffements qui lui font souvent porter la tête en arrière pour faciliter l'entrée de l'air dans la poitrine. Respiration sifflante, anxieuse, avec péril de suffocation dans la position horizontale. *Constitution scrofuleuse.*

Symptômes concomitants.—Diverses affections cutanées. Inflammation chronique des yeux, des paupières, des oreilles; suintement derrière les oreilles; gerçures de la peau en divers endroits; la plus petite écorchure a de la tendance à former une plaie.

HYDR. CAN. — Avant tout, état cachectique, perte d'appétit, grande faiblesse. Expectoration très-abondante de matières épaisses, jaunâtres, filantes, très-tenaces. Toux chronique accompagnée de paroxysmes fébriles le soir et la nuit, avec prostration des forces.

HYOSCY. NIG. — C'est un des remèdes intercurrents auxquels on a le plus souvent lieu de recourir dans le cours du catarrhe pulmonaire chronique, quand les nuits sont mauvaises par le fait d'une toux sèche, convulsive, qui oblige à s'asseoir sur le lit. Fièvre tous les soirs ; amaigrissement ; aggravation après avoir mangé ou bu.

INULA. HELEN. — L'*Aunée*, que j'étudie depuis longtemps et dont je me propose de publier plus tard une pathogénésie assez complète, exerce une action élective très-prononcée sur la muqueuse des bronches, du vagin et sur la peau. Il constitue un remède parfaitement homœopathique et d'un effet surprenant dans les conditions suivantes : Toux grasse avec expectoration abondante ; leucorrhée très-abondante, accompagnée de faiblesse du côté des voies digestives, de langueur générale et de débilité. Chez des sujets dont la peau a été, ou est encore le siége de manifestations psoriques. A défaut de maladies cutanées, des glandes engorgées sont suffisantes pour autoriser l'emploi de l'*Aunée*.

IPECA. — Dyspnée ; respiration courte et embarrassée ; râles muqueux en abondance avec grands efforts inutiles pour cracher. Les crachats, quand ils se montrent, sont gluants. Toux par accès, le plus souvent sèche le jour et la nuit, spasmodique, ébranlante et suspendant la respiration, avec raideur du corps et teinte rouge ou violacée de la face. Enrouement ; quelquefois titillation dans la trachée. La toux est provoquée par la parole et le mouvement ; elle réveille tout-à-coup, à minuit. — Toux avec sueur au front, nausées et vomissements. Aggravation à l'air froid. Toux suffocante accompagnée de vomiturition et de vomissements de matières glaireuses ; face rouge, yeux gonflés et pleins de larmes ; écoulement par le nez. — Toux sèche, bruyante, sonore, revenant par quintes, suivie d'une inspiration métallique et de l'expectoration de matières muqueuses et écumeuses. — Toux excitée par un chatouillement au larynx et accompagnée d'une forte oppression, l'air paraît lui manquer. Au lit, la tête est tenue relevée pour prévenir et atténuer les accès de toux. — Toux plus fréquente et plus forte le jour que la nuit.

Enchifrènement avec pesanteur de tête ; obstruction constante du nez avec perte de l'odorat. Dans le sommeil, agitation et tiraillements dans les membres ; les yeux restent à demi ouverts. Humeur très-irritable et impatiente. Faiblesse unie à une grande mobilité nerveuse.

Grande répugnance pour les aliments ; état nauséeux ; vomissements des boissons et des aliments non digérés, ou vomissements bilieux, verdâtres, parfois immédiatement après avoir mangé. Selles molles ressemblant à des matières en fermentation. Diarrhée avec nausées, coliques et vomissements. Selles dysentériques avec des flocons blancs et suivies de ténesme.

Chez les femmes qui sont réglées abondamment et en avance, dont le sang d'un rouge brillant sort par jets et se forme en caillots immédiatement.

Bronchites des enfants et *Emphysème* des vieillards, caractérisés tous deux par la dyspnée et de nombreux râles muqueux, avec des efforts impuissants à détacher des crachats gluants.

KALI BICHR. — Sphère d'action très-étendue dans toutes les toux chroniques, provenant souvent de rhumes négligés et amenant un dépérissement général voisin de la consomption. Toux sèche avec enrouement pire le soir. Toux grasse, comme si les voies aériennes étaient encombrées de mucosités et en effet on constate une stagnation dans les bronches de mucosités visqueuses. — Toux résonnante, sifflante, avec efforts pour vomir et expectoration de mucosités épaisses. Sifflements et râles bruyants dans la poitrine. Respiration difficile avec expectoration pénible de mucosités blanchâtres très-dures, qui offrent la résistance de la poix. L'expectoration est excessivement pénible, les crachats sont durs, toujours adhérents, filamenteux, quelquefois fétides. Haleine fétide. Douleur brûlante dans la trachée et les bronches. Chatouillement dans la gorge qui fait tousser. Enrouement à divers degrés, jusqu'à l'aphonie.

Symptômes concomitants. — Dyspepsie, dégoût de la

viande, pression ou poids à l'estomac immédiatement après avoir mangé. Sensation de plénitude jusqu'à la gorge, après avoir mangé légèrement. Langue sèche ou légèrement humide, râpeuse ; enduit faible ou épais, jaunâtre sur un fond rouge. Eructations, nausées, fréquents vomissements de bile pure ou de bile mêlée à des mucosités, suivis de hoquet ; selles liquides, involontaires.

L'existence simultanée du catarrhe pulmonaire et du catarrhe intestinal forme un des caractéristiques de *Kali bichr.* Autre renseignement non moins précieux : Ce médicament n'agit jamais plus sûrement que lorsque l'affection catarrhale est accompagnée de douleurs rhumatismales de vieille date ou de douleurs ostéocopes.

Ulcères des jambes, surtout d'origine syphilitique et boutons pustuleux à la face.

KALI BROM. — Catarrhes chroniques avec crachats purulents ou couleur d'ardoise. Acné au visage, prurit des parties génitales. Forte excitation sensuelle. Tumeur ovarique.

KALI CARB. — La toux ne se montre jamais plus inflexible qu'après minuit, vers les premières heures du matin. On a spécifié deux heures, je n'ai pas trouvé que ce fut exact, avec plus de latitude, je crois mieux être dans le vrai. Oppression, surtout en marchant un peu vite. Accès de toux violente et même convulsive, le plus ordinairement le matin, en sortant du lit et qui ne cessent que lorsque, après beaucoup d'efforts, le malade est parvenu à expectorer quelques crachats. Au grand air, il respire plus aisément. La toux est provoquée par le mouvement des bras. Dans *Ammon. muri.* ce n'est pas la toux qui est aggravée par ce même mouvement, c'est l'oppression qui est considérablement augmentée.

Toux brève, sèche, fatigante, provoquée par la sensation d'une irritation constante dans la poitrine et la trachée. Après les quintes, le malade est épuisé. — Toux très-violente, le plus souvent sèche, avec enrouement et irritation dans la gorge comme s'il y séjournait un corps étranger. —

Toux sèche à caractère suffoquant ou toux avec expectoration très-abondante de matière muco-purulente.

Dyspnée et endolorissement de la poitrine ; le malade avale les crachats plus qu'il ne les rejette. Douleurs tensives, tressaillantes, dans la nuque et sur les épaules ; déchirements et tension dans le dos et les reins. Maux de reins jour et nuit. Crampes dans les mollets. Légère enflure des pieds. Mains brûlantes, tantôt couvertes de sueur, tantôt sèches, souvent froides comme la glace ; élancements et fourmillements dans la plante des pieds.

Sommeil troublé par des rêves fréquents, pénibles, inquiétants. Humeur hypocondriaque.

KALI HYDRI. — Enrouement ; douleur dans la poitrine ; respiratipn oppressée. Apreté dans la trachée et dans la gorge qui oblige à graillonner. Toux courte et sèche occasionnée par cette âpreté. Douleurs obtuses de piqûres dans la gorge ; irritation de la gorge avec toux sèche, brève, accompagnée d'une expectoration verdâtre. Réveils fréquents, chaque nuit, avec oppression. — Toux avec douleur dans les deux yeux ; brûlement dans les deux yeux avec sécrétion de mucosités jaunes. Brûlement et rougeur des paupières et démangeaison. Rougeur et gonflement du nez. Ecoulement très-abondant par le nez d'une eau âcre et brûlante. Eruption assez confluente, sèche, sur le visage, sur les épaules et sur tout le corps.

LACH. — Toux provoquée immédiatement par la moindre pression et même par le plus léger attouchement autour du cou et surtout à la partie antérieure et supérieure de la trachée artère. La toux de *Lachesis* présente encore cette particularité qu'elle apparaît aussitôt que le malade est couché et qu'elle ne cesse que lorsqu'il se met sur son séant. D'ailleurs : Toux le soir et la nuit, même pendant le sommeil. La toux le réveille et au même moment il lui semble qu'il va étouffer et il demande à grands cris de l'air frais. Embarras de la gorge comme si elle était pleine de mucosités. Expectoration facile. Coryza fluent, aqueux et persistant. Au moment où il tousse, il se plaint de ressentir des douleurs dans la gorge, dans la tête et souvent dans les yeux et les oreilles.

Aggravation de toutes les souffrances après avoir mangé et après avoir dormi.

LYCOP. — *Emphysème*, *dilatation* des bronches ; toux pire la nuit ; toux après avoir bu ; toux excitée par une inspiration profonde. Aggravation de la toux de trois à quatre heures de l'après-midi. Toux avec expectoration copieuse, puriforme, verdâtre, *jaune*, ayant un goût un peu salé ou amer. Avant et pendant les accès de toux, la respiration devient très-courte, ce qui rend la toux difficile dans l'accès: quand la toux cesse, la respiration redevient normale. Point de côté dans le côté gauche de la poitrine. Constipation. Soif. Pouls fréquent ; peau moite avec tendance à la sueur. Complication de maladie du foie et de l'estomac. La teinte ictérique de la face et des taches à la peau, soit à la face, soit ailleurs, sont toujours des indices de *Lycopode*.

NATR. MURI. — Toux excitée par chaque effort de déglutition à vide. Aggravation de la toux de dix heures du matin à midi. Douleurs d'élancements dans la poitrine. Le pouls est habituellement irrégulier ; en étant couché sur un des côtés, palpitations violentes. Assoupissement pendant le jour, insomnie la nuit. Abattement physique et moral. (V. *Phthisie*).

PHOSPH. — Enrouement habituel et même aphonie complète. Toux en allant à l'air froid et même seulement au grand air ; toux qui s'exaspère jusqu'à la suffocation, haleine courte, congestion à la poitrine et à la tête. Aggravation de la toux par le changement de temps. Le malade tousse chaque fois qu'il rit, parle, boit, ou sent une odeur forte. La toux est accompagnée d'un chatouillement dans la gorge et encore plus dans la poitrine. Expectoration sanguinolente, douceâtre ou salée, putride. Aggravation qui apparaît le soir et continue la nuit. Accès de toux la nuit qui obligent à s'asseoir sur le lit et qui se prolongent jusqu'à ce qu'il ait vomi les aliments contenus dans l'estomac. Fièvre hectique plus ou moins accentuée. Disposition scrofuleuse ou tuberculeuse. *Dilatation des bronches*.

PULS. — Dans les conditions morales précédemment indiquées à propos de la forme grave du catarrhe pulmonaire aigu ; frissons fréquents sans soif ; coryza fluent, avec écoulement jaune, verdâtre, et de mauvaise odeur. Toux grasse avec expectoration de crachats jaunes, amers ; toux pire le soir et la nuit, avec étouffement en étant couché ; nausées ou vomissements. Douleurs contusives au ventre pendant la toux. Insomnie jusqu'après minuit. La toux de *Pulsatille* est toujours grasse pendant le jour, mais souvent sèche à ses heures d'aggravation, qui sont le soir et la nuit.

SENEGA.—Accumulations de mucosités épaisses dans les bronches, avec efforts inutiles pour expectorer. Accumulation constante de mucosités dans les bronches avec irritation dans les intestins, tendant à la diarrhée ; il y a alternance entre l'irritation de la poitrine et celle des intestins. Toux des vieillards qui expulse une grande quantité de mucus aqueux. Pouls petit, à peine perceptible. Anéantissement des forces, somnolence, traits décomposés, sensation de tremblement, sans tremblement apparent. Sensibilité des parois de la poitrine en remuant les bras, particulièrement le gauche. Douleur brûlante dans la région du cœur.

SEP. — Toux sèche et dure, brève, saccadée, spasmodique, sifflante, empêchant presque de fermer les yeux la nuit. Le matin seulement, toux grasse avec expectoration pénible de crachats de mauvais goût, jaunes-verdâtres La nuit, au lit, particulièrement avant minuit, toux avec chatouillement qui vient par secousses successives, répétées, et qui ne se calme que lorsqu'il est survenu un peu d'expectoration. Besoin constant de renâcler pour détacher des mucosités adhérentes ; après la toux, oppression. Pendant et après la toux, nausées. Chaque accès de toux, quand il est violent, se termine par des efforts de vomissements. La toux est provoquée par le décubitus sur le côté gauche. Insomnie. Sueur le matin, d'une odeur aigre ; pas d'appétit. Fièvre lente. Constipation. Lassitude et abattement extraordinaires. Aggravation par le temps froid et humide.

Chez les enfants, toux nocturne. Toux par quintes qui se

se succèdent rapidement, l'enfant pousse des cris chaque fois et si on ne se hâte de le lever, il est tourmenté par des soulèvements d'estomac.

SYMPTÔMES CONCOMITANTS. — Suintements au cou et aux oreilles, d'une sérosité infecte. Excoriations dans le pli de presque toutes les articulations.

SILIC. — Toux suffocante la nuit, avec expectoration abondante de mucosités épaisses comme de la gelée. Pendant le jour, la toux est plutôt sèche, avec peu de crachats ou même sans crachats. Étant couché, le malade respire plus difficilement, il accuse dans la gorge une sensation pénible, comme s'il y avait une plaie. La toux est aggravée par le mouvement. Sommeil tardif ou insomnie avec agitation et congestion à la tête, anxiété, irritabilité extrême.

Chez les enfants à constitution scrofuleuse, qui ont un gros ventre par suite de l'engorgement des ganglions mésentériques, et chez lesquels on constate une transpiration abondante à la tête.

SQUILL. MARI. — Oppression extrême ; respiration courte et difficile en étant couché, ou même impossibilité de rester dans la position horizontale, il lui faut une masse d'oreillers sur lesquels il se tient constamment relevé ; il tient la bouche ouverte comme pour aspirer plus d'air, et il gémit constamment. Sécrétion abondante d'un mucus blanc et visqueux, que le malade ne peut expectorer que par une toux forcée et fatigante. Toux suffocante, plus forte et plus incessante entre onze heures du soir et trois heures du matin. S'il essaie une inspiration profonde, il s'en suit nécessairement un accès de toux avec arrêt de la respiration ; en respirant et en toussant, points douloureux dans la poitrine. La toux répond à la vessie et amène l'issue de l'urine, ce qui prouve l'atonie du col de la vessie. Aggravation de la toux par l'ingestion de l'eau froide. Chaleur par tout le corps, excepté aux extrémités qui sont froides. Habituellement, sueur froide aux aisselles et sueur froide aux pieds. Gonflements des paupières supérieures. Traits tirés.

STANNUM. — Toux violente, ébranlante pendant la nuit et plus particulièrement le matin. Impossibilité de rester couché sur le côté droit sans tousser ; l'accès de toux arrive aussitôt. Expectoration de crachats jaunâtres, verdâtres, souvent de mauvaise odeur, consistants comme de la gelée, ou teints de sang, qui peuvent être d'un goût salé ou douceâtre. Oppression qui ne cesse pas et qui augmente la nuit étant couché, par le fait de la position horizontale ; l'oppression est aggravée par le plus léger exercice, par la marche, et surtout en montant l'escalier. Le malade fait constamment des efforts pour obtenir une inspiration profonde, et quand il arrive à se la procurer, ce qui n'est pas trop fréquent, il en ressent un grand soulagement.

STICT. PULM. — Toux déchirante et presque constante qui dure des heures et amène une grande faiblesse. Oppression. Toux sèche avec chatouillement limité d'abord au larynx, mais qui finit par envahir toute la poitrine. Toux chaque jour, à six heures du soir, continuant toute la nuit, presque incessante, avec exacerbation de minuit au matin. La toux prive de sommeil et empêche de rester couché. Toux aboyante comme la coqueluche, après avoir pris froid. La nuit et le matin expectoration blanchâtre, les crachats se détachent facilement. Le matin, diarrhée sans trop d'irritation inflammatoire. Abattement des forces. Epuisement.

SULPHUR. — Toux sèche la nuit et pendant la journée, suivie d'une expectoration abondante de crachats épais, blancs, jaunâtres ou verdâtres. et parfois d'une odeur d'œufs pourris. Accès de suffocation avec palpitations de cœur. Douleur dans la poitrine pendant la toux. Toux qui s'aggrave par la position horizontale et qui est quelquefois suivie de nausées et de vomissements. Râles muqueux dans la poitrine et sensation de grattement dans la gorge. Aphonie. Aggravation par le temps froid et humide. Sommeil fréquemment interrompu. La tête est habituellement lourde, la vue s'obscurcit.

Des antécédents scrofuleux ou dartreux sont une indication précise pour *Sulphur*. Excoriations faciles. L'emphysème pulmonaire qui est tout particulièrement du ressort de *Lycop.* ne paraît pas pouvoir être modifié avantageusement par *Sulphur.*

TART. EMET. — Symptômes soudains et alarmants de suffocation dans le cours d'une bronchite chronique. Quand la toux cesse par suite du dépérissement des forces en général. Oppression, respiration courte avec besoin de se mettre sur son séant. Suffocation et accès de suffocation surtout le soir ou le matin au lit. Amas de mucosités dans la poitrine avec ronflement. Toux suffocante, ou congestion dans la poitrine et battements de cœur. Toux après minuit, qui amène le vomissement du souper. Râles nombreux et faciles à entendre ; expectoration de mucosités épaisses, blanchâtres, qui nécessite de grands efforts. Etat adynamique surtout chez les vieillards, avec grande faiblesse musculaire, léger délire ou coma, langue sèche, tendance à la diarrhée, aux vomissements. *(Phos., Ammon. carb., Rhus tox., Carbo veg.)*

BRONCHITE CAPILLAIRE

(Catarrhe suffocant)

Inflammation aiguë de la muqueuse qui tapisse les dernières ramifications bronchiques.

Cette forme de bronchite, extrêmement grave, s'observe surtout chez les enfants et les vieillards. Elle peut se montrer tout-à-coup avec les symptômes graves qui la caractérisent ; ce mode est le plus rare, chez l'adulte surtout ; ou elle s'établit graduellement dans le cours d'une bronchite ordinaire à laquelle il n'est pas rare de la voir succéder en quelques heures.

Symptômes. — Dyspnée extrême. Oppression souvent très-brusque qui martyrise le patient au point de ne lui permettre de respirer qu'au prix des plus grands efforts. La station horizontale lui étant insupportable, il est assis, le tronc penché en avant, les bras arcboutés sur les bords de son lit et malgré cela la respiration reste incomplète et superficielle ; l'air pénètre à peine au-delà des bronches moyennes, aussi les mouvements respiratoires prennent-ils une fréquence inouie. Toux fréquente, douloureuse, très-difficile. Douleur sous-sternale déchirante, se faisant sentir avec une violence extrême, toujours et surtout au moment de la toux. Expectoration difficile de mucosités filantes et de crachats compacts ou mousseux et striés de sang ; râles sibilants, ronflants et muqueux. Râle sous-crépitant très-étendu, souvent généralisé, en avant comme en arrière, tantôt très-distinct et mélangé de râles sonores, tantôt obscur, en raison de la difficulté de la pénétration de l'air dans les bronches.

Fièvre sans chaleur bien accentuée ; le mouvement fébrile est assez violent au début, mais bientôt, il se ralentit et le pouls de large et résistant au début, devient petit, faible, dépressible, inégal, irrégulier tandis que sa fréquence augmente. Face pâle, lèvres violacées ; tout le visage offre bientôt la même coloration. Symptômes asphyxiques résultant de l'obstruction des voies aériennes ; parole brève, saccadée. Anxiété, agitation et parfois du délire, au moins somnolence et rêveries. Les bronches finissent par se remplir de mucosités et font entendre un bruit de gargouillement. L'expectoration devient tout-à-fait nulle, la peau se refroidit et les malades succombent asphyxiés.

Le pronostic doit être d'autant plus réservé que les enfants sont plus jeunes ; la gravité étant proportionnelle à l'étroitesse des bronches. En outre, plus les enfants sont jeunes, plus la marche de la maladie est rapide et insidieuse.

Longtemps on a cru que la bronchite capillaire passait fréquemment à l'état de pneumonie ; il n'en est rien. Ces deux maladies peuvent apparaître simultanément sous l'influence de la même cause, mais elles ne se succèdent pas, soit par extension de la phlegmasie des bronches à la profondeur de l'appareil respiratoire, soit par propagation du parenchyme pulmonaire aux bronches. De plus, elles se comportent dans leur marche, leurs symptômes et leurs terminaisons comme spécifiquement distinctes lorsqu'elles co-existent.

Ces différences s'expliquent tout naturelllement par les différences de composition anatomique et de texture qui existent entre les bronches et le parenchyme pulmonaire ; la variété d'organisation entre ces deux parties de l'appareil respiratoire explique pourquoi restent distinctes les affections qui portent sur l'une ou l'autre des parties.

Il est une autre cause plus importante à prendre en considération qui rend surtout raison de la rareté de l'extension de l'inflammation des bronches jusqu'aux poumons. Dans la bronchite, la portion du système capillaire qui est le siége de l'inflammation appartient au système capillaire proprement dit en général et reçoit le sang qui lui arrive des artères aortiques, générales ou à sang rouge. Dans la pneumonie, au contraire, ce sont les capillaires du système de la circulation, recevant le sang noir par l'artère pulmonaire qui sont le siége de l'inflammation (Ch. Robin). Ces différences dans la texture des organes, dans le mode de circulation, dans l'organisation du poumon, expliquent l'indépendance de la bronchite et de la pneumonie malgré le voisinage si immédiat des bronches et du parenchyme pulmonaire et malgré leurs relations fonctionnelles si intimes. *(Nouv. Dict. de Méd. et de Ch.*, Gintrac, t. v, p. 583).

TRAITEMENT

ACO. NAP.--La gravité du catarrhe suffocant provient uniquement, dans son origine, de l'envahissement par le processus inflammatoire des dernières ramifications bronchiques, celles qui entrent en connexion immédiate avec les canalicules et les alvéoles pulmonaires. Or, *Aconit* se présente, en première ligne, comme moyen curatif de cette période inflammatoire et comme préventif des périodes suivantes.

Mais ce serait une faute d'insister trop longtemps sur son emploi. *Aco.* a pour caractéristique la chaleur et la sécheresse des surfaces exhalantes ; ces deux symptômes manquent en général totalement ou sont peu marqués dans le catarrhe suffocant, ce qui explique très-bien pourquoi l'*Aconit* est insuffisant et qu'il n'est guère utile, dans ces cas, que pour dissiper la congestion.

ANTIM. CRUD. — Catarrhe suffocant des vieillards, des adultes et des enfants. Crachats visqueux, filants, épais, adhérents, qui encombrent les bronches. Expectoration difficile, même par des efforts inouis. Il n'y aurait pas à hésiter si le sujet portait en même temps une affection cutanée ou une maladie vénérienne.

Se souvenir de l'affinité qui tient étroitement liées ensemble toutes les préparations antimoniales et suivant les cas, recourir au *Kermès minéral* et au *soufre doré d'antimoine* qui se distingue par une action plus énergique.

ARS. — Péril de suffocation ; la langue est pendante au dehors de la bouche. Douleurs de pression, de tension, de resserrement, d'élancements dans la poitrine, surtout dans l'inspiration. Râles muqueux, sibilants, disséminés dans toute la poitrine. Grande prostration de forces et en même temps agitation surtout la nuit, après minuit. Le malade boit souvent, mais peu à la fois.

BARYT. CARB. — Dans le traitement d'une maladie qui affecte de préférence les enfants et les vieillards, le *Carbonate de Baryte* ne peut manquer d'occuper une place importante.

Toux avec chatouillement dans le larynx ; sécrétion abondante de la muqueuse bronchique. Constitution strumeuse. Chatouillement dans la gorge qui excite à tousser constamment. Toux après minuit. Toux avec crachats abondants. Ardeur et sensation d'excoriation daus la poitrine. Plénitude dans la poitrine avec respiration courte, douleurs d'élancements qui augmentent par les mouvements de la respiration. Sommeil agité, réveils fréquents. Anxiété. Toute la nuit, alternative de frissons et de chaleur. Oppression ; manque de respiration. Sentiment d'un corps lourd qui pèse sur la poitrine et empêche de respirer. Voix creuse, enrouée. Râles sonores dans la poitrine. Toux qui soulève beaucoup de mucosités, surtout la nuit. — Gonflement induré des amygdales ; élancements et douleurs d'excoriation à la gorge, surtout pendant la déglutition.

BELLAD. — Toux surtout la nuit, ou dans l'après-midi, ou le soir au lit, le plus souvent sèche, brève et parfois convulsive. Pendant la nuit, le plus léger mouvement dans le lit renouvelle la toux. Oppression, respiration courte, dyspnée avec anxiété qui survient tout-à-coup. Face rouge, vultueuse ; symptômes de congestion à la tête ; chaleur générale par tout le corps. Soif. Mal de gorge qui rend la déglutition un peu douloureuse.

BRYON. — Quand à l'auscultation, on constate les gros râles secs, puis humides de la bronchite commune et en outre un râle sibilant, fin et aigu qui est bientôt mêlé de râles sous-crépitants à bulles moyennes et fines. Tous ces râles rentrent dans la sphère d'action de *Bryone*, avec les symptômes suivants : Toux grasse avec expectoration glaireuse provoquée par un chatouillement au larynx et à la partie supérieure de la poitrine. Courbature de tous les membres et tiraillements dans la région diaphragmatique. Le corps est couvert de sueur par le moindre effort. Toux la nuit, qui oblige à se redresser et à rester sur son séant. Mouvement forcé et involontaire ; le malade sent le besoin de remuer quand même le mouvement lui soit douloureux. — Toux qui amène souvent des vomissements, accompagnés de points de côté douloureux et suivie d'une expectoration qui peut être sanguinolente, mais qui n'est souvent composée que de mucosités jaunâtres.

CAMPHORA. — Le camphre doit être pris en sérieuse considération toutes les fois qu'on éprouve le besoin de relever les forces prêtes à s'éteindre ; de venir au secours d'une vitalité affaissée, déprimée ; quand il y a pâleur mortelle de la face, la peau du corps sèche et froide, oppression, stagnation de mucosités dans les bronches. Il est donc juste qu'on songe à lui au moment où le catarrhe suffocant offre le plus de dangers ; d'autant plus que la teinture forte de camphre (esprit de camphre de Hahnemann) opère très-promptement par la seule olfaction, et que ce mode d'administration du remède est déjà un immense bienfait, chez des enfants, au moment où ils suffoquent et où il est si difficile d'obtenir de leur part la moindre docilité.

CARB. VEG. — Assis sur son lit, le malade est hors d'état de rester couché un seul instant ; les angoisses de la mort sur la physionomie, le visage d'un froid de glace, le nez pointu. Tout le corps couvert de sueur froide, en proie à une toux sèche, par quintes rares et violentes pendant lesquelles la respiration devient de plus en plus courte et oppressée. La toux étant impuissante à rejeter les mucosités qui s'amassent dans les bronches, il est toujours sur le point de suffoquer.

CHAM. — Chez les enfants, quand ils sont très-agités, très-irrités, de fort mauvaise humeur et s'ils éprouvent du soulagement en étant promenés dans l'appartement, sur les bras de quelqu'un. Une joue rouge, l'autre pâle.

IPECA. — Râle muqueux à grosses bulles. Toux *convulsive* qui ne parvient qu'avec les plus grands efforts à amener l'expectoration de quelques mucosités. *Etat nauséeux, nausées, vomissements.* Diarrhée, face pâle, même bleuâtre.

Chez les enfants, toux avec accès de suffocation pendant lesquels l'enfant frappe des pieds et des mains et tout son corps est inondé de sueur. L'enfant supporte à peine le plus léger attouchement, même de sa mère ou de sa nourrice. Pendant la toux, vomissements fréquents de glaires visqueuses. Respiration rapide, râlante, pouls très-petit et rapide. Les quintes de toux sont brèves, violentes, ébranlantes et se succèdent avec une continuité et une rapidité telles qu'elles coupent la respiration. Toux plus fréquente et plus forte le jour que la nuit.

KALI BROM. — Bronchite capillaire des enfants avec dyspnée excessive et angoisses mortelles. L'enfant agite les bras d'une manière désordonnée et tous les muscles du corps entrent en convulsion. Tétanos avec renversement du corps en arrière.

LYCOP. — Oppression telle que les ailes du nez se déploient, s'élargissent et se resserrent alternativement. Ce symptôme est si caractéristique de *Lycop.* que toutes les fois qu'on le rencontre, il n'y a pas à hésiter pour le choix du médicament.

PULS. — La toux est grasse et la position du malade s'aggrave toujours vers le soir. Il ne peut rester couché sur aucun côté, parce que la respiration devient plus difficile dès qu'il s'incline à droite ou à gauche. Il y a de la fièvre, mais absence complète de soif.

SAMBUC. NIG.—Accès de toux et de suffocation chez les enfants, avec cris, pleurs, agitation. Respiration accélérée. Enrouement par accumulation de mucosités visqueuses dans le larynx. Face bleuâtre, bouffie ou pâle, terreuse même. Fièvre avec sueurs excessivement abondantes, surtout la nuit.

SULPH. — Egalement utile chez les enfants et les vieillards, surtout s'il existe à la peau des éruptions diverses et plus particulièrement des papules. Si la peau est habituellement sujette à s'excorier et si ces excoriations tendent à s'éterniser. Le sommeil ne manquerait pas, mais il est fréquemment et trop facilement interrompu. La privation de sommeil est d'ailleurs toujours plus marquée dans la première partie de la nuit que dans la seconde.

TART. EMET. — Dyspnée extrême, ronflement dans la poitrine. *Râle muqueux à grosses bulles, avec expectoration difficile.* Station horizontale rendue impossible par les menaces de suffocation que provoque la grande quantité de mucosités qui encombrent les bronches et les petites ramifications bronchiques. Les parois de la poitrine se dilatent avec peine, la tête est fortement renversée en arrière. Toux grasse. Dyspnée plus forte avant la toux. *Soulagement immédiat par l'issue de quelques crachats.* Ces crachats blanchâtres ou jaunâtres, ne sont guère expulsés que la nuit, principalement *après minuit.* Violents accès de toux qui finissent par amener des vomissements.

Anxiété, prostration des forces, le visage froid et livide, le front et quelquefois tout le corps couvert de sueur froide. Les mains chaudes et moites, les lèvres bleuâtres, pouls faible et très-accéléré.

SYMPTÔMES ADYNAMIQUES. — Grande faiblesse, langue

sèche, fuligineuse, coma ou délire léger. Refroidissements
partiels de la surface du corps. Sueurs profuses. Tendance aux
vomissements et à la diarrhée.

VERAL. ALB. — La peau est chaude par tout le
corps, mais au moment de la toux, le front est recouvert
d'une sueur froide. Pendant le sommeil, les yeux sont à demi
ouverts.   .

GRIPPE

(Rhume épidémique. — Catarrhe épidémique — Bronchite épidémique. — Influenza. —
Fièvre catarrhale épidémique.)

Maladie génerale, essentiellement épidémique, caractérisée par un affaiblissement général remarquable, une céphalalgie gravative, des douleurs contusives dans les membres,
des lassitudes spontanées, un mouvement fébrile et les
symptômes d'une inflammation plus ou moins vive de la
muqueuse des fosses nasales, des bronches et parfois du tube
digestif.

Elle dépend d'une constitution médicale particulière,
c'est-à-dire d'un état météorologique produisant pendant sa
durée certaines maladies identiques en assez grand nombre
pour constituer une épidémie. Que cet état réside dans l'air,
ou dans le sol ; qu'il tire son origine des influences sidérales
qu'on rejette si loin, précisément parce qu'on les ignore
davantage, c'est ce qu'il est impossible de déterminer. Toujours est-il que les conditions atmosphériques sont tout à fait
impuissantes à rendre raison de son existence. On a invoqué
tour-à-tour, mais à tort, le froid et le chaud, le sec et l'humide.
Si l'on rapproche les unes des autres les différentes épidémies
de grippe, on voit, en effet, que les unes ont régné en hiver,
les autres en été, en automne, ou au printemps ; celles-ci ont
pris naissance pendant un froid très-rigoureux ; celles-là

pendant une température douce et égale ; d'autres enfin, pendant une grande chaleur.

Le génie épidémique peut, comme dans toutes les maladies du même genre, la coqueluche, par exemple, imprimer des modifications importantes aux symptômes, à la marche de la maladie et au traitement qu'elle réclame.

Symptômes. — Dès le début, ce n'est pas seulement du malaise, de l'accablement et de la courbature, c'est un affaiblissement excessif, persistant pendant plus ou moins longtemps qui est un des traits les plus constants et les plus caractéristiques de la grippe. Cet affaiblissement est hors de toute proportion avec les autres symptômes de la maladie ; on a vu des malades qui n'avaient pas encore perdu l'apparence de la santé ne pouvoir se soutenir sur leurs pieds, les bras comme paralysés et les mouvements des mains impossibles ou mal assurés. Douleurs contusives dans les membres, dans la région cervicale, dans le dos, les épaules, dans le côté de la poitrine, dans les lombes, dans la région du foie. Ces douleurs sont indépendantes de toute lésion matérielle à à laquelle il soit possible de les rattacher ; elles augmentent par la pression, par le mouvement ; quelquefois elles sont erratiques comme les douleurs rhumatismales. Céphalalgie violente, atroce, générale ou limitée au front avec vertiges. Les douleurs de tête sont souvent continues avec une égale intensité ; d'autres fois elles se calment pendant le jour et redoublent pendant la nuit ; épistaxis fréquentes et abondantes. Dans certaines épidémies on a observé également des hémoptysies et des métrorrhagies. Coryza intense avec écoulement séreux, abondant, perte de l'odorat, du goût ; yeux rouges, larmoyants, tuméfiés et supportant difficilement l'impression de la lumière ; mal de gorge, inflammation superficielle de la muqueuse qui tapisse l'arrière-gorge en général et la luette en particulier, accompagnée d'un sentiment de constriction à la gorge ; les parotides peuvent être gonflées et douloureuses. Voix rauque ou aphonie, sans autre raison qu'une lésion de l'innervation. Chatouillements à la partie supérieure du larynx, ardeur et chaleur derrière le sternum. Toux plus ou moins fréquente, quinteuse, toujours pénible, d'abord sèche et suivie plus tard de crachats muqueux plus ou moins abondants. Dyspnée, oppression, symptômes qui ne sont nullement en rapport avec les résultats fournis par l'exploration physique. Quand la toux est sèche, avec ou sans dyspnée, on n'entend jamais de râles humides, quand la toux est accompagnée d'une expectoration muqueuse ou séreuse, plus ou moins abondante, on entend les râles ordinaires de la bronchite; ces râles disparaissent momentanément, lorsque les bronches ont été vidées par la toux. — Les troubles digestifs consistent en une soif plus ou moins vive, inappétence, la bouche est amère, la langue est humide, blanche ou jaune, quelquefois collante et rouge à la pointe. Vomissements. Diarrhée ou constipation. La constipation coïncide constamment avec une céphalalgie intense et opiniâtre. La diarrhée ordinaire muqueuse, séreuse ou bilieuse peut aussi revêtir une forme dysentérique.

La grippe procède toujours d'une manière continue et rapide, mais sa convalescence peut-être longue, même chez les sujets sains. Quand la poitrine est menacée, la grippe est ordinairement l'occasion de l'évolution de la maladie.

La pneumonie, qui est une complication si fréquente de la grippe, a une physionomie spéciale, la douleur de côté est peu intense, les râles sont moins crépitants que sous-crépitants, à bulles généralement humides, mélangées de râles sonores, muqueux, ou sibilants. Ces bruits anormaux se généralisent plus facilement, mais leur stabilité est moins persistante.

Soit que les centres nerveux éprouvent des troubles bien accusés, ou que le système nerveux soit ébranlé seulement à la périphérie, la grippe peut devenir grave par le seul fait de la prédominance de l'état nerveux. Dans cette forme nerveuse, indépendamment des expressions symptomatiques de l'élément catarrhal, on constate un abattement extrême, une prostration complète des forces; le faciès est gonflé, il y a du vague dans les idées, une surexcitation extraordinaire

par moment, le malade accuse des angoisses et des souffrances intérieures qui ne s'expliquent pas par les lésions apparentes ; l'insomnie est d'une opiniâtreté désespérante (*Moschus*). La toux est convulsive jusqu'à rappeler la coqueluche
avec vomissements (*Bell. Hyosc.*). L'oppression peut arriver
jusqu'au véritable étouffement, sans qu'il y ait dans les organes de la respiration des altérations suffisantes pour rendre
compte de cette oppression. (*Ars.*)

L'inflammation occupe la base d'un poumon, très-rare-
ment des deux côtés. Les sommets ne sont pas toujours
épargnés. Les crachats sont à peine aérés et visqueux, ils
diffèrent peu de ceux de la bronchite simple. Dyspnée intense
sans rapport avec la phlegmasie, souvent accidents d'asphyxie, pouls moyen, mou, sans résistance.

La fièvre de la grippe est variable, non-seulement
d'épidémie à épidémie, ou de malade à malade pendant la
même épidémie, mais encore sur le même malade, le pouls
est quelquefois plein et dur, d'autrefois mou et déprimé, d'une
fréquence peu accélérée ou très-vive, à 100 par minute.
Tout en étant accélérés, les battements du pouls conservent
en général un caractère de mollesse ; l'artère se laisse facilement déprimer par le doigt qui appuie sur elle, et ce caractère du pouls, qui ne manque jamais dans la grippe, aurait
toujours dû suffire, pour révéler aux praticiens la nature non
inflammatoire de la grippe, et pour sauver les malades du
danger certain des évacuations sanguines.

TRAITEMENT

ACO. NAP. — L'invasion de la grippe s'est faite : c'est
le moment de l'*Aconit*. Etat fébrile, pouls dur, plein et fréquent ; peau sèche et chaude. Agitation, toux brève, sèche,
ébranlante, par chatouillements à la gorge ; mal de tête ; mal
de gorge avec grattement et picotement ; respiration courte,
pénible, anxieuse, avec gémissements.

AMMON. PHOSPH. — Eternuments *seulement le
matin* avec écoulement excessif par le nez et par les yeux. Les

éternuments cessent pour faire place à une toux profonde, enrouée, suivie de crachats verdâtres, et après la toux reviennent les éternuments. Refroidissement par le moindre courant d'air, sédiment rose dans les urines.

ARS. — Toux sèche, profonde, invariablement plus forte la nuit, l'aggravation commence à se faire sentir le soir, toux excitée par l'air libre et en buvant. Coryza fluent, l'écoulement est très-abondant, aqueux, âcre, excoriant la peau, avec sensation de brûlure dans les fosses nasales; éternuments fréquents et violents, les yeux paraissent enflammés, la paupière supérieure est gonflée, pesanteur de tête, grande faiblesse, affaissement, prostration des forces, frissons alternant avec de la chaleur, douleurs aiguës de meurtrissure mêlées de douleurs névralgiques dans tout le corps. Agitation, anxiété, oppression, menace d'étouffement, impossibilité de rester au lit, le malade ne supporte pas la position horizontale, soif et sensation de sécheresse et de brûlure dans la gorge où l'on sent des mucosités difficiles à détacher ; plus mal après avoir mangé. Les nuits sont toujours plus mauvaises que les journées.

BELLAD. — Toux sèche, spasmodique, pire la nuit avec expectoration difficile de crachats visqueux ou gluants. Tussiculation sèche avec douleur dans le creux de l'estomac. Peau brûlante avec *tendance à la transpiration*, caractère essentiel, puisqu'il différencie la *Bell.* d'*Aconit* et *Bryon* ; sécheresse dans la bouche et dans la gorge, soif, douleur dans l'arrière-gorge pendant la déglutition, les amygdales sont enflées et enflammées. Céphalalgie très-intense qui condamne au repos le plus absolu. Photophobie, visage coloré. il appelle le sommeil de tous ses vœux, et le sommeil ne vient pas. Tressaillements dans le sommeil.

BRYON. — Courbature générale, tous les mouvements sont douloureux. Chaleur sèche de la peau avec ou sans la fièvre. Urines d'un rouge foncé. Céphalalgie frontale excessivement aiguë, comme si le front allait éclater. Toux persistante le jour et la nuit, sollicitée par un chatouillement dans la gorge, surtout après avoir mangé. Les crachats sont

rares ou abondants, blancs ou jaunes ; la toux répond particulièrement à la base de la poitrine au-dessous du sternum et
sur le bord des fausses côtes. Points de côté. L'indication de
Bryon est plus pressante quand le foie est tuméfié ou seulement sensible au toucher et douloureux soit en toussant, soit
en faisant une inspiration profonde. Les élancements dans les
côtés de la poitrine et les crachats sanguinolents qui sont un
des traits du tableau de l'inflammation pulmonaire indiquent
que c'est surtout dans cette dernière complication que *Bryon*
sera le plus utile.

CAMPH. — Au moment même de l'invasion, qui est
soudaine ; quand on se sent froid et aussitôt que commence le
frisson ; on s'effraie de ce qui va arriver, tant on éprouve de
malaise ; faiblesse extraordinaire. Pesanteur et courbature
dans tous les membres. Maux de tête et envies de vomir,
mal de gorge, enrouement. Enchifrènement, douleurs déchirantes, vives, au front, dans les os de la face, avec pression
dans le reste de la tête. L'indication est rapide, mais si on
la saisit au passage, une bonne réaction s'établit et tout mal
peut être enrayé. L'Esprit de Camphre de Hahnemann est
ici la meilleure préparation. Insister jusqu'à complète réaction. Le mal de tête n'est pas une contre-indication, ce que
l'on pouvait craindre. Un des traits caractéristiques du
Camphre, c'est le refroidissement de la surface du corps sans
changement de couleur à la peau et sans que le patient
éprouve le besoin de se couvrir.

CAPS. ANN. — Mal de gorge et douleur en avalant,
cuisson à la gorge comme s'il y avait excoriation, enrouement. Tussiculation sèche, très-fréquente surtout le soir, la
toux répond à la tête et provoque une douleur dans l'oreille.
Au moment de la toux l'haleine est fétide et produit dans la
bouche un goût nauséabond. Respiration difficile, sentiment
de plénitude dans la poitrine avec besoin d'inspirer profondément. C'est de l'épigastre que lui semble venir l'embarras
de la respiration. Douleurs d'élancements et de pulsation dans
la poitrine ; élancements au cœur qui arrachent des cris ; froid
par tout le corps, frissons fébriles le soir, avec abattement,
somnolence et tristesse, rêves tristes, insomnie après minuit.

CAUSTIC. — Ecorchure très-pénible de la gorge et de la poitrine ; en toussant, émission involontaire d'urine pendant la toux. Ecoulement très-pénible de mucosités nasales ; yeux larmoyants. Toux accompagnée d'envies de vomir et d'expectorations de mucosités peu épaisses, excitée par chaque expiration, ébranlant tout le corps et coupant la respiration. Ecorchure tout le long du sternum. Voix rauque, enrouée, voilée.

CHAM. — Chez les enfants surtout, avec enrouement et râle muqueux. Toux sèche, fréquente dans le jour et presque continue la nuit, même dans le sommeil. Soif vive. Vomissements amers, bilieux. Diarrhée, surtout la nuit. L'insomnie, une agitation très-grande, une irritabilité nerveuse excessive, des réveils en sursaut avec cris et tressaillements, des mouvements convulsifs, sont des traits essentiels de *Chamomille.*

EUPHRAS. — En même temps qu'il se fait par le nez un écoulement blanc muqueux, les yeux sont excoriés et pleurent abondamment. Ophthalmie catarrhale, trouble de la vue, aversion pour la lumière. Sécrétion par les paupières d'une humeur puriforme *la nuit*. La fièvre consiste plus en froid qu'en chaud. Douleur contusive et chaleur dans la tête. Coryza abondant, endolorissement de l'intérieur du nez, éternuments et forte toux, grasse, le matin surtout.

GELSEM. — La bouche est pleine de salive collante. Amas de mucosités dans la gorge, goût putride et mauvaise haleine ; la langue est rouge, douloureuse, sèche et recouverte à son centre d'un enduit blanc, jaunâtre ; sécheresse et brûlure dans la gorge, difficulté à avaler, la narine droite est bouchée, et en même temps, mal de gorge accusé du côté gauche, s'étendant de là à travers le palais, le long de la narine gauche, siége de cette singulière sensation, comme si de l'eau chaude la traversait. Toux sèche, douloureuse, dure, avec aggravation la nuit, froid aux pieds comme s'ils étaient plongés dans l'eau froide, et en même temps chaleur à la tête et au visage.

HYOSCY. — Toux sèche, convulsive, nocturne, qui

empêche le malade de rester couché et l'oblige à s'asseoir sur son lit. Forme nerveuse.

LYCOP. — Mérite d'occuper une place dans le traitement de la grippe, non-seulement par ses symptômes bien accentués sur les organes de la respiration, symptômes que nous avons suffisamment énumérés à l'occasion de la bronchite intense et de la pneumonie ; mais je ne veux rappeler ici que ses bons effets contre la céphalalgie sus-orbitaire de la grippe, quand *Sulphur.* a été insuffisant. Autres signes de *Lycopode*, douleurs continuelles sous les fausses-côtes du côté droit et de l'épigastre, avec couleur jaune du visage. Constipation et flatulences, les gaz sont agglomérés spécialement sous les fausses-côtes et pèsent sur la vessie, le rectum et les régions inguinales.

MERC. — Grand abbattement et lassitude qui surviennent tout-à-coup. Brisure des membres, état frileux avec alternatives de frissons et de chaleur suivis de sueurs abondantes qui ne soulagent pas. Tête entreprise, vertige surtout en se levant, souvent aussi en levant seulement la tête. Coryza accompagné de beaucoup d'éternuments et d'un écoulement considérable. Le nez est tuméfié, les mucosités nasales ont une odeur désagréable de vieux rhume. Les yeux sont rouges, larmoyants. Douleurs de tête au front et à l'occiput. Douleurs dans les oreilles, les dents, la face et les membres ; crampes dans les mollets, mal de gorge, les glandes sous-maxillaires sont enflées. Toux sèche d'abord, produisant une violente commotion générale, surtout la nuit et le soir avant de s'endormir, accompagnée parfois de saignement de nez et suivie bientôt d'une expectoration abondante ; selles bilieuses, disposition à des selles diarrhéiques, visqueuses, avec ténesme comme dans la dyssenterie.

MOSCHUS. — Insomnie par surexcitation nerveuse, grande irascibilité, plaintes et lamentations à cause de souffrances excessives ; toux sèche, violente ; constriction à la poitrine, douleur pressive et suffocante qui débute par un besoin de tousser et arrive, en s'aggravant rapidement, à porter au désespoir.

NUX VOM. — Au début peut enrayer la grippe. Enchifrènement, sécheresse du nez, mal de tête, tête lourde, pesante, vertigineuse, confusion dans les idées; toux sèche, toujours pire le matin, fièvre avec frisson au plus léger mouvement, soif, prostration; agitation nocturne; la toux est occasionnée par un chatouillement dans la gorge; perte d'appétit, dégoût même des aliments, goût aigre dans la bouche en vomissant des glaires amères ou acides. Douleurs lombaires, constipation.

PHOSPH. — Toux sèche, brève, spasmodique, excitée par un chatouillement à la gorge et dans la poitrine. Expectoration de mucus blanc, épais, quelquefois strié de sang ou de couleur rouillée ou d'un rouge pâle, écumeux, de goût douceâtre ou salé. Parler, rire, manger, boire *chaud*, décubitus sur le côté gauche ou sur le dos, sont tout autant de circonstances qui produisent et aggravent la toux. Soulagement par le décubitus sur le côté droit, par le frottement et en mangeant quelque chose de froid. Excoriation et grattement dans le pharynx, pires le soir. Irritation vive dans la trachée et les grosses bronches, avec altération dans la voix. Douleur dans le larynx qui empêche de parler, enrouement, aphonie, affaiblissement du murmure vésiculaire ; râles souscrépitants, sonores, muqueux ou sibilants ; respiration difficile ; *saignements de nez* très-abondants ; éternuments; alternatives fréquentes de coryza sec et de coryza fluent; sécheresse de la gorge, jour et nuit, sensation *comme s'il y avait du coton dans la gorge*. Augmentation de salive, de goût salé ou douceâtre. Douleur dans la poitrine en toussant, soulagée par la pression extérieure. Toux avec un point douloureux audessus d'un œil. Fièvre, soif, oppression et faiblesse.

Chez les sujets qui ont habituellement une mauvaise santé, qui se trouvent faibles, émaciés même, parce que l'économie tout entière aura subi de fâcheuses influences ; chez les jeunes personnes exténuées par une croissance rapide ou exagérée, la grippe est plus sûrement à craindre, mais dans tous ces cas, *Phosp.* doit être préféré, parce que l'expérience a constaté, surtout dans ces pénibles complications, son admirable efficacité.

PULS. — Toux du soir et de la nuit. *Toux qui dure sans interruption toute la nuit.* La toux s'exaspère dans la position horizontale, elle se calme en s'asseyant. Titillations continuelles dans le larynx, douleur de poitrine, oppression et palpitations. Toux grasse avec expectoration muqueuse, abondante. Coryza avec écoulement épais, jaune, verdâtre, fétide. Céphalalgie profonde dans les orbites, en remuant les yeux ; nausées, selles molles ou besoin pressant de se présenter à la garde-robe, comme si la diarrhée allait survenir. Insomnie et agitation la nuit.

SANGUIN. — Indiqué par une douleur sus-orbitaire fixée sur *l'œil droit*, tandis que la céphalalgie de *Sulphur* et de *Lycopode*, occupe tout le front. Sujets syphilitiques.

STICTA PULM. — Coryza violent avec sécheresse excessive du nez, il lui semble qu'il a un tampon à la racine du nez. Aggravation le soir et au commencement de la nuit ; il se sent bien le matin, mais dans l'après-midi il recommence à se plaindre ; mieux en plein air. Douleurs dans tout le corps, les membres, la tête et les yeux. Chatouillement au larynx. Toux sèche habituellement et grasse seulement le matin, suivie alors d'une expectoration facile. Pression dans la poitrine et le ventre, pire du côté gauche. Diarrhée bilieuse.

Ce sont les symptômes avant-coureurs de la grippe elle-même, que le *Sticta pulm.* combat victorieusement. En effet, dans la pathogénésie de ce médicament on ne trouve d'écoulement nulle part, ni par le nez, ni par les bronches, on y retrouve seulement les douleurs générales de courbature, le mal de tête, la susceptibilité des yeux qui annoncent l'invasion du catarrhe.

SULPHUR. — Indiqué dans le cours de la grippe, par la céphalalgie sus-orbitaire, quand elle constitue un symptôme prédominant ; mais plus spécialement utile après la disparition des symptômes aigus ; quand on voit la maladie traîner en longueur et qu'on relève les symptômes suivants : Toux qui se montre le soir en allant au lit. Toux grasse, râle muqueux. Enrouement très-fort ou aphonie complète. Douleurs de piqûre dans la poitrine, surtout du côté gauche, soit en prenant une forte inspiration, soit après avoir toussé.

TART. EMET. — Quand la grippe est caractérisée par la prostration des forces et en même temps par des phlegmasies locales pulmonaires. La pneumonie catarrhale est essentiellement de son domaine. Pouls très-rapide.

COQUELUCHE

(Bronchite convulsive. — Catarrhe convulsif. — Toux convulsive).

Affection qui présente pour caractère principal une toux convulsive, revenant par accès, dans lesquels plusieurs mouvements d'expiration se succèdent avec une grande rapidité et sont interrompus par une inspiration longue et bruyante.

La nature contagieuse de la coqueluche ne peut pas être révoquée en doute et le premier soin doit toujours être d'éloigner les enfants des lieux infectés et d'empêcher qu'ils ne communiquent avec les malades.

Symptômes — La physionomie de la coqueluche varie d'une épidémie à une autre, et de plus, dans la même épidémie, elle n'est point la même chez tous les sujets. On rencontre dans la coqueluche plus que dans les autres maladies épidémiques des individualités morbides caractérisées par des différences essentielles et comme ces individualités seules peuvent servir à asseoir utilement le traitement, plus elles se multiplient, plus le traitement est difficile.

Toutefois on aura une idée suffisante de la coqueluche après les considérations suivantes : Au début, symptômes d'un simple catarrhe bronchique, frissons vagues, malaise, abattement, céphalalgie, éternuments, larmoiement, gonflement du nez, des yeux et même de tout le visage. La fièvre peut se déclarer, même être assez forte, continue ou sous forme d'accès. La toux est sèche, encore peu fréquente, la voix enrouée.

Cette toux insignifiante revêt bientôt une forme nouvelle qui constitue le phénomène caractéristique de la coqueluche ; elle consiste en une série non-interrompue de mouvements brusques, de petites expirations courtes et irrégulières qui se succèdent avec tant de rapidité qu'elles ne permettent pas à l'air de pénétrer dans la poitrine. La suffocation qui va toujours croissant, ferait périr le sujet si une ou plusieurs inspirations saccadées et sifflantes, produisant un bruit d'aspiration particulier, ne donnaient brusquement entrée à l'air.

Les enfants éprouvent et manifestent, quand ils sont arrivés à un certain âge, un certain pressentiment de l'accès ; douleur sourde derrière le sternum, sentiment de sécheresse, de titillation au larynx et à la trachée. Les mouvements de la poitrine s'accélèrent, deviennent irréguliers, difficiles. S'ils sont couchés, ils se réveillent en sursaut, poussent des cris et témoignent leur anxiété par des larmes ; s'ils sont levés, ils se rapprochent en courant des personnes qui les entourent ou d'une chaise pour s'en faire un appui et résister plus facilement à la contraction spasmodique dont les muscles du tronc et du cou sont affectés.

Pendant la toux, il ne pénètre pas d'air du tout dans le poumon jusqu'à l'inspiration sifflante. Immédiatement après cette première inspiration, les secousses de toux expiratoires, convulsives, recommencent, durent de 10 à 15 secondes et ainsi plusieurs fois de suite, de telle façon que l'attaque entière, depuis le début jusqu'au rétablissement de la respiration normale peut durer de 1 à 10, jusqu'à 15 minutes, avec un instant de répit entre chaque quinte. Quelquefois une quinte de toux forme à elle seule l'accès.

Aux efforts de toux, accompagnés en même temps d'efforts pour vomir, correspondent des stases circulatoires énormes. Le sang s'arrête dans l'artère pulmonaire et entraîne une dilatation du cœur droit et de tout le système veineux périphérique, ce qui s'aperçoit surtout très-bien sur les grosses veines du cou. La tête entière se colore d'un rouge violet, les yeux s'injectent et font une légère saillie, la face se gonfle et se couvre d'une sueur froide, les mouvements cardiaques deviennent faibles et inégaux, le pouls suit la même marche ; souvent l'urine et les excréments sont chassés involontairement par les violentes contractions des muscles de l'abdomen ; quelquefois aussi il en résulte des hernies et des chutes du rectum. La stase veineuse donne souvent lieu à des hémorrhagies, les plus fréquentes sont celles qui se font par la bouche et le nez. Le sang expectoré ou vomi dans ces cas en grande abondance provient-il, comme quelques-uns le pensent, du poumon ? C'est ce dont il est bien permis de douter, parce que très-souvent ces pertes de sang ne sont suivies d'aucune modification du poumon et d'aucune aggravation de l'état général et que dans un accès suivant, revenant au bout de quelques minutes, les malades rejettent un mucus tout-à-fait incolore. Or, nous savons qu'après une hémoptisie par exemple d'un individu tuberculeux, les crachats conservent pendant plusieurs jours une teinte sanguinolente. Souvent aussi, il se fait des extravasats dans la conjonctive oculaire ou dans le tissu cellulaire lâche des paupières supérieures, où le sang épanché traverse ensuite les mêmes modifications de couleur que celles qui se produisent après des lésions extérieures.

Bouchut raconte le cas d'un enfant qui aurait réellement pleuré des larmes de sang et dit, entre autres, que dans la coqueluche, les hémorrhagies deviennent quelquefois profuses au point de menacer l'existence. Je ne mets pas en doute les hémorrhagies par les oreilles, surtout lorsqu'il y a des otorrhées et des ulcérations dans le conduit auditif externe. P. Frank rapporte le cas d'une malade qui, à chaque attaque, était forcée d'éternuer plus de cent fois. Enfin, les enfants irritables peuvent tomber dans des convulsions générales. (Vogel).

Après l'accès, l'enfant peut sembler rendu à une santé parfaite, mais aussi, quelquefois, il présente des phénomènes morbides très-marqués, surtout lorsque les quintes sont longues et rapprochées, ou quand les vomissements sont trop abondants et trop répétés, ou l'état nerveux exaspéré.

L'intervalle entre chaque accès est variable; on a vu les accès se répéter toutes les dix minutes; d'autres fois, il n'y en a que quatre à cinq dans les 24 heures. Les accès reviennent plus fréquemment la nuit, le matin et le soir. Les vicissitudes atmosphériques, les écarts de régime sont également à éviter.

TRAITEMENT

ACO. NAP. — Période d'invasion, symptômes prodromiques. Toux très-sèche, sifflante. Chaque fois qu'il tousse, l'enfant porte la main à la gorge en la serrant; il témoigne ainsi de la souffrance qu'il y éprouve. — Au début de la coqueluche, les symptômes fébriles peuvent être assez marqués pour exiger *Aconit* de préférence à tout autre médicament, mais il est de précepte de ne pas insister trop longtemps sur son emploi, on perdrait un temps précieux, l'*Aconit* s'adressant exclusivement à l'élément inflammatoire et à la toux sèche. L'occasion d'*Aconit* est donc rapide et de courte durée, dans la coqueluche, mais en revanche elle se reproduit souvent. On doit recourir à *Aconit*, pendant toute la durée de la maladie, toutes les fois que les symptômes inflammatoires tendent à reparaître et surtout à prendre une prédominance marquée.

ARNICA. — L'enfant pousse des cris avant la quinte, comme s'il avait le pressentiment du mal qu'il va endurer. Toujours est-il que chaque quinte est annoncée par des cris ou un cri. — Quand les saignements par la bouche et le nez sont vraiment très-abondants. — Les enfants pleurent encore beaucoup après avoir toussé.

ARS. — Dans les coqueluches dont la durée est interminable, soit qu'elles aient été négligées, soit que les traitements par lesquels on a essayé de les combattre aient été infructueux; il arrive un moment où l'enfant tombe dans une prostration très-grande; il y a refroidissement de la surface du corps; sa face pâlit et prend un teint de cire jaune; c'est alors qu'*Ars.* peut être d'un grand secours. Chaque accès est suivi immédiatement d'une selle diarrhéique.

BELLAD. — Toux aboyante, sèche, convulsive, avec forts saignements de nez, rougeur de la face et injection de la conjonctive, signes manifestes de congestion au cerveau. L'accès est annoncé par une sensation désagréable dans l'estomac. Peu ou point d'expuition de mucus qui ne se fait jamais sans peine. Réveil à minuit par un accès de toux qui dure quelquefois une heure. Rougeur de la gorge et du palais qui sont douloureux au toucher ou pendant la déglutition.

Etat hypérémique bien caractérisé, fièvre continue ; en dehors des quintes le pouls est fréquent et plein, la paume des mains est chaude, le visage plus ou moins rouge, le sommeil agité, sans parler des quintes qui l'interrompent trop souvent.

BRYON. — L'enfant ne tousse jamais autant qu'après avoir mangé ou bu et la toux amène des vomissements d'aliments. Après *Aco.*, *Bryon* sera d'une nécessité absolue toutes les fois qu'on aura à se préoccuper d'une complication du côté du poumon ou de la plèvre. Élancements dans la poitrine, pendant la toux et en respirant profondément, dans l'intervalle des accès.

CALCAR. CARB. — Époque de la dentition, fontanelles largement ouvertes, les quintes amènent toujours des vomissements. Ronchus trachéal.

CARBO. VEG. — Si l'épidémie règne par des temps froids et humides, c'est déjà une excellente raison pour songer à ce médicament. En tout temps on peut le donner dès que la toux est caractéristique avec : Aggravation le soir, mal à la gorge en avalant, douleurs d'élancements dans la tête et la poitrine, ou dans une période plus avancée de la maladie, en cas de vomissements rebelles, quand même la toux ait perdu de sa fréquence et de son intensité. Quand après chaque quinte de toux, l'enfant semble comme épuisé, avec chaleur à la tête et au visage et la peau presque cyanosée. Accès plus forts le soir et avant minuit, ayant pour cortége ces symptômes concomitants : coryza, éternuments, yeux larmoyants, enrouement.

CAUSTIC. — La coqueluche laisse souvent après elle

une toux opiniâtre, creuse, sèche, brève, avec enrouement le matin. Toux excitée par la présence dans la gorge de mucosités adhérentes, difficiles à détacher et que l'enfant est obligé d'avaler, faute de savoir les cracher. Emission involontaire d'urine pendant la toux. Chez les enfants chétifs, *Causticum* efface la toux et relève l'ensemble de la constitution.

CHAM. — C'est l'enfance qui désigne ici le choix de *Cham*. Toux sèche, nocturne surtout; agitation; pendant le jour l'enfant ne peut pas rester en place, il faut qu'on le porte au bras constamment, ce qui paraît d'ailleurs lui procurer du soulagement; la nuit, réveils fréquents avec cris, gémissements, colère et l'accès de colère provoque immédiatement la toux. Fièvre surtout la nuit, une joue plus rouge que l'autre. Vomissements, coliques flatulentes avec ballonnement du ventre, diarrhée souvent la nuit avec selles visqueuses, verdâtres ou simplement muqueuses. Surexcitation et exaltation du système nerveux, ce qui rend l'humeur de l'enfant tout-à-fait insupportable. Chez les enfants plus avancés en âge ou chez les adultes, une grande sensibilité à la douleur est un appel à *Chamomilla*.

CHELID. MAJ. — Toux spasmodique, violente, excitée par un chatouillement dans le larynx, par une sensation de poussière dans la trachée, la gorge et derrière le sternum, qui n'est pas soulagée par la toux, avec de grands efforts amenant des larmes aux yeux. Les accès durent longtemps, se succèdent à de courts intervalles et réveillent l'enfant quand il est profondément endormi. Spasme de la glotte et expectoration muqueuse. Anxiété, respiration difficile. *Selles très-peu colorées* ou tout-à-fait *blanches*, ou d'un *jaune éclatant*, amaigrissement rapide. Aggravation de la toux le matin, aggravation en plein air; soulagement dans l'appartement.

CINA. — Applicable surtout aux enfants qui ont des vers intestinaux, mais en dehors des symptômes vermineux, tels que: prurit dans le nez qui force l'enfant à se frotter incessamment, prurit à l'anus, appétit vorace et douleurs soudaines dans le ventre; ce médicament se trouve encore indiqué par des convulsions ou la roideur de tout le corps, pendant ou immédiatement après la quinte de toux. Le corps de l'enfant devient raide tout d'un coup. Saignement de nez. Après la toux un bruit de *glou-glou* est souvent entendu de la gorge dans l'estomac, comme si l'on versait un liquide dans une bouteille. Fréquemment après la quinte, crise d'éternùments et de gémissements. Accès débutant par des vomissements et avec pâleur du visage.

COCCUS CACTI. — Toux sèche, brève, avec des éternuments tout le jour. Toux violente avec des efforts de vomissements et expectoration abondante de mucosités épaisses, visqueuses, ressemblant à de l'albumine. Cette expectoration a plutôt lieu le soir, la toux étant le plus ordinairement sèche pendant le jour. Toux nocturne qui réveille et ne laisse plus dormir. Chatouillement à la partie supérieure du larynx; une quinte arrive toujours à onze heures du soir, avec coloration vive du visage et congestion à la tête.— Toux qui se prolonge après la coqueluche.

COFFEA. — Est susceptible de rendre des services comme intercurrent, chez des enfants très-irritables, très-nerveux, tourmentés par l'agitation et l'insomnie, *sans aucun trouble dans les fonctions digestives.*

CONI. MAC. — D'une utilité plus grande chez les scrofuleux. Les quintes de toux arrivent plus particulièrement la nuit, et sont généralement suivies de vomissements amenant des mucosités mêlées à des aliments. Les enfants se plaignent d'une douleur dans le ventre en toussant.

CORALL. RUB. — Les quintes sont si violentes que les enfants en perdent la respiration et que leur visage en devient pourpre et noir. Toux spasmodique, brève, saccadée. Suffocation avant l'accès et grand épuisement après; particulièrement indiqué par l'aggravation du matin.

CUPRUM ACET. — Toux avec accès répétés et prolongés de suffocation pendant lesquels l'enfant est raide et perd connaissance. Serrement spasmodique de la poitrine; convulsions à la place de la toux et la convulsion cesse quand l'accès de toux arrive. Perte de connaissance après chaque quinte. Arrêt de la respiration pendant la toux. Bleuissement de la face et des lèvres. Après la toux, vomissements, râles muqueux ou sifflement dans la poitrine, hors le temps des spasmes convulsifs. Soulagement par quelques gorgées d'eau froide. Après l'accès, l'enfant exprime le désir de boire de l'eau froide. Assoupissement entre les accès. — J'ai sous les yeux une note qui me rappelle la guérison rapide, par une seule dose de *Cupr. ac.* 30, d'un enfant de vingt mois qui souffrait depuis plusieurs mois de la coqueluche, et dont on désespérait, malgré les soins fort assidus de plusieurs médecins de l'École officielle. Les symptômes prédominants étaient : coloration vive du visage, bleuissement des lèvres et du tour de la bouche pendant l'accès ; respiration sifflante et rapide avec gémissements. Ronchus bronchique très-accentué ; sommeil agité et troublé par des sursauts. — Pleurs et grand épuisement après chaque crise.

DROSERA. — Hahnemann avait tellement exalté ce médicament que nous avons tous eu des déceptions à son sujet dans le traitement de la coqueluche. On avait trop étendu ou mal précisé sa sphère d'action. Aujourd'hui, mieux avisés, nous pouvons assurer le succès de *Drosera* dans les cas suivants : Toux brève, rapide, précipitée, par quintes violentes, qui se répètent assez souvent avec menaces de suffocation. Douleur au bas des côtes en toussant, l'enfant porte la main au point douloureux. Bruit perçant et caractéristique de la coqueluche pendant l'inspiration et après chaque quinte de toux, *vomissement d'aliments d'abord*, et après les aliments, de mucosités filandreuses. Les accès de toux ne cessent que quand l'enfant a craché ou vomi un peu de mucosités. Saignement par le nez et par la bouche. L'enfant s'agite parce que le mouvement le soulage. Peu ou point de fièvre, ou s'il y a de la fièvre, elle se montre par accès réguliers de frissons et de chaleur. Soif après le frisson. Sueur chaude dans la nuit. Face violacée seulement pendant l'accès de toux. La toux s'exaspère à la chaleur du lit, les accès les plus violents viennent après minuit.

Après les vomissements fréquents, ce qu'on observe le

plus souvent dans les cas de *Drosera* , ce sont des crachats striés de sang. Pas d'appétit. Constipation. Tristesse.

DULCAM. — S'il est bien certain que l'invasion ait eu lieu par un temps humide et après avoir souffert du froid. Toux grasse dès son apparition, avec expectoration abondante et facile de mucosités peu épaisses. Enrouement.

FERRUM. — La toux ne manque jamais d'arriver aussitôt après le repas et l'enfant vomit tout ce qu'il a mangé et bu. Les vomissements s'arrêtent en continuant à manger. Le soir la toux est sèche, grasse le matin.

HELLEB. NIG. — Quand à la coqueluche viennent se surajouter des symptômes de congestion cérébrale caractérisée par le sommeil, avec les yeux à demi ouverts ; plus particulièrement indiqué au moment de la dentition, ou chez les constitutions faibles et délicates.

HEPAR SULPH. — Toux croupale, mêlée à la toux de la coqueluche ; toux grasse, la voix est enrouée. Les hémorrhagies par le nez et par la bouche sont excessivement abondantes, et c'est après la toux, quand la toux est sèche, qu'on la voit arriver. La toux est pire le matin ; toux avec menaces de suffocation. Après les quintes, vomissements, et l'enfant pleure abondamment.

HYOSCY. — On ne peut coucher l'enfant sans que la toux arrive aussitôt, pis que jamais, et la toux cesse aussitôt qu'il est remis sur son séant. Toux sèche, spasmodique, par accès violents, surtout la nuit, avec respiration difficile, menaces de suffocation, le regard fixe, le visage injecté.

IOD. — Si la toux est excitée par un chatouillement insupportable dans les bronches, avec angoisse très-pénible avant les accès ; grande lassitude et amaigrissement.

IPECA.—Toux sèche accompagnée de beaucoup d'angoisses, de suffocation. Au moment de la quinte, étranglement, le corps se roidit et le visage est rouge ou violacé. A chaque inspiration, il semble qu'il va y avoir une nouvelle quinte. Saignement du nez. On entend beaucoup de mucosités dans les bronches. Aggravation après minuit jusqu'au matin. Tendance à la diarrhée, selles molles ou diarrhéiques la nuit.

KALI BICHR. — Toux suffocante avec sécrétion de mucosités épaisses, filandreuses, difficiles à détacher et qui adhèrent à la gorge, à l'intérieur de la bouche et aux lèvres.

KALI CARB. — Gonflement œdémateux de la paupière supérieure formant comme un bourrelet au-dessus de l'œil. Bœnninghausen fut frappé de la constance de ce symptôme dans une épidémie de coqueluche, il l'interpréta comme le signe particulier du génie de l'épidémie et il en tira l'indication de *Kali carb.* Ses malades guérirent en effet, preuve nouvelle ajoutée à tant d'autres que pour arriver au choix exact du remède, on ne saurait, dans tous les cas, étudier trop minutieusement les rapports de ressemblance entre le malade et le médicament. — Les quintes viennent surtout après minuit, vers trois heures du matin ou au commencement de la journée, amenant le vomissement des aliments pris la veille au soir.

KALI HYD. — Coqueluche devenue chronique. L'enfant dépérit. Diarrhée aqueuse, lègèrement colorée.

LACH. — L'enfant ne se réveille pas autrement qu'en étant en proie à une quinte de toux ; il est faible et présente tous les caractères d'une grande prostration.

LEDUM PAL. — Toux spasmodique creuse, ébranlante. Toux précédée d'un arrêt de la respiration. Après la toux, l'enfant chancèle comme si la tête était vertigineuse. Contractions spasmodiques du diaphragme qui rendent la respiration plus fréquente et analogue à celle qui accompagne de violents sanglots. Pendant la toux, il se fait parfois une expectoration de sang rouge vif.

Attaque qui commence par une raideur tétanique avec courbure du corps en arrière (opisthotonos) et suivie d'une quinte de toux très-violente, avec expectoration d'un sang clair, écumeux.

MAGN. MUR. — Une complication fâcheuse de la coqueluche est le manque d'appétit, parce que l'enfant privé de nourriture s'affaiblit et présente chaque jour moins de résistance à la maladie. Si le manque absolu d'appétit s'ac-

compagne d'une langue nette, nul médicament n'est préférable, même dans la période convulsive.

MEPHIT. PUT. — Accès de toux toutes les deux
heures, jour et nuit, et généralement aggravation la nuit ;
sensation d'excoriation dans la poitrine ; vomissement après
chaque quinte. Chaleur, excoriation au gosier, enrouement.
Ronchus bronchique pendant la toux. Fièvre légère le jour,
plus forte la nuit. Selles molles. Yeux injectés de sang.

MERC. SOL. — Toux nocturne, sueur abondante la
nuit. La toux offre cette particularité que deux quintes surviennent ordinairement l'une après l'autre à un très-court
intervalle, l'enfant étant en parfait repos pendant cet intervalle. Saignement de nez abondant pendant la toux et
chaque fois qu'il y a un accès de toux. Coryza fluent et l'écoulement du nez est aqueux et un peu âcre. Grande susceptibilité nerveuse ; symptômes qui annoncent la présence des vers
intestinaux. Pendant les accès de toux, diarrhée verte
comme des épinards, qui s'échappe involontairement.

MEZER. — Quand les accès sont surtout fréquents et
intenses la nuit, en étant couché. Chez les enfants scrofuleux
qui portent des glandes engorgées, ou mieux, des maladies
des os.

NARCISSUS. — Le *Narcisse des prés* qui, d'après Orfila,
est un poison agissant spécialement sur le système nerveux
et sur la membrane interne de l'estomac dont il détermine
l'inflammation, lors même qu'on s'en tient à son application
sur des plaies ou sur le tissu cellulaire d'un membre, a été
employé *avec succès* dans la coqueluche ; c'est incontestable,
le fait est proclamé par un trop grand nombre d'observateurs
dignes de foi, pour que personne puisse le révoquer en doute.
Il nous reste à souhaiter, à élaborer une pathogénésie qui
nous permettra d'individualiser les cas dans lesquels ce médicament doit se montrer utile. Jusqu'ici, faute d'avoir su
consigner d'une manière convenable les trésors de l'expérience, tout ce que nous pouvons en dire se résume à peu
près à ce qu'en savait Plutarque : *Il endort les nerfs* ; c'est donc
dans la période convulsive qu'il est applicable exclusivement.

Mais, à propos de *Narcisse*, je crois utile de consigner une leçon que nous a laissé un grand médecin et qu'il importe à tous de ne pas laisser oublier. Ce grand médecin, c'est Laënnec. J'ai obtenu, dit-il, par le *Narcisse de prés*, des guérisons de coqueluche *avec une rapidité surprenante, en cinq ou six jours*. — J'ai souvent entendu répéter aux gens du monde par des médecins qui se posaient en continuateurs de Laënnec par les soins affectés qu'ils mettaient à ausculter leurs malades, que l'homœopathie était absurde de prétendre enrayer les maladies ; que les maladies avaient leur terme comme la grossesse (je cite textuellement malgré la pauvreté du raisonnement) et que dans l'un et l'autre cas il fallait savoir attendre. Que ces médecins apprennent à mieux connaître tout l'enseignement de leur maître favori, ils sauront de lui que la coqueluche peut être guérie en cinq ou six jours ; c'est-à-dire qu'une maladie, quand elle est attaquée par son spécifique, cesse immédiatement sans être retenue par le développement et l'accroissement qu'elle aurait eu à subir si elle avait été livrée à sa marche naturelle.

NUX VOM.—Toux sèche se manifestant après minuit jusqu'au matin, avec vomissements, angoisse, accès de suffocation et la face colorée fortement. Hémorrhagie par le nez et par la bouche. Constipation. Pendant l'accès douleur à l'ombilic comme si on le déchirait en pièces.

OPIUM.— Symptômes de congestion au cœur. Stupeur. Transpiration chaude ; respiration irrégulière avec grande angoisse. Constipation.

PHOSPH. — Enrouement ; perte presque totale de la voix par l'effet de la toux. Complication pulmonaire. Râles muqueux, respiration courte, grande faiblesse. Assoupissement, soif et diarrhée.

PULS. NIG. — Toux très-grasse dès le début, qui se fait entendre surtout la nuit. Toux qui s'accompagne de pleurs, d'éternuments, de coryza fluent sans âcreté, avec perte du goût et de l'odorat. Léger enrouement et tendance au vomissement après la toux. Vomissements d'aliments ou vomissements exclusivement muqueux. Diarrhée parfois surtout la nuit. Absence de soif, frissonnement constant plus marqué le soir. Selles visqueuses.

SEPIA. — Toux jour et nuit, mais principalement le matin, avec efforts de vomissements et perte complète de la respiration ; la toux vient par quintes qui se succèdent rapidement et ce n'est qu'après que la poitrine a été horriblement secouée qu'arrivent les nausées et les vomissements qui amènent le rejet de mucosités plus ou moins abondantes. Soif ardente, fièvre, insomnie.

Plus de doute si l'enfant porte aux plis des jointures, au cou, aux oreilles, des rougeurs, des écorchures, qui laissent suinter une sérosité de mauvaise odeur.

SQUILLA MAR. — Toux caractéristique de la coqueluche avec accès d'une intensité légère pendant le jour, mais chaque nuit, entre onze heures du soir et trois heures du matin, attaque subite de suffocation extrêmement pénible, perte de respiration ; l'enfant se soulève sur la pointe des pieds, se renverse en arrière comme s'il allait étouffer ; peu à peu la respiration revient avec sifflement dans l'inspiration ; un second accès survient plus léger que le premier et le reste de la nuit est relativement assez paisible. Si l'enfant boit de l'eau froide, en si petite quantité que ce soit, la toux revient aussitôt et avec violence ; le contraire de ce qui arrive sous l'influence de *Cuprum*.

STRAMON. — Toux sèche, spasmodique, convulsive. Les accès arrivent plus particulièrement le soir et laissent l'enfant dans un épuisement complet. C'est la forme convulsive qui fait l'indication principale de ce médicament ; à la violence des quintes s'ajoutent des mouvements spasmodiques violents des extrémités ; presque toujours les convulsions se croisent du bras gauche au pied droit et *vice-versâ*. Et puis après, la tête est attaquée ou seulement les muscles des mâchoires, de la lèvre inférieure sont convulsés. Roulement des yeux. Agitation, tremblement des mains. Grande rougeur de la face, yeux étincelants, soif vive.

SULPH. — La coqueluche menace de s'éterniser par des rechutes fréquentes que l'on est en peine de rattacher à une cause quelconque, parce que l'enfant est surveillé et soigné ; la cause de ces récidives réside dans une prédisposition particulière déterminée par une infection psorique, scrofuleuse, et c'est pourquoi *Sulph.* en est le meilleur remède. J'ai souvent vu des quintes de toux qui avaient résisté aux remèdes les mieux appropriés céder à *Sulph.* comme par enchantement. Un signe particulier à *Sulph.* est encore une inclination constante à tousser, mais la toux avorte le plus souvent, le patient n'arrivant pas à tousser hautement et librement.

On a eu l'idée d'employer *Sulph.* à titre de préventif, dans certaines épidémies, et des médecins dignes de foi assurent avoir eu à s'en louer.

TABACUM. — Hoquet violent après la quinte.

TART. EMET. — Quintes de toux très-fréquentes et très-fatigantes, avec le timbre caractéristique bien connu. Expectoration presque nulle quoique la sécrétion bronchique soit abondante. Ce râle muqueux que l'on entend continuellement dans la poitrine est si fort, que la main appliquée sur le dos entre les épaules, perçoit très-manifestement les vibrations qu'il provoque. Vomissements fréquents après les repas, mais les vomissements ne ramènent que les aliments, sans procurer aucun soulagement. Respiration courte et accélérée.

L'enfant, faible et épuisé après ses quintes, tombe souvent dans une sorte de coma d'où on ne le retire qu'avec peine et qui n'est interrompu que par un nouvel accès de toux. La langue est couverte d'un enduit épais. Diminution de l'appétit.

Si l'enfant est encore au sein, la succion est souvent empêchée par la gêne de la respiration ; il vomit le lait, au milieu de ses quintes violentes.

La diarrhée avec des envies de vomir sont encore des indications spéciales de *Tart. emet.*

VERAT. ALB. — Chez les enfants très-faibles, minés par une fièvre lente, dont le pouls est accéléré, petit et mou, le visage pâle, le regard éteint, qui après chaque quinte de toux tombent dans un état complet d'épuisement, le front couvert de sueur froide. Pendant la quinte de toux l'urine s'échappe involontairement. Eruption miliaire par tout le corps ou seulement à la face et sur les mains.

Chez les adultes aussi bien que chez les enfants, *Verat. alb.* guérit les quintes violentes qui vont jusqu'au péril de suffocation et après lesquelles le malade tombe comme foudroyé.

ASTHME

Affection d'origine constitutionnelle, caractérisée par la difficulté de respirer, avec convulsions des muscles respirateurs, revenant sous forme d'accès ordinaires, irréguliers et accompagnés de l'accélération du pouls, comme dans les maladies nerveuses, mais non de fièvre.

L'Asthme peut exister avec intégrité parfaite des appareils respiratoires et circulatoires dans l'intervalle des accès, on le désigne alors sous le nom d'*Asthme essentiel*, mais souvent il se lie à diverses affections appréciables du poumon, du cœur, des gros vaisseaux, des enveloppes de ces viscères, et prend alors le nom d'*Asthme symptomatique* ou *consécutif*.

Le caractère essentiel de l'Asthme est de se présenter sous forme d'accès qui peuvent seuls faire reconnaître la maladie. Les accès arrivent le jour quelquefois, mais en général la nuit, de dix heures du soir à dix heures du matin. Leur invasion peut être instantanée, ou précédée de phénomènes précurseurs, comme une grande oppression ou une plénitude vers le creux de l'estomac, des hypocondres et beaucoup de gaz.

Symptômes.— Si le malade est couché, il se lève aussitôt et se tient sur son séant. Gêne et constriction très-forte dans toute la poitrine ; tout d'abord, la respiration s'embarrasse et devient sifflante ou ronflante ; l'inspiration est beaucoup plus difficile que l'expiration. Tous les muscles qui servent à l'accomplissement des phénomènes mécaniques de la respiration, entrent dans un véritable état de convulsion, les épaules s'élèvent, la tête est redressée violemment, portée en avant ou renversée en arrière. Les inspirations sont brusques, subitement interrompues et répétées à de courts intervalles ; anxiété extrême, crainte de succomber à chaque instant. Toux brève, sèche, fréquente, interrompue ; le malade ne peut ni tousser, ni cracher, ni éternuer, ni parler librement ; les yeux sont saillants, le visage est pâle, livide et tuméfié parce que le sang stagne dans les vaisseaux ; le corps est recouvert d'une sueur froide et abondante, les mains et les pieds sont froids ; quelquefois, surviennent des vomissements de bile ou d'aliments, le pouls d'abord un peu fréquent, plus petit, plus serré, acquiert du développement à la fin de l'accès.

Si l'Asthme est *essentiel*, c'est-à-dire consistant unique-. ment en un simple trouble fonctionnel du système nerveux, l'accès une fois passé, le malade semble guéri, après trois ou quatre heures ; mais dans l'asthme symptomatique, l'intermittence des accès n'est pas complète, le malade continue à souffrir, et indépendamment des symptômes qui sont sous la dépendance des organes compromis, il conserve plus longtemps des tracces du passage de l'accès. Douleur dans les hypocondres et vers l'insertion du diaphragme, de la gêne dans l'épigastre et une certaine difficulté à respirer.

Anciennement, on confondait sous le nom d'asthme toutes les dyspnées continues ou intermittentes, c'était une faute de diagnostic ; on ne doit pas évidemment appeler du même nom deux états morbides qui se différencient les uns par l'absence de toute lésion appréciable, les autres par la présence de lésions graves dans les organes les plus importants. Mais au point de vue clinique, les subtilités diagnostiques perdent singulièrement de leur importance ; qu'il y ait ou non complication du côté du cœur, du poumon et des bronches, l'indication première à remplir pour le soulagement des malades n'est-elle pas de combattre la *respiration difficile et fréquente, provoquant la convulsion des muscles respirateurs ?* Or, le remède contre la respiration *difficile et fréquente*, etc., sera le même toutes les fois qu'il y aura rapports de ressemblance entre le médicament et les symptômes apparents de la maladie. Donc, nous comprendrons dans le traitement de l'asthme tous les médicaments qui sont susceptibles de produire des altérations de la respiration et qui, pour cela même, combattent avec succès ces cas pathologiques ; je laisse au médecin le soin d'établir son diagnostic ; je ne me propose dans ce travail qu'un but, celui de lui faciliter le traitement et de lui procurer le plus commodément possible les moyens de soulager et de guérir.

TRAITEMENT

ACO. NAP. — Accès qui surprennent ordinairement dans le sommeil, et insomnie après minuit. Dyspnée avec impossibilité de respirer profondément ; inquiétude, agitation, peur de mourir ; pouls plein, dur et fréquent. Congestion à la tête, à la poitrine ; vertige, rougeur de la face, toux sèche et brève, après l'accès il se fait une expectoration de crachats muqueux ou jaunes ou striés de sang.

Chez les enfants, spécialement quand ils toussent la nuit avec spasmes et menaces de suffocation ou avec congestion à la tête et vertige. A tout âge, conditions pléthoriques, sujets impressionnables, après une éruption aiguë subitement effacée, après un refroidissement par un temps sec, au printemps surtout, ou bien encore quand une émotion morale en est la cause.

ALUMINA. — Respiration bruyante, oppression toujours aggravée par la toux ; chaque matin, accès de toux sèche qui dure longtemps et qui se termine par l'expuition d'un peu de mucosités blanches qui ne sortent qu'avec beaucoup de peine.

AMBRA. GRIS. — Asthme sec chez les vieillards, surtout lorsqu'il y a pression dans le côté gauche de la poitrine et que cette pression s'étend dans la région du cœur, au dos et jusque entre les deux épaules, avec palpitations, angoisse et gêne de la respiration. S'est encore montré efficace chez les enfants scrofuleux.

AMMON. CARB. — Etat asthmatique qui se déclare presque chaque soir, avec des palpitations de cœur très-fréquentes. Œdême considérable des pieds. L'accès dure jusqu'à minuit. Soulagement par l'air froid. Les palpitations qui se faisaient sentir vivement avant et pendant l'accès, persistent après. Souvent, point douloureux au cœur.

AMMON. CAUSTI. — Il est enseigné que les vapeurs ammoniacales aspirées dans les voies respiratoires, excitent la muqueuse laryngo-bronchique, causent du malaise et un spasme glottique pouvant aller jusqu'à la suffocation, le tout suivi d'un flot de mucus liquide. (Gubler. *Comm. thérap. du Codex méd.*)

L'Ecole homœopathique a précisé davantage l'action élective, dynamique, de l'ammoniaque caustique sur les organes respiratoires, et nous savons aujourd'hui qu'elle se traduit par les symptômes suivants: Grande oppression, manque d'air. Besoin de respirer profondément. Respiration fréquente, pénible, stertoreuse. Toux et expectoration de matières muqueuses. Voix basse, faible. (Roth. *Revue de la Méd. spéc.*)

Il n'en faut pas davantage pour espérer des résultats heureux de ce médicament dans le traitement de certaines formes de l'asthme essentiel ou catarrhal. En effet, je l'ai employé bien souvent et je m'en suis bien trouvé dans des cas où la suffocation était arrivée à son plus haut paroxysme, par le spasme bronchique, avec sécrétion de mucosités très-visqueuses, râles sibilants, et menaces de paralysie pulmonaire.

Il y a vingt-cinq ans à peu près, qu'il se fit à Paris un certain bruit provoqué, je ne dirai pas par la guérison, mais par le soulagement immédiat, par l'ammoniaque caustique, chez un grand personnage, asthmatique depuis longues années, et qui avait inutilement épuisé toutes les ressources de l'Ecole officielle.

Ce soulagement avait été obtenu par un médecin fan-
taisiste que j'ai bien connu : Ducros, de Marseille.

Comment Ducros était-il arrivé à recourir à l'ammoniaque liquide dans le traitement de diverses affections de
l'appareil respiratoire? Par le hazard. Le hazard fit toute sa
fortune éphémère, comme il avait seul amené le succès si
hautement apprécié par sa presque royale patiente. Son idée
fixe, du commencement à la fin, était de produire une révulsion profonde, et, comme lieu d'élection, il avait choisi la
partie supérieure du pharynx. Or, il commença par cautériser
par le nitrate acide de mercure. — Je parle de ses premières
tentatives, parfaitement certain de ce que je dis. — On
devine les résultats, désastreux; alors, il descendit l'échelle
des caustiques et finit par ne plus cautériser, quoiqu'il
exaltât toujours sa cautérisation *retro-pharyngienne*. Ce fut
quand il ne cautérisa plus qu'il commença à obtenir quelques
succès. Toutes ses manœuvres dernières aboutissaient à
toucher légèrement avec un pinceau trempé dans de l'ammoniaque atténuée, la partie postérieure et supérieure du
pharynx. Ce pinceau ne faisait pas autre chose qu'impressionner la malade avec la substance médicamenteuse qui, à
l'état sain, était susceptible de produire des symptômes
objectifs parfaitement semblables aux symptômes du sujet, en
d'autres termes, c'était de l'homœopathie grossièrement faite,
mais c'était de l'homœopathie, et à l'homœopathicité seule
du médicament se rapportaient les succès obtenus. Je voulus
éclairer Ducros sur la valeur prétendue de sa fameuse cautérisation *retro-pharyngienne*, nos rapports d'alors m'y auto-
risaient, mais il ne voulut pas m'entendre, mes éclaircisse-
ments furent écartés par les rayons de sa gloire naissante,
qui dura presque autant que lui, parce que le choléra l'enleva
bientôt, à Paris, et sa cautérisation *retro-pharyngienne* est
morte avec lui, laissant après elle, ce qui constitue son plus
grand mérite, une preuve nouvelle de la spécificité de l'ammoniaque caustique, dans certaines formes d'asthmes.

M. le docteur Jaccoud, dans son traité de *Pathologie
interne* (tome 1, page 818), ne fait pas à Ducros l'honneur de

le citer, mais il parle de la « pratique *empirique* qui consiste à toucher le fond de la gorge avec de l'ammoniaque liquide et il la juge très-sévèrement. « Par cela même que nous sommes renseignés aujourd'hui sur le mode d'action de ce moyen, je n'oserais y avoir recours ; la partie est trop chanceuse, et la vie du malade peut en être l'enjeu. Il se peut, en effet, que chez des individus particulièrement impressionnables, cette excitation produise sur le bulbe (foyer du trijumeau et du pneumo-gastrique), les mêmes effets que l'excitation expérimentale *forte* du nerf vague ou du laryngé supérieur, et qu'une suffocation momentanée ou définitive en soit la conséquence. *Je ne signale cette opération que pour la proscrire d'une manière absolue.* » Il serait difficile de formuler une condamnation plus sévère et plus précise, en des termes plus clairs et plus accentués, et pourtant il est à remarquer que dans l'esprit de l'auteur, toute la répulsion est pour le procédé Ducros et qu'il lui reste des sympathies pour le médicament, puisque après l'explosion de son courroux : « Je ne signale cette opération que pour la proscrire d'une manière absolue. » Il ajoute immédiatement : « On peut d'ailleurs utiliser *sans danger* les vapeurs ammoniacales, en plaçant à une petite distance du malade un bol contenant une ou deux cuillerées d'alcali volatil. »

Après avoir apprécié Ducros à sa juste valeur, je discuterai l'appréciation du docteur Jaccoud, pour lui donner sa véritable signification. Et d'abord *empirique* la pratique qui consiste à toucher le fond de la gorge avec de l'ammoniaque liquide. Pourquoi ce mot ? Cette pratique est singulièrement et malheureusement localisée sur un point délicat, mais elle n'est pas empirique, puisque M. le docteur Jaccoud se charge de rappeler la raison physiologique, dans les mêmes termes que ceux que Ducros avait l'habitude d'employer dans ses dissertations, qui n'étaient ni rares, ni abrégées, *modifier rigoureusement, par excitation centripète l'innervation du mésocéphale* ; puisque l'explication est si proche et *si décisive*, l'empirisme n'a pas à figurer ici, mais ce n'est pas tout, « on peut utiliser sans danger les vapeurs ammoniacales. » Ceci peut-il vouloir dire autre chose que l'ammoniaque peut être utile et qu'il importe seulement de dégager son utilité du procédé dangereux qui peut avoir pour conséquence une suffocation momentanée ou *définitive*. (Aggravation homœopathique.)

Ramenée à ces termes, la question est jugée. Réprobation de la méthode Ducros, acceptation de l'ammoniaque liquide dans le traitement de l'asthme. M. Jaccoud et moi, nous sommes d'accord.

ARGENT. MET. — Accès dans l'après-midi, sueur sur toute la partie supérieure du corps. Urines fréquentes et rendues chaque fois en abondance. Crachats copieux et continus, la sécrétion ne s'arrête pas un instant.

ARNICA. — En dehors du traumatisme qui ne figure guère dans l'étiologie de l'asthme, des douleurs de *meurtrissure*, des douleurs contusives ressenties dans l'épaisseur des parois de la poitrine, indiquent *Arnica*, quand il s'y mêle surtout des points douloureux au cœur, avec besoin de mouvement et insomnie avant minuit, en regard d'*Aconit*, qui porte insomnie après minuit.

ARS. — *Emphysème pulmonaire*. — Dyspnée au plus haut degré, avec suffocation excessive, grande anxiété et agitation, face cyanosée, ou au moins pâle, froide et couverte de sueur froide, toujours pire à minuit ou peu après. Prostration, grande faiblesse après les accès. Tendance à l'infiltration des pieds. Œdème des poumons. Accès nocturnes de suffocation accompagnée de crainte de la mort. Constriction de la poitrine et de la gorge, douleur de brûlure dans la poitrine. — Palpitations qui obligent à se mettre sur son séant et à pencher le haut du corps en avant. Amélioration quand surviennent la toux et l'expectoration. Dyspnée, étouffements allant jusqu'à la suffocation, à la suite d'un refroidissement. — Dans tous les cas d'asthme aigu ou chronique, avec amas de sécrétions bronchiques et expectoration muqueuse abondante. La toux est suivie d'une aggravation dans la difficulté de la respiration, mais l'expectoration soulage ; respiration difficile après le repas. Oppression et manque de respiration rendus intolérables par le mouvement, la marche. Constriction de la poitrine et de la gorge, le plus léger effort provoque un accès de suffocation. La dyspnée est aggravée par la chaleur de l'appartement. — Les accès se renouvellent par le mauvais temps et à chaque changement de température. Le malade a soif, mais il boit peu à la fois. — Les accès de suffocation arrivent particulièrement la nuit ou le soir; l'accès qui commence le soir dure jusqu'à minuit, mais ne va guère au-delà. Le malade est ordinairement pire la nuit.

Hypertrophie du cœur. — Infiltration des jambes et des pieds.

Utile chez les vieillards affectés de catarrhe chronique, ou après suppression d'hémorrhoïdes fluentes.—Antécédents dartreux.

ARUM TRIPH. — Accès de suffocation greffés sur catarrhe pulmonaire chronique et soulagés en provoquant l'expectoration. Toux grasse. Plus particulièrement utile chez les vieillards et les enfants. Forte accumulation de mucosités dans les bronches. Voix incertaine, tantôt basse, tantôt haute.

ASPARAG. OFF. — Ils ne sont peut-être pas asthmatiques dans la vraie acception du mot, les pauvres malades dont il va être question , puisqu'ils n'ont pas le bénéfice du repos que les accès d'asthme laissent entr'eux, mais ils n'en trouveront pas moins leur place ici, puisque la dyspnée et l'oppression sont les caractéristiques de leur triste situation.

Asparag. est une précieuse ressource, toutes les fois qu'à une grande angoisse précordiale accompagnée d'élancements dans la région du cœur avec battements irréguliers et précipités, se mêlent de l'oppression, une respiration pénible, surtout par le mouvement et en montant les escaliers. Ce n'est pas l'état du cœur qui, seul, isolément, indiquerait *Asparagus*, l'indication se tire de l'existence simultanée de ces souffrances cardiaques avec le catarrhe bronchique. Toux fatigante, quinteuse parfois, avec oppression et expectoration abondante. Obligation de rester assis, la nuit, dans son lit, par étouffement que renouvelle la position horizontale. Elancements dans l'inspiration dans diverses parties de la poitrine et principalement sous l'omoplate gauche.

AURUM FOL. — Accès du matin pendant lesquels la face devient cyanosée ; chez les sujets qui ont subi des traitements mercuriels de la vieille Ecole et qui sont ainsi saturés de mercure. — Alopécie. — Aggravation par les temps humides et en respirant un air trop chaud.

BARYTA CARB. ou **MURIAT.** — N'oublions pas les préférences marquées de ces médicaments pour les vieillards quelle que soit la forme que revêtent leurs misères physiques ; ils ont, de plus, trop d'affinité pour les organes respiratoires, comme nous l'avons constaté à propos du catarrhe, pour ne pas se montrer utiles dans certaines affections asthmatiques. Oppression, toux. Gêne de la respiration et haleine courte avec sensation de plénitude dans la poitrine. Enrouement et extinction de la voix par accumulation de mucosités visqueuses et adhérentes dans la gorge et la poitrine. Les personnes chargées d'embonpoint sont plus spécialement désignées pour *Baryta*. Aggravation par le temps humide et l'air trop chaud.

BELLAD. — Accès dans l'après-midi ou le soir. Sujets pléthoriques, en opposition de l'*Arsenic* qui convient mieux aux anémiques. Respiration anxieuse et gémissante, tantôt profonde, tantôt courte et précipitée. Constriction douloureuse du larynx et de la gorge, avec danger de suffocation et quelquefois perte de connaissance. Toux sèche, convulsive la nuit. Peu de crachats. La dyspnée et le resserrement de la poitrine sont exaspérés par le mouvement. Agitation continuelle, avec tendance de congestion à la tête, rougeur de la face. Déchirements sous le sternum. Amélioration en portant la tête en arrière et en retenant la respiration.

Bellad. agit mieux chez les enfants et les femmes sujettes aux spasmes, avec oppression, de caractère irritable et dans la menopause.

BRYON. — Accès le soir ou par un temps brumeux.

Toux fréquente qui occasionne des douleurs au rebord des fausses-côtes. Elancements dans la poitrine en toussant, ou en faisant une inspiration profonde, ou en remuant les bras et le tronc. Difficulté de la respiration par la parole et par le plus léger mouvement. Les crachats sont d'abord écumeux, puis épais et glutineux, leur rejet occasionne souvent des vomissements. Le malade est ordinairement obligé de rester couché sur le dos. il est mal à l'aise sur le côté gauche et encore plus mal sur le côté droit. Amélioration par l'air frais et en buvant de l'eau froide.

CACTUS GRAND. — Difficulté de respirer. Oppression continuelle et inquiétante comme si la poitrine, serrée par une main de fer, ne pouvait se dilater assez pour respirer. Accès périodique de suffocation avec défaillance, sueur froide au visage et abaissement du pouls. Asthme par congestion pulmonaire avec sensation au cœur comme s'il était comprimé. Douleur gravative, profonde, dans la région du cœur ; douleur pongitive, très-aiguë au cœur, qui coupe la respiration. Palpitations de cœur continues le jour et la nuit. Serrement douloureux de la poitrine au bas comme au sommet. Dans la journée, les souffrances s'atténuent un peu, mais le soir les mêmes angoisses recommencent.

CALC. CARB. — Asthme chronique chez les sujets à diathèse scrofuleuse, avec accès de suffocation de bonne heure, le matin, sans rigidité des muscles et presque toujours avec la sensation comme s'il avait avalé de la poussière. Toux sèche, fréquente, pire la nuit, — préférence marquée pour l'asthme des maçons, des cantonniers.

CAMPHOROSMA. — Asthme sec et convulsif. Accès très-intenses. Chez les catarrheux qui, en outre de leur dyspnée habituelle avec respiration plus ou moins sibilante, sont pris de temps en temps de crises, durant plusieurs jours et caractérisées par un accès de suffocation avec toux et abondante expectoration aqueuse et spumeuse. Spasmes de tous les muscles qui servent à la respiration et anxiété thoracique. D'un bon effet dans les métastases goutteuses et rhumatismales sur les organes de la respiration. Constitutions affaiblies.

CANNABIS. — Accès qui oblige le malade à se tenir debout devant une croisée ouverte, le corps penché en avant, c'est la seule manière pour lui d'éviter la suffocation. Il fait de grands efforts avec les muscles des parois abdominales pour aider la respiration. Cet état se manifeste presque toujours avant minuit en étant couché. Douleur de tension et de pression sur le milieu du sternum qui est douloureux au toucher. Elancements sur les côtes qui s'améliorent en penchant le corps en avant. Elancements entre les épaules qui augmentent après le repas et qui se calment par le repos, étant assis. Anxiété précordiale, palpitations très-fortes. Elancements au cœur. *Hypertrophie du cœur.* Toux avec crachats verdâtres et visqueux. Ne pouvant rejeter les crachats, il les avale. Tussiculation occasionnée par une irritation à la fossette du cou.

CAPSIC. ANN. — Accès provoqué par le mouvement, pire en marchant et en montant l'escalier. Inspiration sifflante, obstruction des bronches ; dyspnée constante avec oppression qui semble partir de la biffurcation des bronches, soulagée par la toux. Râle sibilant plus marqué en arrière et en haut du côté gauche, pendant l'inspiration ; bruit humide dans l'expiration ; après la toux, il se fait une expectoration de crachats muqueux et le râle sibilant cesse.

CARBO VEG. — Chez les vieillards ; accès de suffocation de bonne heure le matin ; la faiblesse est très-grande ; traits du visage très-profondément altérés ; *faciès hippocratique*, tremblement des membres. Ballonnement du ventre par beaucoup de gaz dont l'issue est impossible, quoique fortement sollicitée. Afflux de salive dans la bouche. Amélioration par l'air froid.

CHAM. — Accès de suffocation, chez les enfants surtout, après avoir pris froid ou s'être mis en colère. Accès de même nature chez les femmes hystériques ou sur d'autres sujets, après un violent dépit. Tendance à se remuer constamment. Agitation, cris, rougeur de la face. La partie supérieure du corps est couverte de sueur. Les cuisses sont repliées sur le bas ventre. Le creux de l'estomac est gonflé.

douloureux au toucher. L'accès paraît être aggravé par l'accumulation de gaz. Amélioration, en inclinant la tête en arrière, par l'air froid et en buvant de l'eau froide..

CHINA. — Accès après minuit ; chez les personnes affaiblies et sujettes à la diarrhée et aux coliques venteuses. Inspiration sifflante. Stagnation dans les bronches de mucosités abondantes ; expectoration difficile de crachats épais contenant quelquefois un peu de sang. Oppression, palpitations. Il lui faut de toute nécessité se tenir dans son lit, la tête et les épaules fortement relevées ; sueur à la partie supérieure de la poitrine, pendant l'accès ; dans l'intervalle des accès, grande faiblesse ; sueurs abondantes provoquées par le plus petit mouvement ou pour être trop couvert ; salivation ; aggravation par les temps humides. Teint pâle, terreux, palpitations par anémie. — *Aco.* excelle dans le printemps. C'est en automne que *China* réussit le mieux.

COCCUL. — Très-grande oppression avec spasmes des muscles de la poitrine et battements de cœur, particulièrement la nuit ; serrement dans la gorge avec oppression. Pression sur la poitrine comme par une pierre. Congestion à la poitrine. Hystérie. Expectoration nulle ou insignifiante.

COFFEA. — Accès du matin. Oppression, constriction de la poitrine. Douleurs d'élancements dans les côtés de la poitrine en toussant. Toux brève, douloureuse, fréquente. Toux spasmodique dans l'inspiration. Quintes de toux avec sensation de contraction dans le larynx. Quelques accès de toux sèche chez les enfants peu de temps après s'être endormis. Respiration courte, laborieuse. Anxiété, agitation. Au moment de l'accès, chaleur, sueur, envies de pleurer, crainte de la mort. D'une application plus sûre chez les sujets très-irritables, chez les femmes hystériques et après les émotions vives d'une joie imprévue.

COLCHIC. — D'une importance capitale contre les métastases goutteuses ou rhumatismales, dans les complications de maladie organique du cœur ; quand la moindre variation atmosphérique provoque l'accès ; grande agitation, anxiété, prostration subite des forces avec froid glacial des

membres. Œdème des membres inférieurs. Ténesme vésical
ou douleurs très-vives pendant l'émission de l'urine. Urine
peu abondante.

CONI. MAC. — Difficulté dans la respiration, surtout
dans l'inspiration, comme si les parois de la poitrine étaient
resserrées. Dyspnée plus forte le soir, au lit. Douleurs violentes dans la poitrine. Pression sur le sternum. Élancements dans les côtés de la poitrine, tiraillements et déchirements qui coupent la respiration. Accès de suffocation
comme par étranglement, qui arrivent tout-à-coup, sans
aucun symptôme précurseur. Douleur de meurtrissure à la
poitrine ; prurit sur toute la poitrine, élevures à la peau sur
toute la poitrine, douloureuses au toucher. — Hypocondrie ;
amour de la solitude, aversion pour la société. Sujets scrofuleux chez lesquels il survient facilement des glandes
engorgées.

COPAIV. BALS.— En 1818, un médecin anglais a
recommandé le *Baume de Copahu* contre l'asthme nerveux.
(Armstrong. *Prat. illus. of the scarl. fev. London*, 1818).
Asthme nerveux ! C'est trop peu pour nous fixer sur la forme
de la maladie, mais il faut en prendre notre parti sur ces
généralisations de la vieille Ecole qui ne nous apprennent
rien, mais qui constatent pourtant des faits. Des asthmatiques
ont été guéris par le copahu, contentons-nous de cela pour
le moment.

D'un autre côté, nous savons par des témoins dignes de
foi que dans nos colonies, les nègres se soulagent tous les
jours par le copahu de leurs accès de suffocation. Des guérisons, d'où qu'elles viennent, méritent d'être notées —
Medicina tota in Observationibus — et ces guérisons doivent
être relevées surtout quand l'action physiologique du médicament nous en donne la raison.

Le copahu est parfaitement homœopathique à certaines
formes d'asthme. Ouvrons sa pathogénésie, nous y lisons :
Toux provoquée par un chatouillement dans le larynx, dans
la trachée et dans les bronches. Toux sèche matin et soir.
Toux rauque avec expectoration difficile de crachats verdâtres.

Toux avec émission abondante de crachats blancs, tantôt salés, tantôt fades et nauséabonds. *Ardeur dans la poitrine.* Elancements dans la poitrine. *Pression sur le sternum. Embarras de la poitrine avec difficulté de respirer* en se tenant incliné. Sensation de plénitude dans la poitrine qui oblige souvent à soupirer.

De là à la conclusion pratique de l'efficacité du *Copahu* dans certains cas d'asthme, il n'y avait qu'un pas et ce pas a été heureusement franchi. Le mérite en est à mon ami le Dr Turrel, qui, ayant à traiter un homme rachitique , qui déjà par l'étroitesse de sa poitrine avait beaucoup de peine à respirer, et qui, de plus, était asthmatique, eût l'idée de lui faire prendre *Copahu* dilué, et le succès fut immédiat, la suffocation cessa. Pour rendre complète l'observation du Dr Turrel, je dois dire que son malade était sujet à l'urticaire dont il portait les traces au moment même de son accès de suffocation.

L'urticaire confirmait le choix du médicament, c'est vrai; nous savons tous de quel prix est le copahu dans l'urticaire simple ou compliquée, le Dr Turrel a lui-même publié des faits concluants à ce sujet ; mais le soulagement immédiat que son malade suffocant a ressenti dès la première dose du médicament prouve bien que le copahu, en dehors de son action sur la peau exerce encore une action élective sur les phénomènes de la respiration. Doublement indiqué ici par l'urticaire et par la suffocation, il était homœopathique à la maladie et au malade, il n'y a plus à s'étonner de son efficacité prompte, immédiate.

CUPRUM MET. — Similaire de *Moschus* dont il complète l'action curative dans bien des cas. Asthme sec et sans beaucoup de crachats. Spasmes de la poitrine le soir après être couché. Respiration très-courte, anxieuse et sifflante. Le malade est obligé de rester assis, le corps penché en avant ; il aurait de la tendance à se remuer, mais arrêt de la respiration, en marchant. La toux est brève, spasmodique et en essayant d'inspirer profondément il se fait un sifflement bruyant. Pouls lent et faible. La face est cyanosée. Les enfants et les femmes hystériques sont plus sûrement impressionnés par le médicament ; surtout quand les accès surviennent après une frayeur ou une colère, avant ou pendant les règles.

DIGIT. — Accès de bonne heure le matin. Respiration *lente*, difficile, presque de l'orthopnée, avec toux brève, sèche, chatouillante. *Pouls remarquable par sa lenteur*. Intermittences à peu près régulières dans les battements du pouls. Pendant l'accès, le visage est d'un rouge violacé. Sueur qui couvre la partie supérieure du corps. Disposition à la diarrhée. Urine en très-petite quantité. Le malade a très-souvent des défaillances. Anasarque. Le plus petit mouvement semble causer de l'irrégularité dans l'action du cœur, avec faiblesse et vertige. Insomnie la nuit, avec grande anxiété.

FERRUM MET. — Accès après minuit et qui offrent ceci de particulier que le malade est obligé de quitter le lit pour se promener dans l'appartement, l'agitation qu'il se donne le soulage un peu.

HEPAR SULPH. — Accès de suffocation qui surprennent au milieu du sommeil. Respiration sifflante, anxieuse, avec péril de suffocation, en étant couché. Pendant l'accès, la face est bleuâtre, il y a de la salivation et le malade se plaint d'avoir avalé de la poussière ; après l'accès, expectoration de crachats écumeux. Amélioration par la fumée du tabac et en penchant la tête en arrière. — Remédie aux abus du *Mercure* et aux accès de suffocation occasionnés par des vapeurs d'*Arsenic* et de *Cuivre*.

IGNATIA. — Accès pendant le jour ou le soir avant minuit. Pendant l'accès la face est pâle, comme dans toutes les convulsions d'*Ignatia*, ce qui fait qu'on ne peut confondre ce médicament avec *Bellad.* dont la rougeur est toujours inséparable. Toux courte, spasmodique. Respiration courte et rapide ; pouls très-fréquent, chaleur. — Ces symptômes de *fréquence du pouls* et de *chaleur* paraîtraient au premier abord établir une étroite liaison entre *Ignatia* et *Aconit*. Mais tandis que les conditions pléthoriques conviennent à l'*Aconit*, *Ignatia* agit mieux dans les conditions anémiques.

Ajoutons, pour achever de peindre la physionomie de l'accès d'*Ignatia* : Le ventre est ballonné, la poitrine est couverte de sueur çà et là, en diverses parties. L'urine s'échape involontairement, blanche et abondante.

C'est l'asthme nerveux, essentiel, qui est véritablement du ressort d'*Ignatia*, puisqu'il n'est nulle part une lésion matérielle qui appelle son concours, tandis qu'une grande mobilité dans les phénomènes nerveux constitue au contraire son caractéristique le plus saillant.

Ignatia est avec les enfants et les femmes dans les mêmes rapports que *Nux vom.* avec les hommes sanguins et bilieux. Par son influence sur le système nerveux il est précieux chez les femmes très-impressionnables et hystériques, surtout après un effroi, à l'égal de l'*Opium*, après un chagrin ou une crise d'indignation.

IPECA. — A tout âge, d'une efficacité merveilleuse quand le patient se réveille tout-à-coup d'un sommeil profond et naturel pour éprouver immédiatement, sans phénomènes précurseurs, de l'étranglement au larynx, de la gêne, de l'accélération dans la respiration qui amènent bientôt un accès terrible de suffocation avec constriction spasmodique du larynx et des efforts convulsifs pour respirer. Abondance de mucosités dans les bronches sans pouvoir en cracher une seule ; respiration suspirieuse, gémissante ; toux brève, convulsive, sèche, qui amène quelquefois des éructations et des vomissements. Si les vomissements ont lieu, ils soulagent. *Pâleur* et *refroidissement du visage*, alternant parfois avec de la chaleur et de la rougeur. Sueur froide sur le front ; les pieds sont froids, l'anxiété est extrême, le malade est tourmenté par la crainte de mourir suffoqué. Roideur de tout le corps.

Asthme occasionné par les vapeurs d'*Arsenic* et de *Cuivre*.

KALI CARB. — Respiration sèche, dure. Transpiration plus ou moins abondante sur la partie supérieure du corps et qui augmente par le mouvement. Pendant l'accès, le malade est anxieux et d'humeur très-maussade. La face est pâle, l'urine est rare. Le malade a horreur du grand air et il demande à grands cris qu'on ne le laisse pas seul. Aggravation vers les 2 ou 3 heures de la nuit.

LACHES. — Accès en se couchant, ou dans la journée. il suffit du mouvement des bras pour provoquer un accès. Le malade est plus souffrant à son réveil, *après avoir dormi* et aussi *après avoir mangé*, il ne peut pas supporter que rien le touche autour du cou ; la station horizontale est impossible, il est obligé de se tenir sur son séant. Respiration courte et sifflante. *Epanchement pleurétique ;* après *Ars.* Convient surtout aux vieillards.

LACTUC. — Respiration courte, gênée. Dyspnée avec besoin de respirer profondément et sans pouvoir le satisfaire. Accès de suffocation nocturne, arrachant au sommeil et obligeant à s'asseoir ; pesanteur sur la poitrine, chaleur dans la poitrine, anxiété comme si la poitrine était trop étroite, comprimée ou resserrée. Besoin d'écarter les vêtements. Toux brève, sèche. Grande envie de dormir pendant le jour, sommeil agité la nuit et troublé par des rêves fréquents. Impossibilité de rester couché sur le dos par suite de l'oppression. Le malade est de préférence couché sur le côté droit et la tête haute, mais il n'en est pas moins dans l'obligation de se relever souvent et de se mettre promptement sur son séant. Asthme convulsif, compliqué d'une maladie organique du cœur ; hydrothorax.

LOBEL. INFL. — *Emphysème pulmonaire. Asthme essentiel, violent.* — Titillation légère à la partie inférieure du sternum, en respirant profondément. Oppression qui oblige constamment à faire des efforts pour respirer profondément. Accélération de la respiration avec la sensation douloureuse de ne pas pouvoir distendre les parois de la poitrine. Presque pas de toux. Spasmes dans la poitrine, vers les attaches du diaphragme, aggravés par le mouvement, par les simples tentatives de relever le corps et de se retourner dans le lit. Dyspnée extrême portée au point de produire la cyanose, avec douleur à l'épigastre, météorisme du bas-ventre, sensation de faiblesse au creux de l'estomac ; sécheresse dans la

gorge, avec la sensation d'un corps étranger qui gêne la
déglutition et la respiration. Dyspepsie habituelle. Urine
rouge foncée qui dépose un sédiment rougeâtre assez abondant. Céphalalgie frontale d'une tempe à l'autre. Douleur à
la nuque. Douleur dans le dos du côté gauche, jusqu'à la
région lombaire. Faiblesse et oppression de l'épigastre,
accompagnée d'une sensation douloureuse d'oppression au
cœur. Dyspnée extrême : cyanose.

LYCOP. — *Emphysème pulmonaire.* — *Dilatations des
bronches* et catarrhe sénile. Oppression continuelle ; respiration courte à chaque mouvement ; palpitations de cœur,
surtout pendant la digestion. Bronchites chroniques, caractérisées par des crachats abondants, *jaunâtres*, muco-séreux
ou muco-purulents. Toux constante, par chatouillement, pire
la nuit. Râles nombreux, bruyants, muqueux. Congestion au
foie. Flatulence. L'expulsion des vents soulage. Constipatien
obstinée. Gravelle rouge, urine toujours épaisse, trouble.
Dyspepsie acide. Amélioration au grand air. Eruptions douloureuses et taches hépatiques sur la poitrine.

MERC. SOL.—Le remède par excellence des accès de
suffocation, qui sont provoqués par des émanations d'arsenic
et de cuivre. Encore utile dans tous les cas où l'air frais et la
fumée du tabac modèrent la violence des accès.

MOSCHUS.— Indiqué plus spécialement chez les femmes hystériques, de constitution délicate, affaiblies et chez
les enfants quand les accès, surtout, surviennent après un
refroidissement. Accès pendant le jour et dans l'après-midi.
L'accès commence par de la gêne de la respiration, et monte
par degrés au point de produire une suffocation qui porte au
désespoir. La toux est nulle, un besoin de tousser se fait tout
au plus sentir au début. Constriction spasmodique du larynx
et de la poitrine.

NITRI. ACID. — Hartmann le recommande en ces termes : Chez les sujets délicats, nerveux, irritables et dont
l'excitabilité a été exaltée par un traitement mercuriel, par
des affections syphilitiques, scrofuleuses, herpétiques. Le
malade se plaint d'un coryza fluent accompagné de raucité

de la voix et d'âpreté à la gorge, et d'oppression à la poitrine.
L'oppression s'aggrave quand le coryza diminue. elle va jusqu'au manque d'haleine quand le coryza a complètement disparu et s'unit à des palpitations de cœur et à de l'anxiété, ou bien
le malade éprouve une gêne continuelle de la respiration; en
sorte qu'il peut à peine respirer, surtout quand il se penche
en arrière. Enfin quand le mal est porté à son plus haut degré,
il ressent, à propos de rien, de la plus légère émotion morale,
une oppression spasmodique de la poitrine, avec congestion
au cœur et grande anxiété.

NUX VOM. — Le premier médicament à donner aux
personnes qui prennent habituellement du café, des liqueurs,
qui se livrent souvent à des écarts de régime, ou aux hommes
de cabinet, à vie trop sédentaire, où, en général à toutes les
personnes de tempéramment vif et irritable. Les symptômes
qui le sollicitent sont : Accès le matin ou après le repas. Les
accès de suffocation commencent par des éternuments et un
coryza fluent. Sensation de serrement à la partie inférieure
de la poitrine, les vêtements sont mal supportés et occasionnent une tension, une gêne inaccoutumée et amènent de
l'oppression. Toux brève, ébranlante, avec expectoration
difficile de crachats peu abondants.

Les dyspeptiques sont plus particulièrement du ressort
de *Nux vom.* Plénitude au creux de l'estomac, pyrosis ; éructations fréquentes qui soulagent. Constipation. Hémorrhoïdes. Sommeil troublé par des rêves anxieux, inquiétants.
Tempérament bilieux, mélancolique.

OPIUM. — Inspiration courte, respiration bruyante,
stertoreuse. Etat soporeux ; froid général de la peau, la face
cyanosée, respiration embarrassée. Beaucoup de mucosités
dans la poitrine. Toux constante et accès de suffocation
avec angoisses mortelles. Léger soulagement par l'air froid
et en se penchant fortement en avant. Pouls lent, surtout si
l'accès a été provoqué par une frayeur. — Plus utile aux
vieillards.

PULS. — Accès dans la soirée et l'aggravation de tous
les symptômes dure toute la nuit ; il ne peut rester couché ;

la station horizontale lui est intolérable. Pendant l'accès, angoisse extrême, palpitations de cœur et quelquefois élancements dans la poitrine. Amélioration en plein air. Respiration laborieuse, précipitée, avec oppression et sensation de resserrement spasmodique de la poitrine, surtout à la base ; suffocation comme par la vapeur du soufre, et notons ceci, quand les vapeurs sulfureuses sont la cause occasionnelle de l'asthme, nul remède ne procure une guérison aussi prompte que la *pulsatille*, parce que les propriétés curatives reposent ici sur un rapport antidotaire avec le plus grand nombre des accidents morbides déterminés par l'acide sulfureux. — Toux avec expectoration abondante de crachats muqueux. Etat frileux, absence de soif. Vertige en se levant de son siége.

Puls. — Est encore indiqué chez les enfants. Si l'asthme est la conséquence de la suppression d'une éruption miliaire, après la rougeole ; chez les femmes ou hystériques, ou mal réglées, ou à l'âge de la ménopause. Le caractère doux, timide, est la base la plus sûre de son indication.

PHOSPH. — Accès de suffocation la nuit, comme par paralysie des poumons. Etouffements, oppression le soir et par le mouvement. Spasmes qui serrent la poitrine et amènent une grande angoisse. Congestion à la poitrine avec picotements et chaleur à la gorge. Elancements dans la poitrine, pesanteur sur la poitrine ; toux rauque, brève, avec expectoration rare et s'il y a des crachats, ils contiennent un peu de sang. Respiration sifflante et difficile au point de rendre la suffocation très-imminente. Palpitations de cœur. — Signes extérieurs et rationnels de la phthisie pulmonaire.

PULMO VULP. — Le professeur Raue le dit recommandé par Grauvogl dans l'asthme humide des vieillards, quand tous les autres remèdes ont échoué.

SAMB. NIG. — Plus particulièrement chez les enfants. Réveil en sursaut avec manque de respiration. Sifflement sonore dans la poitrine avec accélération et gêne de la respiration. Oppression comme par un poids sur la poitrine avec angoisses et péril de suffocation. Toux sèche, ressemblant à la toux du croup. Peu de crachats. La face est violette ou livide, les mains sont gonflées, d'un rouge pourpre. L'enfant ne peut pas rester couché. Il ne peut parler autrement qu'en chuchotant. Spasmes dans les mains et dans les pieds. Sueur abondante par tout le corps.

SEPIA. — Respiration courte en marchant, surtout en commençant à marcher et en montant, aussi bien qu'en étant couché le soir et la nuit. Dyspnée. Toux qui ne laisse point de repos, ni le jour, ni la nuit. Orthopnée. Obligation de rester assis sur le lit toute la nuit. Râles, anxiété, avec douleur d'écorchure dans la poitrine. *Asthme des meuniers.* Aggravation de l'oppression par les changements de temps. Toujours mieux après un orage accompagné de tonnerres. Sensation fréquente comme si une lame tranchante était introduite dans le sommet du poumon gauche, avec douleur qui irradie jusque dans l'épaule du même côté. Palpitations de cœur violentes pendant la nuit, avec pulsations dans tout le corps. Sensation de brûlure aux pieds, avec sueur abondante et fétide des pieds.

Chez les femmes à migraines fréquentes, à caractère mélancolique, qui se plaignent habituellement de tiraillements douloureux aux lombes, aux régions du foie et de l'estomac; de sensation de poids dans le bassin, de souffrances vives avant les règles, de leucorrhée jaune et pruriante.

SILICEA. — Asthme chronique *chez les carriers, les paveurs, les tailleurs de pierres, les aiguiseurs,* tous ceux enfin qui sont habituellement exposés à absorber par les voies respiratoires de la poussière des pierres. — Oppression pire en étant couché sur le dos, en marchant vite, et en toussant.

SILPHI. LACI. — Fortement recommandé par un grand nombre de praticiens de l'Amérique de l'Ouest, dans *toutes les espèces d'asthmes.* Cette généralisation m'effraye et je voudrais en savoir moins et mieux.

Mais après une telle ovation, dont ce médicament a été l'objet, je n'ai pas cru pouvoir le passer sous silence, — et je profite de cette occasion pour dire du *Silphium laciniatum* ce que j'en sais.

On trouve deux plantes désignées sous le nom de Silphium dans *Prodromus de Candolléi*, vol. 5, pag. 512.

1° Silphium laciniatum, L. (Composées senecionidées).
Tiges de 2ᵐ50 à 3 et plus. Tubercules bruns, feuilles de
forme très-élégante, grandes, pennées, à follioles lancéolées,
pumatifides ; capitules en grappe, jaunes, larges de 0ᵐ11,
portés sur une énorme hampe. — Je ne doute pas que ce ne
soit là le Silphium expérimenté par nos confrères.

2° *S. Compositum.* Laciniatum de Walter.

3° Dans le *Dict. uni. de Matière médi.* de Merat et de
Lens, il est fait mention, tom. 6, pag. 344, d'un *Silphium
terebenthinaceum*, plante revêtue sur ses feuilles d'un enduit
visqueux ; c'est à peu près tout ce qu'on en dit après avoir
rapporté qu'elle est nommée *Rhubarbe de la Louisiane* parce
que ses racines peuvent être substituées à celles de la vraie
rhubarbe.

Tous ces *Silphium* sont exotiques. Le premier croît « ad
ripas flum. am. bor, præsertim ad Mississipi » (Pursh); « in
Georgiâ occid. et ad montes Alleghany » (Ell); le second « in
Sylvis Glareosis maritimis à Virginiâ ad Carolinam» (Pursh)
« in pinctis siccis Carolinæ. merid. » (Fras! Bosc!) Le
troisième est présenté par Merat et de Lens comme une
grande plante de l'Amérique septentrionale ; donc, aucun de
ces Silphium ne peut être confondu avec le *Sylphion* des
Anciens.

Le *Sylphion* des Grecs et des Romains, nous le retrouverons dans une plante de l'Asie mineure (Nouvelle Cyrénaique). Ce mot s'applique à une plante laissant exsuder une
gomme résine que l'on a nommé *Laser*. Quelle est positivement cette plante ? M. Littré, dans sa traduction de Pline, lui
donne le nom de *Thapsia silphium* L. D'autres espèrent la
retrouver dans le genre *Laserpitium* ; mais il y a plusieurs
Laserpitium: le L. gummiferum, le L. latifolium, le L. siler.
Auquel donner la préférence ?

Un ami digne foi me fait concevoir l'espérance que tous
ces mystères seront bientôt dissipés ; il m'affirme que le
Sylphion des Anciens est rentré définitivement en notre

possession, grâce à de persévérants efforts de jeunes savants qui sont allés, eux-mêmes, à sa recherche dans la nouvelle Cyrénaique et qui nous l'ont rapporté. La vraie plante du fameux *Sylphion* est entre leurs mains ; mon ami le Dr Patin est en train de l'expérimenter et déjà il m'a fait cette confidence que ce précieux agent lui avait servi à arrêter, dans un temps assez court, chez un jeune homme de 18 ans, les commencements d'une phthisie qui s'annonçait par une toux continuelle, des sueurs profuses et des crachats nummulaires avec amaigrissement progressif.

De telles espérances sont faites pour nous réjouir et quand elles sont fondées sur la parole d'un praticien aussi habile, aussi modeste et aussi consciencieux que le Dr Patin, nous devons leur réserver le meilleur accueil.

SPONGIA. — Asthme nerveux chez les personnes qui souffrent habituellement de douleurs névralgiques. Accès dans l'après-midi ; pendant l'accès les yeux sont fixes, le visage se colore, la respiration est lente, sifflante. Toux sèche ; crachats jaunes ou striés de sang. Manque de respiration après chaque mouvement, avec fatigue. S'il y a goître, l'indication est des plus positives.

STRAMON. — Cette solanée qui jouit depuis si long-temps d'une grande réputation fondée en réalité sur son homœopathicité avec les spasmes ou crampes de diverses natures, a pris aussi, dans notre thérapeutique, une place distinguée dans le traitement de l'asthme essentiel, pendant l'accès, quand il y a : Respiration difficile, suspirieuse ; peau chaude et sèche ; pouls vif et dur ; face rouge et bouffie ; les yeux étincelants et proéminents, la tête penchée en arrière.

SULPH. — La chronicité, la répétition incessante des accès, l'insuffisance des remèdes les mieux choisis pour répondre à l'expression symptomatique, la scrofule représentée surtout par une otorrhée, sont les bases les plus solides sur lesquelles reposent les indications du soufre. On ne pourra guère s'en passer non plus chez les vieillards affectés de catarrhe pulmonaire avec stagnation de mucosités dans les bronches ou expectoration abondante. Les particularités suivantes sont encore à noter: Les accès surprennent dans le sommeil ou viennent le soir avec constriction douloureuse dans les parois antérieures de la poitrine. Expectoration pénible de crachats blancs, muqueux et parfois sanguinolents. Rougeur foncée de la face. Brûlure et spasmes dans la poitrine; respiration courte qui rend la parole difficile.

Le soufre réussit d'autant mieux que le sujet accuse plus souvent la sensation comme s'il avait avalé de la poussière ; qu'il supporte plus difficilement la plus légère fumée dans l'appartement et que les fonctions digestives sont troublées de façon à présenter souvent des alternatives de constipation et de diarrhée, avec émission fréquente de gaz. — Hémorrhoïdes.

TART. EMET. — Oppression, respiration courte avec besoin de se mettre sur son séant. Suffocation et accès de suffocation surtout le soir ou le matin au lit. Amas de mucosités dans les bronches avec ronflements appréciables même à distance. Toux suffocante. Le malade, même quand il est assis, éprouve le besoin d'être soutenu; dans ses angoisses il se tourne et se retourne, en proie à des mouvements incessants. Les traits du visage sont décomposés. Orthopnée extrême ; impossibilité de parler ; toux incessante, presque sans discontinuité. Vomissements très-fréquents d'un liquide écumeux et parfois sanguinolent, filant ; ces vomissements ont lieu tantôt par la toux, tantôt sans la toux. Râle trachéal très-accentué ; la poitrine percutée rend un son clair. Râle muqueux fin et gros dans les deux poumons, depuis le sommet jusqu'à la base avec affaiblissement du murmure vésiculaire. Froid glacial de tout le corps, sueur colliquative, soif vive, pouls filiforme qui ne peut pas être compté; forts battements de cœur avec angoisses excessives.

Chez les vieillards et les enfants.

THUJA OCCID.— Accès dans l'après-midi ou après minuit. Pendant l'accès la face est rouge, les urines sont copieuses et souvent elles s'échappent involontairement. Soulagement par les boissons froides et en renversant la tête en arrière.

VERAT. ALB.— Asthme chronique ; accès de bonne heure le matin, provoqués par le temps froid et humide ; le mouvement, ne fut-ce que celui pour se soulager d'une trop grande immobilité, augmente sa suffocation. Prostration des forces, pouls faible ; pouls faible et fuyant, sueur froide sur tout le corps, surtout à la partie supérieure. Le nez, les oreilles, les extrémités inférieures sont froids. Anxiété mortelle. Toux creuse, vomissements. Amélioration étant couché, la tête fortement inclinée en arrière.

Utile chez les femmes quand les accès viennent à l'approche des règles.

ZINGIBER. — Respiration très-pénible, oppression, grattement dans la gorge, qui excite à tousser. Brûlement et cuisson à la gorge, toux sèche avec douleurs dans la poitrine et expectoration seulement le matin de crachats abondants. La nuit, la gêne de la respiration est plus grande, le patient est obligé de rester assis sur son lit. L'aggravation a lieu à deux heures du matin. La condition la plus favorable au succès de *Zingiber*, c'est qu'au milieu des souffrances physiques de la suffocation, le malade conserve son esprit tout-à-fait dégagé d'inquiétude.

CHAPITRE IV

MALADIES DES POUMONS

Les poumons, appelés à exécuter la fonction capitale de la respiration, sont exposés fréquemment à des maladies, et ces maladies sont toujours sérieuses ; nous diviserons en quatre sections ce que nous avons à en dire :

1° Congestion pulmonaire ; 2° Hémoptysie ; 3° Pneumonie ; 4° Phthisie pulmonaire.

CONGESTION PULMONAIRE

(Hypérémie du poumon.)

Afflux du sang plus ou moins subit dans les poumons, accompagné d'oppression, d'une sensation de gêne et de chaleur dans la poitrine, d'accélération de la respiration, de fièvre et qui, lorsqu'il envahit la totalité des poumons peut être suivi de mort rapide et même subite. Cette forme est un véritable *coup de sang pulmonaire*. La gravité de cet accident ne peut surprendre ; la dilatation paralytique de la totalité des réseaux pulmonaires a pour conséquence une stase à peu près complète ; il n'y a plus de circulation dans les poumons,

partant plus d'hématose, et l'asphyxie est inévitable ; quand
la mort est tout à fait subite, elle est plutôt imputable à la
pause du cœur, qui s'arrête impuissant derrière la masse sanguine immobilisée. (Jaccoud, *Traité de path. int.*, tom. II,
page 15.)

La congestion pulmonaire est *active* ou *passive*.

SYMPTÔMES DE LA CONGESTION ACTIVE. — Son invasion
est graduellement progressive, ou elle est subite, instantanée. Les malades éprouvent de la gêne et de la chaleur dans
la poitrine, de la dyspnée, une accélération de la respiration.
La toux est peu fréquente, ordinairement sèche, ou formée
de l'expectoration de crachats blancs, visqueux, parfois striés
de sang. Le frisson, la fièvre, une douleur de côté peuvent
s'ajouter aux symptômes précédents.

Si la congestion est restée bornée aux parties profondes,
l'auscultation et la percussion ne révèlent rien d'anormal.
Dans les cas, au contraire, où la congestion est superficielle, il
y a obscurité du son à la percussion et le bruit vésiculaire est
affaibli d'une manière très-sensible dans les mêmes endroits.

La congestion pulmonaire active peut être idiopathique,
c'est-à-dire éclater comme acte pathologique spontané, sous
l'influence d'une grande chaleur ou d'un froid excessif, surtout par la transition brusque entre deux températures
extrêmes, l'exhalation de vapeurs, de poussière ou de gaz
irritants, l'abus de boissons alcooliques, mais elle est aussi
symptomatique de tubercules pulmonaires, de maladies du
cœur.

SYMPTÔMES DE LA CONGESTION PASSIVE. — Invasion toujours lente et progressive. On dirait que la circulation capillaire n'obéit plus qu'incomplètement à la force vitale et que
le sang est tout à fait retombé sous la puissance physique de
la pesanteur. On observe presque toujours cette espèce de
congestion chez les malades qui restent couchés sur le même
côté et dont la constitution a été précédemment affaiblie par
une affection grave, aiguë ou chronique.

Les désordres fonctionnels, liés à la congestion passive se réduisent à peu de choses. Les mouvements respiratoires sont un peu accélérés, mais sans douleur thoracique, à peu près sans toux, sans expectoration, et si parfois il y a des crachats, ils sont séreux et rougeâtres. C'est surtout par les signes physiques que se révèle l'affection ; à l'auscultation, le bruit respiratoire est affaibli ou même nul ; à la percussion, la matité peut être complète et l'on peut entendre du souffle et de la voix bronchiques.

TRAITEMENT

ACO. NAP. — Toute congestion par irritation est bien voisine de la congestion initiale de l'inflammation. Aussi l'*Aconit*, qui est le remède le plus généralement approprié à toutes les inflammations de tous les tissus, avec sensibilité exagérée (douleur), afflux de sang, gonflement et fièvre aiguë mérite encore d'être signalé en premier lieu dans le traitement de la congestion *irritative*. *Aconit* a mérité d'être considéré comme le plus puissant modérateur des troubles de la circulation, et à ce titre, il justifie tous les jours notre confiance ; comment pourrions-nous l'oublier dans les congestions qui ne sont que des déviations de la circulation, des désordres dans la répartition du sang ?

Son efficacité sera d'autant plus grande qu'il y aura plus de chaleur et de sécheresse à la peau, de la soif, de l'oppression violente, avec respiration courte, accélérée, palpitations de cœur, angoisses, crainte de la mort.

Si la congestion est due à un refroidissement par un temps sec, ou à un ébranlement occasionné par une frayeur jointe à l'indignation, l'*Aconit* est encore plus indispensable.

BELLAD. — Symptômes concomitants de congestion cérébrale avec rougeur de la face, les yeux brillants, élancements dans la tête, et d'ailleurs, du côté de la poitrine, toux brève, sèche, spasmodique, respiration courte et accélérée, palpitations de cœur, spasmes dans la poitrine, chaleur interne et soif.

BRYON. — Les élancements dans les côtés de la poitrine, manifestés ou aggravés par les mouvements respiratoires, sont un des caractéristiques les plus saillants de *Bryone*. Si donc les élancements se rencontrent dans l'hypérémie du poumon, nul autre médicament que *Bryon*. ne doit être choisi. La fièvre, l'aggravation par le mouvement, la constipation, des hémorrhoïdes présentes ou supprimées complètent ces indications.

CACTUS GRAND. — Oppression, suffocation avec prédominance de symptômes du côté du cœur, parce que le point de départ de la congestion se trouve dans une lésion cardiaque ; palpitations qui empêchent de rester couché sur le côté gauche ; battements de cœur irréguliers ; douleur excessivement aiguë dans la région du cœur qui prive de tout mouvement. Élancements à droite et à gauche dans la poitrine ; grande prostration de forces.

CANTHARIS. —L'efficacité de ce médicament, dans les congestions actives pulmonaires, ressort de l'exposé des symptômes provoqués par lui chez l'homme bien portant.

Ardeur dans la poitrine ; gêne de la respiration, qui est accélérée, précipitée ; oppression ; douleur brûlante dans la poitrine avec un peu de sang dans les crachats. Elancements dans la poitrine qui traversent d'un côté à l'autre, qui se manifestent en s'aggravant ordinairement dans l'inspiration. Anxiété précordiale, palpitations de cœur, élancements au cœur, toux provoquée par un chatouillement dans le gosier avec oppression et accélération de la respiration.

Avec notre loi et les ressources toujours croissantes de notre matière médicale, nous ne sentons jamais le besoin de rien emprunter à la thérapeutique ancienne, mais ce n'est pas une raison pour que nous ne jettions pas les yeux de temps en temps sur l'enseignement et la pratique de l'Ecole officielle. L'un et l'autre peuvent très-souvent donner lieu à des considérations du plus haut intérêt.

Ainsi, demandons-nous quelles sont les ressources de la vieille médecine contre les congestions pulmonaires : la saignée en premier lieu ! Triste et dangereuse ressource amenant trop souvent de fâcheux résultats et que nous remplaçons avec tant d'avantages par l'*Aconit*. Mais, de l'aveu même de nos contradicteurs, la saignée réussit même rarement à dissiper tous les symptômes et elle est quelquefois impraticable, quand la faiblesse du sujet s'y oppose. Que faire donc à défaut de la saignée ou après y avoir eu recours inutilement? Appliquer sur la poitrine des vésicatoires *volants?* Le précepte est donné par tout le monde, il est donc évident qu'il a pu être utile. On ne l'eût pas maintenu dans son universalité, si l'on ne s'en était pas bien trouvé quelquefois.

Examinons :

Est-ce par la révulsion opérée sur la peau que l'on peut expliquer les bons effets du vésicatoire? Je n'admets pas qu'il soit raisonnable de le supposer un seul instant. Le lieu d'élection pour opérer une révulsion salutaire serait d'abord mal choisi. Quand on veut faire de la révulsion avec un certain profit, on se souvient du vieil adage : *Ubi stimulus, ibi fluxus,* et on a soin d'opérer sur un endroit le plus éloigné possible du siége de la maladie; plus raisonnables seraient les drastiques. Et puis il faut noter ceci : que le vésicatoire, quand il est révulsif, n'atteint son but que quand il est prolongé, maintenu longtemps; l'irritation créée par lui n'est révulsive qu'à la condition d'être entretenue un certain temps ; or, ce sont les vésicatoires *volants* qui sont spécialement recommandés.

Il faut donc voir dans l'efficacité des vésicatoires *volants* autre chose que l'effet d'une révulsion imaginaire; il faut y reconnaître l'action dynamique, bienfaisante de la cantharide. L'application d'un vésicatoire dans une maladie dont les symptômes sont en rapports de ressemblance avec la pathogénésie de *Cantharis* n'est certainement pas une pratique que je veuille ni maintenir, ni autoriser, mais je soutiens qu'elle constitue un procédé tout aussi homœopathique que le serait une globule de *Cantharis* 30. Les globules, les médicaments dilués sont des agents nouvellement découverts par la voie expérimentale, qui donnent à notre thérapeutique plus de sûreté, de précision, mais ils ne constituent pas l'homœopathie. L'homœopathie est toute entière dans la loi, et quand on

a guéri une maladie par un médicament dont les effets pathogénétiques sont analogues aux symptômes de la maladie,
n'importe le chemin qu'on a fait suivre au médicament, si
grossier que soit son mode d'administration, la guérison est
toujours homœopathique, on ne saurait lui donner un autre
nom.

Le sachet de poudre de *quinquina* sous le creux de l'aisselle
du fébricitant de la fièvre du *quinquina* ; les frictions avec la
pommade de *belladone* dans la névralgie sus-orbitaire ; l'application du *nitrate d'argent* sur les granulations de la conjonctive ont de la valeur, parce qu'ils constituent des procédés
homœopathiques.

CHINA. — Congestion passive dans les maladies adynamiques, dans les convalescences trop lentes. Il y a dyspnée,
oppression avec grande angoisse, palpitations de cœur.
Quand des hémorrhagies considérables, des pertes séminales
trop réitérées, un allaitement prolongé, des fièvres intermittentes sont la cause du dépérissement du malade. Sensibilité
excessive du système nerveux avec grande faiblesse. Peau
flasque, sèche. Sommeil agité par des rêves terribles, le jour
et la nuit; toux avec élancements dans le dos et les deux côtés
de la poitrine.

PHOSPHOR. — La congestion pulmonaire la plus
grave est celle qui est liée à la tuberculose pulmonaire, et
c'est celle que *Phosphor* est appelé à combattre le plus efficacement. Oppression avec pesanteur, plénitude et tension
dans la poitrine ; palpitations de cœur et sensation de chaleur qui monte jusque dans la gorge. Toux sèche, dure, tourmentante, aggravée, le soir, jusqu'à minuit. La toux est
encore pire en parlant et à l'air froid. Pendant la toux, douleur de brûlure dans la tête et souffrances dans la poitrine.
Selles molles, sueurs nocturnes pendant le sommeil.

Chez les femmes délicates, à taille élancée, à poitrine
faible, dont les règles sont supprimées accidentellement et qui
souffrent de congestion pulmonaire, quand les règles devraient arriver.

PULS. — Si la congestion pulmonaire survient chez les

femmes au moment du retard des règles ou après une suppression accidentelle des règles ; encore après la suppression d'un vieil écoulement hémorrhoïdal, chez des sujets, d'ailleurs, dont la vénosité et le caractère sont du ressort de *Pulsatille*.

SULPHUR.— Dans la diathèse herpétique après la suppression d'éruptions cutanées ou d'hémorrhoïdes invétérées. Congestion active ou passive. Respiration gênée. Dyspnée et accès de suffocation principalement en étant couché et la nuit. Spasmes dans la poitrine. Elancements dans le sternum ou la poitrine s'étendant assez loin dans le dos ou dans le côté gauche. Ardeur dans la poitrine. Dyspnée au moindre effort. Sommeil agité.

HÉMOPTYSIE

(Crachement de Sang — Expectoration de Sang. — Flux sanguin des Poumons.

Crachement de sang qui reconnaît pour cause l'hémorrhagie de la membrane muqueuse qui tapisse les voies aériennes, depuis le larynx jusqu'aux dernières ramifications bronchiques. On n'a pas le droit de donner le nom d'hémoptysie à toutes les éjections du sang par la bouche, ce mot doit être exclusivement réservé au sang qui sort de l'appareil respiratoire, quelles que soient la source et la quantité du sang rejeté.

L'hémoptysie est souvent précédée de douleurs dans la poitrine, derrière le sternum et entre les deux épaules ; de dyspnée, d'une sensation pénible de chaleur, de tension, de constriction dans la poitrine ; d'une petite toux sèche qui est provoquée par les premières gouttes de sang épanché dans les voies aériennes et qui devient d'autant plus intense et plus opiniâtre que la source du sang est plus profonde. L'expectoration sanguine est accompagnée d'une saveur salée ou douceâtre. Quand le sang s'épanche brusquement et avec abondance, la toux est remplacée par des efforts analogues à ceux du vomissement.

A l'aspect du sang, surtout dans un premier crachement, le malade est souvent saisi d'une frayeur extrême et la crainte de la mort s'empare de lui au point de le rendre inaccessible à toute autre pensée ; le visage pâlit, tout le corps tremble, le pouls se précipite, quelquefois même surviennent des syncopes. En pareils cas, guidé par ce dernier ensemble de symptômes, j'ai eu recours à l'*Aconit* et je n'ai jamais eu qu'à m'en féliciter.

Pendant l'hémoptysie les malades éprouvent un bouillonnement dans la poitrine, une sensation de chaleur, une dyspnée plus ou moins intense qui peut aller jusqu'à la suffocation ; à ces symptômes se mêlent presque toujours des douleurs thoraciques, des palpitations, une vive anxiété.

Le sang est ou rouge, vermeil, rutilant, écumeux ou noirâtre, ou même noir. S'il est noir, c'est parce qu'il a séjourné quelque temps dans les bronches ou qu'il est fourni par des vaisseaux variqueux. Dans les cas de sphacèle du poumon, le sang est noir et poreux comme des morceaux d'éponges noires. (Double).

Dans l'hémoptysie proprement dite, le sang forme à lui seul la matière de l'expectoration, ce qui empêche qu'on ne comprenne sous cette dénomination les crachats sanguinolents de la pneumonie ; toutefois, le sang, quand l'hémoptysie n'est pas très-abondante, peut être plus ou moins intimement mêlé à des mucosités, ou à des matières bilieuses et alimentaires, surtout quand le vomissement se joint à l'hémoptysie. Si le sang est peu abondant, il peut être rejeté par une simple expuition, sans toux ou par des efforts de toux plus ou moins violents ; si, au contraire, il s'épanche en grande quantité, il est rejeté avec force par la bouche, comme s'il était vomi, et s'échappe même par les narines ; ce mode d'expulsion est dû à une violente compression exercée sur les poumons par les muscles expirateurs, qui se contractent convulsivement.

L'hémoptysie peut survenir en l'absence de toute altération organique et dans ces cas, qui ne sont pas très-rares, le jugement à porter peut ne pas être trop défavorable. On

voit assez souvent des malades, des femmes surtout, rejeter
par les organes respiratoires une quantité considérable de
sang, à plusieurs reprises, sans éprouver ensuite d'autres
accidents fâcheux ; mais il vrai de dire aussi que devant une
hémoptysie, même après l'avoir arrêtée, il ne convient pas
de s'endormir dans une sécurité qui pourrait avoir un réveil
douloureux. Le crachement de sang est toujours le produit
d'un état morbide qu'il convient d'étudier et de combattre,
ne fût-ce que pour prévenir des récidives, heureux quand on
n'arrive pas à constater des tubercules pulmonaires.

TRAITEMENT

ACALY. IND. — Hémoptysie rebelle, émaciation,
fièvre lente avec pouls petit et déprimé.

Un médecin de Calcutta, le Dr Tonner, a vu survenir,
sous l'influence de ce médicament (teinture mère), une toux
très-violente, sèche, suivie de crachats sanguinolents. Ce
fait a conduit à l'emploi de ce médicament dans plusieurs
cas d'hémoptysie et on en a obtenu des effets satisfaisants.
L'hémoptysie a cessé, dit-on, comme par enchantement, dans
des cas où les hémostatiques ordinaires avaient échoué.

ACO. NAP. — Si l'hémoptysie s'annonce par des
phénomènes de congestion à la poitrine tels que : Brûlure et
plénitude dans la poitrine avec la sensation comme si le sang
y bouillonnait, accélération du pouls précédée d'un frisson ;
grande chaleur et soif ; respiration courte avec oppression ;
palpitations de cœur, pâleur du visage avec anxiété sur tous
les traits, grande angoisse, crainte de la mort, aggravation
de tous les symptômes par la position horizontale ; *Aconit* est
le meilleur moyen de prévenir l'hémoptysie par le privilége
dont il jouit de régulariser la circulation. mais il n'est pas
moins utile quand l'hémoptysie est déclarée, à la condition,
surtout, que le sang sorte par jets, avec abondance, à de
courts intervalles et que son expuition soit provoquée par
une petite toux sèche.

Si l'hémoptysie succède à la suppression d'un écoulement hémorrhoïdal habituel, c'est une raison de plus pour recourir à *Aconit*. Il ne faut pas oublier non plus que l'*Aconit* antidote le vin, ce qui rend son emploi d'autant plus précieux chez les sujets habitués à de trop copieuses libations.

ARNIC. MONT.— Du sang pur, brillant et écumeux, mêlé à du mucus ; du sang noir et en caillots rendu avec abondance sans beaucoup d'efforts, sont les traits distinctifs de l'hémoptysie de l'*Arnica* et si l'on y joint un sentiment de constriction et de brûlure dans la poitrine, une douleur contusive dans la tête, dans le dos et au milieu des épaules avec difficulté à respirer ; la tête chaude et le corps frais ; on a réuni tous les symptômes sur lesquels repose le choix de l'*Arnica*. Mais faisons bien vite ressortir que c'est le traumatisme qui, comme indication causale, l'emporte sur toutes les autres et que c'est lui qui fait de l'*Arnica* le moyen curatif par excellence, n'importe à quel abaissement soit parvenu le patient. Toutes les fois que l'hémoptysie reconnaîtra pour cause immédiate une violence extérieure amenant la rupture d'un vaisseau, l'*Arnica* devra être préféré à tout autre médicament.

Un homme de 25 ans environ, jusque-là bien portant, fut subitement pris d'hémoptysie au milieu d'une discussion vive qu'il soutenait avec de grands efforts de voix ; il fut ramené chez lui crachant le sang à pleines gorgées. Des praticiens recommandables de la vieille Ecole lui donnèrent leurs soins sans succès et leurs efforts suprêmes se traduisirent par l'application de la glace sur la poitrine ; c'était heureusement pendant les chaleurs de l'été. J'arrivai près du malade pour le trouver exsangue, froid, sans pouls, sans parole articulée. On aurait pu douter de la présence d'un reste de vie, sans une expuition qui se faisait encore par intervalles assez éloignés d'un sang clair et rendu en petite quantité. Dans une position aussi désespérée, je dis à haute voix à la famille réunie : « Il est hardi d'espérer encore, mais l'*Arnica* aurait dû être donné au début, c'était le médicament exigé et de lui on aurait pu tout espérer ; donnons-le encore, il ne nous appartient pas de limiter son action et nous aurons dans tous les cas rempli un devoir de conscience. » *Arnica* fut donné à la dose de trois globules, 6e dilution, en solution dans 125 grammes d'eau, l'injection de la première cuillerée fut lente et difficile, mais avec un peu de persévérance on triompha de l'inertie du malade et avant la fin de la potion le moribond était rendu à la vie. Il était jeune, sa convalescence fut très-rapide. Il y a près de trente ans de cela et le sujet de cette observation n'a plus craché de sang une seule fois.

ARS.— Plus spécialement désigné quand l'hémoptysie survient après des pertes de sang artificielles, ou après des règles supprimées, avec *aggravation vers minuit*; chaleur sèche, *brûlante* sur tout le corps. Angoisses indescriptibles; les palpitations de cœur s'aggravent à chaque instant, le sang bouillonne dans la poitrine et le patient est en proie à la plus vive agitation; en même temps, chute des forces, prostration.

BELLAD. — L'hémoptysie est accompagnée de toux violente, spasmodique ou par chatouillement, avec congestion simultanée vers la poitrine et vers la tête; respiration courte, palpitations, rougeur du visage, chaleur ardente à la peau, chaleur à l'intérieur, soif vive. Que l'hémoptysie soit la suite de la suppression des menstrues ou d'un flux hémorrhoïdal, n'importe, *Bellad.* conviendra également si le raptus à la tête est concomitant avec la fluxion vers la poitrine. La jeunesse et les constitutions robustes sont ordinairement les apanages de *Bellad.*

BRYON. ALB.— La sphère d'action de ce médicament sur les organes thoraciques est trop complexe et trop étendue pour qu'on n'ait pas maintes fois l'occasion de recourir à son emploi dans les cas d'hémoptysie. Les traits du tableau qui la recommandent à l'attention du praticien, sont : Des points de côté douloureux surtout par le mouvement et par une profonde inspiration; une oppression qui, à chaque moment, malgré les douleurs, provoque la nécessité d'inspirer profondément; la toux est excitée par un chatouillement; le sang est souvent coagulé; constipation.

CACTUS GRANDI. — Tout le monde sait combien sont fréquents les cas où l'hémoptysie dépend de désordres fonctionnels du cœur ; or, ce précieux agent, avec sa pathogénésie cardiaque, si riche et si variée, joue nécessairement un rôle important dans le traitement de l'hémoptysie, quand il y a : sensation de serrement au cœur comme par une main de fer ; douleurs très-aiguës, pongitives au cœur, oppression prolongée ; difficulté de respirer par défaut d'ampliation des parois de la poitrine, palpitations de cœur, les battements du cœur sont irréguliers, le patient ne peut absolument pas se reposer sur le côté gauche ; hypertrophie du cœur ; congestion pulmonaire ; toux intense, obstinée ; pouls dur, précipité et crachement de sang fort abondant.

CARBO VEG. — Face pâle, peau froide, pouls lent, intermittent, à peine perceptible, avec toux violente par accès et enrouement. Aggravation vers le soir. Quelquefois brûlure dans la poitrine — chez les personnes faibles, débilitées. — S'est montré utile dans l'hémoptysie des malades qui étaient en traitement mercuriel sous la direction d'un praticien de la vieille Ecole ; comme antidote de *Merc.* la susceptibilité aux changements de temps, est un des symptômes les plus caractéristiques de *Carbo veg*.

CHINA. — Toutes les hémoptysies qui atteignent les sujets déjà affaiblis par des pertes de sang récentes et prolongées, ou autres déperditions d'humeurs ; les nourrices, par exemple, après un allaitement trop prolongé *sollicitent China*. Pendant la crise de l'hémoptysie, le crachement de sang n'arrive qu'après une toux violente ; le patient se plaint d'avoir constamment le goût du sang dans la bouche, et de plus, on constate chez lui tous les signes d'un épuisement complet de forces ; palpitation par anémie ; dyspnée, angoisses, frissons alternant avec de la chaleur, accès de sueur froide, tremblement, la vue est confuse, la tête vide ; le malade éprouve le besoin d'être constamment couché.

COBALT. — Expectoration d'un sang rouge brillant, avec la sensation que le sang provient du larynx. *Hémoptysie laryngienne.*

COLLINSON. CAN.—Trouve son application chez les hémoptysiques qui souffrent d'une constipation opiniâtre, avec coliques incisives très-violentes, siégeant particulièrement dans le bas-ventre et se faisant sentir avant, pendant et après la selle. Ces coliques sont accompagnées de nausées, de défaillance et de grande prostration. Des hémorrhoïdes fluentes, une endocardite rhumatismale, une lésion des valvules du cœur, sont tout autant d'indications précieuses pour *Collinson.* Le sang rendu dans l'hémoptysie est noir, épais, en caillots.

CONI. MAC. — Hémoptysie chez les sujets qui ont la funeste habitude de la masturbation. Fourmillement dans le larynx avec toux sèche presque continue. Toux qui s'exaspère par la position horizontale. Respiration difficile dans l'inspiration, le malade se plaint du défaut d'ampliation dans les parois de la poitrine. Respiration courte, sifflante. Accès fréquents de suffocation.

ELAPS CORR. — Expectoration de sang noir, avec sensation de déchirement dans la région du cœur. Avant la toux, goût de sang dans la bouche.

ERGOTIN. — Après l'hémoptysie, douleurs aiguës, vives, brûlantes dans la poitrine, sous le sternum ; palpitations, fièvre ardente.

ERIGER. CAN. — Hale dans sa matière médicale (*News remedies*), le cite comme d'une certaine valeur contre l'hémoptysie surtout de la phthisie commençante, et son caractéristique serait alors d'être lié à un état congestif et inflammatoire; malheureusement je ne connais pas de fait concluant en sa faveur et le professeur Raue ne le mentionne même pas. Je dois cependant ajouter qu'ailleurs (*Am. Hom. Obs.*, vol. vi, n° 7), ce médicament est encore préconisé dans le traitement de l'hémoptysie, en compagnie de *Cactus, Aconit, Hamamelis*, mais comme de mince importance.

FER. MET. — Beaucoup d'analogie avec *China*, dont il diffère par la toux. Tandis que la toux de *China* est violente, celle de *Ferr.* est très-légère, apparaît seulement à de longs intervalles, ne se fait sentir que pour amener l'expulsion du sang, qui est d'un rouge brillant. La faiblesse est très-grande et oblige à rester couché, comme par le *China*, avec cette différence que le mouvement, quand il est possible, soulage toujours les malades. Ainsi ils se sentent toujours mieux en se tenant debout et en marchant *lentement*. Ils se plaignent, en outre, de douleurs entre les deux épaules; le teint est jaune, le sommeil peu réparateur et entremêlé de palpitations de cœur. La conversation fatigue par-dessus tout.

HAMAM. — Le sang est veineux, il afflue dans la bouche sans aucun effort de toux; on dirait un simple courant établi de dedans en dehors. L'esprit du malade est remarquablement calme; quelquefois il se plaint d'avoir dans la bouche un goût de soufre.

IPECA. — Après s'être exposé au froid et à la pluie, il est saisi, dans la soirée, par des frissons et de l'oppression qui bientôt sont suivis d'un crachement de sang abondant. Il est obligé de rester assis, de faire de grands efforts pour respirer, il ne peut parler; à de très-courts intervalles, la bouche est pleine de sang écumeux et de couleur brillante; le pouls est petit et fréquent, la respiration courte et très-accélérée; la face est livide et la plus grande anxiété est peinte sur tous les traits du visage. Tel est l'ensemble de l'hémoptysie de *Ipeca*; pour le rendre plus complet, il faut y ajouter une toux fréquente, brève, saccadée, avec état nauséeux; faiblesse extrême et crachats striés de sang. — *Ipeca* remédie au goût de sang prolongé dans la bouche.

LEDUM PAL. — Du sang rutilant est expulsé par une toux creuse, fatigante. L'oppression est extrême surtout au moindre mouvement; le malade ne cesse de faire des efforts impuissants pour respirer. Chatouillement dans le larynx.

Les symptômes concomitants qui suivent sont d'un grand poids pour déterminer le choix du médicament; douleurs de tiraillements, de déchirements, d'élancements dans les articulations. La peau qui recouvre les articulations est luisante, particulièrement aux genoux; le gros orteil d'un pied ou des deux pieds à la fois est gonflé et sensible au toucher; les articulations des coudes, des doigts de la main et des genoux sont raides et légèrement tuméfiées, preuve évidente que la diathèse goutteuse ou rhumatismale est dejà une raison suffisante pour le choix de *Ledum* en cas d'hémoptysie.

De plus, nous lisons dans la pathogénésie de ce précieux médicament : prurit insupportable à la peau qui oblige le malade à se déchirer ; taches brunes ou rougeâtres sur les parois de la poitrine, plus marquées à la chaleur ; éruption fixe à la peau, surtout à la poitrine ; ce qui prouve que l'élément herpétique le désigne encore spécialement à notre attention.

MILLEFOL. — Hémoptysie qui se répète tous les soirs, avec dyspnée et battements de cœur très-violents. Petite toux. Le sang est vermeil, très-abondant. Fièvre précédée de violents frissons, avec chaleur au-dedans et au-dehors. Douleur de piqûre dans la poitrine. Son application la plus fréquente est chez les tuberculeux.

MYRTUS COMM. — Hémoptysie chez les tuberculeux qui accusent en même temps des douleurs aiguës dans la partie supérieure du côté gauche de la poitrine. Ces douleurs irradient d'avant en arrière jusqu'à la pointe de l'omoplate du même côté.

NUX VOM. — En même temps que l'hémoptysie, il existe une toux sèche qui répond à la tête, un chatouillement très-vif et incessant dans la poitrine ; *exacerbation* des symptômes *le matin*. Chaleur et brûlure dans la poitrine ; le malade ne peut supporter aucun vêtement sur la poitrine, tout ce qui touche la poitrine lui paraît trop serré. Après un accès de colère, après un refroidissement, chez les sujets très-irritables, violents de caractère, habitués à la bonne chère, qui prennent habituellement du café et des liqueurs ; la suppression d'un flux hémorrhoïdal, comme cause occasionnelle de l'hémoptysie, une vie trop sédentaire, des travaux d'esprit démesurément prolongés, sont encore des indications précieuses de *Nux vom*.

OPIUM. — Le sang est épais, mêlé à des crachats écumeux ; absence de toutes douleurs. Le malade accuse

seulement une chaleur brûlante dans toute la région du cœur;
la toux est sèche et creuse. Les extrémités inférieures sont
refroidies. Tremblement des bras. Léger assoupissement avec
tressaillements soudains . dans les membres. La toux est
aggravée par les mouvements de la déglutition. C'est l'hémoptysie grave des ivrognes que l'*Opium* est plus sûrement
appelé à combattre efficacement.

PHOSPH. — Hémoptysie, en cas de toux ancienne,
sèche, pire le soir jusqu'à minuit. L'hémoptysie s'aggrave
aux mêmes heures ; elle s'accompagne d'oppression avec
pesanteur sur la poitrine, plénitude et tension dans la poitrine, palpitations de cœur. — Diathèse tuberculeuse et dans
ces cas *Phosph.* sera le meilleur remède pour arrêter le travail
de désorganisation dout l'hémoptysie est le symptôme révé-
lateur. — Quand l'hémoptysie est, chez la femme, la suite de
la déviation des règles, *Phosph.* se recommande encore à
l'attention des praticiens.

PULSAT. — Hémoptysie chez les femmes après la
suppression des règles, et chez les hommes après la cessation
d'un flux hémorrhoïdal ; de part et d'autre, tempérament
leuco-phlegmatique, le sang est noir, en caillots; des frissons
assiégent constamment le malade, surtout le soir et la nuit.
Anxiété, accès de criailleries ; douleur à la partie inférieure
de la poitrine, sensation de vacuité au creux de l'estomac et
faiblesse.

RHUS TOX. — Nous avons suffisamment énoncé les
merveilleux résultats de l'*Arnica* dans les cas graves ou
l'hémoptysie provenait d'une cause traumatiqué assez
violente pour amener la rupture d'un vaisseau ; *Rhus.* participe à ces effets curatifs, dans une forme particulière de
traumatisme; quand la violence extérieure a consisté dans
des tiraillements et des efforts comme ceux nécessités par le
jeu des instruments à vent. Le sang est d'un rouge brillant,
le patient est très-agité et supporte mal la plus légère contradiction.

SENEC. — Précieuse acquisition de la matière médicale
américaine. Déjà nous avions de très-grandes ressources

contre l'hémoptysie sous la dépendance de règles supprimées, mais le *Senecio* paraît l'emporter sur tous les autres remèdes par sa promptitude à rétablir la circulation dans son état normal ; dans les cas où la vieille Ecole a troublé le cours des règles par une saignée toujours inopportune, *Senecio* répare le désordre presque-immédiatement.

SEPIA. — Hémoptysie chez les meuniers, par suite de l'absorption par les voies respiratoires de la poussière de farine. Toux sèche et c'est par la toux, au moment même de la toux que le crachement de sang arrive. Douleur constante dans toute la poitrine ; haleine courte en marchant, surtout en commençant à marcher ; la toux répond à la tête. Lassitude et abattement extraordinaires ; oppression, violente surtout par les changements de temps.

STICTA PULM. — Hémoptysie chronique à sang noir. Chatouillement dans le larynx et les bronches. Toux grasse le matin avec expectoration facile de mucosités blanchâtres ou sanguinolentes. Toux avec oppression ; aggravation de minuit au matin. Céphalalgie frontale et épistaxis. Emaciation, diarrhée.

SULPH. — Le soufre mérite bien d'occuper sa place dans les congestions pulmonaires accompagnées d'accès de suffocation nocturne, de douleurs diverses dans la poitrine avec ou sans palpitations de cœur ; mais ce que je veux surtout faire ressortir ici, c'est sa grande utilité pour prévenir le retour de l'hémoptysie, en remédiant souvent à la prédisposition ; son application devra être immédiate toutes les fois que l'hémoptysie aura succédé, à peu de distance surtout, à la suppression d'un exanthème ou de la gale primitive. — Dans l'hémoptysie chronique, on fera toujours bien de recourir à *Sulphur*, au moins comme remède intercurrent et on observera ce fait, qu'après lui, les mêmes agents qui ne s'étaient montrés que d'une efficacité temporaire se montreront plus radicalement curatifs. Ceci ne s'explique pas autrement que par la modification profonde que le soufre imprime à l'ensemble de la constitution.

SULPH. ACID. — Hémoptysie très-abondante, sans

éréthisme vasculaire, chez les tuberculeux ou sur des sujets
cacochymes par d'autres raisons, telles que scrofule, scorbut,
excès de tous genres, etc. C'est le médicament des constitutions délabrées sujettes à divers flux muqueux ; des hémorrhoïdaires épuisés par de fortes pertes de sang répétées.
Mauvais état des organes digestifs.

TART. EMET. — Quand après l'hémoptysie, il reste
pendant longtemps une expectoration sanguinolente et visqueuse.

PNEUMONIE

(Péripneumonie. — Pleuro-pneumonie. — Fluxion de poitrine. —Fièvre pneumonique).

Inflammation du tissu pulmonaire.

Affection toujours grave dont le pronostic doit toujours
être réservé, parce qu'on ne sait jamais à quel degré s'ar-
rêtera la lésion, ni quelles complications peuvent survenir,
encore moins peut-on mesurer d'avance le degré de résistance que présenteront les malades.

C'est un devoir d'intervenir le plus vite possible et dans
notre Ecole le précepte est d'autant plus pressant que nous
avons vraiment entre les mains des médicaments qui ont fait
leurs preuves et qui *jugulent* la maladie, quand elle est prise
au début (ambition de l'ancienne Ecole, mais qui ne fut
jamais justifiée), qui modèrent son intensité, abrègent sa
durée et combattent encore avec succès les complications les
plus graves.

SYMPTÔMES. — L'invasion se signale ordinairement par
un frisson violent qui résiste non-seulement à tous les
moyens les plus ingénieux de la médecine domestique, mais
à tous les sudorifiques de la science. Après le frisson, ou
même pendant le frisson, une douleur se fait sentir dans un
des côtés de la poitrine, ordinairement aux environs du
mamelon, vive, poignante, profonde, qui augmente par les

mouvements respiratoires, par la toux, par le mouvement et quelquefois par la simple pression. Une forte chaleur s'établit, la face est animée, la respiration s'accélère en devenant plus difficile, le pouls est dur, plein, large, plus ou moins résistant, toujours fréquent. Toux sèche d'abord, plus ou moins fréquente et qui a pour caractère constant d'aggraver la douleur du côté, suivie bientôt de l'expectoration de crachats blancs au début, mais susceptibles de devenir, avec les progrès de la maladie, jaunes verdâtres, visqueux, adhérents au vase, mêlés de sang qui leur donne une couleur de rouille ou de brique pilée ; d'autres fois encore et dans des cas plus extrêmes, séreux, d'un rouge obscur analogue à celui de jus de pruneau.

Signes physiques. — A la percussion, à moins que la pneumonie n'occupe exclusivement le centre des poumons ou quelques lobules de ces viscères, son obscur d'abord, matité ensuite, les parois du thorax ont perdu leur élasticité. A l'auscultation, râle crépitant à bulles très-petites, nombreuses, égales et sèches, pendant l'inspiration et surtout au moment de la toux ou en faisant faire au malade de grandes inspirations. Pendant que le râle crépitant se fait entendre dans la portion du poumon qui est le siége de l'engouement, première période de la pneumonie, on entend partout ailleurs, c'est-à-dire aux parties correspondantes à l'état sain du poumon, ou le murmure respiratoire normal ou la respiration *puérile*. Plus tard, quand l'hépatisation pulmonaire a fait place à l'engouement, l'auscultation révèle la *respiration bronchique* ou *souffle tubaire* et la résonnance de la voix, nommée *Broncophonie*.

Telle est la symptomatologie de la pneumonie, dans sa pureté ; partout où se présente le cortége de ces symptômes, on est en droit de déclarer une pneumonie, et même la pneumonie n'est qu'à ce prix. Quant aux modifications infinies qui peuvent survenir sous la dépendance du sexe, de l'âge, des saisons, des tempéraments, des conditions dans lesquelles la maladie a pris naissance, comme la thérapeutique est mon but, c'est dans l'étude des médicaments que je m'appliquerai à faire connaître ces physionomies particulières, pour leur appliquer le modificateur qui leur convient.

L'heureuse influence que la thérapeutique homœopatique exerce sur les symptômes, la marche et la durée de la pneumonie, constitue un des plus beaux triomphes de notre Ecole, et c'est aussi celui que l'expérience a consacré avec le plus d'éclat et depuis plus longtemps. En 1847, quand j'allai à Vienne (Autriche), où je fus heureux de serrer la main de deux illustrations de l'époque, Wurm, que j'avais converti (*) au *Lycopode*, et Fleischmann, médecin de l'hôpital de Gumpendorf. Je constatai avec bonheur, *de visu*, que la guérison de la pneumonie s'élevait, grâce à l'homœopathie, à un chiffre qui ne m'avait été révélé jusque-là par aucun des maîtres de la science officielle ; à l'hôpital, la mortalité était de 1 sur 21. Je me souviens encore de l'avidité avec laquelle je consignai dans mes notes cette précieuse découverte et de quel enthousiasme elle fut suivie ; elle seule m'eût servi de dédommagement, quand même au contact de mes éminents confrères, je n'eusse pas d'ailleurs enrichi de beaucoup ma science des indications ; mais depuis lors, nous n'avons plus à aller chercher à l'étranger la preuve de l'excellence de notre thérapeutique dans le traitement de la pneumonie. J.P.Tessier, médecin des hôpitaux de Paris, victime précoce de l'excès de ses travaux, et peut-être d'une célébrité trop rapidement acquise, a écrit en caractères ineffaçables, à l'hôpital Sainte-Marguerite, la supériorité incontestable du traitement homœopathique de la pneumonie.

Je renvoie le lecteur à ses *Recherches cliniques*, etc., publiées en 1850. Dans l'espérance de triompher de l'obstination des médecins, je serais tenté de faire ressortir ici le mérite de ces

---

(*) Wurm avait, peu de temps auparavant, publié une étude sur *Lycopode* qui concluait au rejet de cette substance comme complètement inerte. Je combattis les conclusions de cet honorable confrère par une trentaine d'observations qui mettaient au contraire en évidence l'efficacité de *Lycop.* dans plusieurs formes différentes de maladies. Wurm, en me voyant, me dit aussitôt : « Vous avez raison ; mon erreur tenait à ce que je n'avais employé que les basses dilutions. »

observations recueillies au grand jour d'un hôpital, mais ce travail a été dignement fait par les continuateurs de J.-P. Tessier, et pour moi, il me suffit d'avoir donné publiquement la preuve de mon souvenir à cet illustre médecin qui m'honora de son estime et de son attachement. Je ne retiendrai de ses *Recherches*, etc., qu'un mot final très-court, mais assez substantiel pour embraser d'amour pour l'homœopathie tous les médecins *Verè cordati*. Ce mot est celui-ci : « A partir du moment où commence le traitement homœopathique de la pneumonie, tandis que la maladie marchait en s'aggravant jusqu'au moment du traitement, TOUT CONVERGE RAPIDEMENT VERS LA GUÉRISON... L'AMÉLIORATION COMMENCE AU BOUT DE QUELQUES HEURES POUR NE PLUS S'ARRÊTER. » Pag. 165. — C'est de l'histoire.

TRAITEMENT

ACO. NAP. — Au début, quand il est possible de le donner au moment du frisson, ou quand la congestion pulmonaire va se faire, on peut se donner l'immense satisfaction d'enrayer la maladie. Au début de la fièvre, avec ou sans douleurs aiguës dans la poitrine, ce résultat peut encore être obtenu ; mais on arrive rarement assez à temps. Dans le plus grand nombre de cas, on en est réduit à donner l'aconit quand on constate en totalité ou en parties les symptômes suivants :

Violente chaleur consécutive à un frisson ; peau brûlante, sèche ; pouls fréquent et dur. Visage coloré, souvent violacé à force d'être injecté. Respiration accélérée, pénible, incomplète, avec agitation, anxiété, palpitations. Points de côté dans les inspirations profondes et dans les mouvements. Sourde pression et pesanteur sur la poitrine. Toux sèche, violente, avec crachats peu abondants, visqueux ou striés de sang et rouillés. Décubitus sur le dos. Tête entreprise et douloureuse. Soif vive, urine rouge, peu abondante. Exacerbation le soir.

BRYON. ALB. — Après *Aconit* qui modère toujours

au moins les accidents inflammatoires, vient presque toujours la *Bryone*. L'expérience m'autorise à dire qu'avec la
sécheresse de la peau cesse l'opportunité de l'*Aconit*. Dès que
le malade est en bonne moiteur, ou transpire suffisamment,
quand même la fièvre persiste avec une certaine intensité,
je donne le conseil de passer à un autre médicament. Ce
médicament sera *Bryonia* dans les cas suivants :

Pleuro-pneumonie ; toux sèche déterminée par une irritation de la gorge et suivie d'une forte douleur d'écorchure
dans la poitrine. La toux est ébranlante ; elle retentit tout à
à la fois dans la tête et dans le ventre. Toux pire la nuit et en
étant couché horizontalement. Le malade éprouve le besoin
de se redresser et de rester sur son séant ; ce mouvement est
involontaire. En toussant, il sent le besoin de presser avec
sa main la partie antérieure de la poitrine. Oppression, élancements très-violents dans la poitrine se produisant ou
s'exaspérant à chaque mouvement, en .toussant .surtout, en
respirant profondément, et qui ne permettent pas de rester
couché autrement que sur le dos. Toux accompagnée de
douloureux points de côté et suivie de crachats rouillés,
tenaces, filandreux ou sanguinolents et mêlés de mucus
jaunâtre. Toux grasse avec expectoration glaireuse, jaunâtre
seulement, et douleurs dans la tête, dans la gorge et dans la
poitrine à chaque effort de toux. Chaleur et douleur brûlante
dans la poitrine avec tension et anxiété. Battements de cœur
souvent très-violents. Douleurs répandues çà et là, dans
diverses parties du corps, dans les membres ; douleurs qui
s'aggravent par le mouvement ; aussi le malade témoigne-
t-il le désir de rester dans le repos le plus parfait. Dans
l'après-midi et surtout le soir, alternatives de frisson et de
chaleur ; chaleur suivie de sueur. Pouls plein et accéléré.
Céphalalgie frontale et temporale avec pression de dedans
en dehors, améliorée par la pression de la main. Agitation,
exaltation de la sensibilité jointe à l'éréthisme sanguin.
Sécheresse des lèvres ; sécheresse et empâtement de la langue,
soif vive, ardente, avec grand désir de boissons froides et
acides. Le malade boit avec avidité de grands verres à la fois,

mais il boit peu souvent. Sommeil agité, surtout avant minuit ; léger délire et somnolence. Par le moindre effort, le corps est couvert de sueur.

La fièvre de *Bryon.* se distingue par les caractères suivants : elle commence généralement dans la soirée ; les frissons prédominent. Chaleur de la tête, rougeur des joues et soif surtout pendant la chaleur. Sueurs abondantes après la période de chaleur. Pouls plein, dur, vif et tendu.

PHOSPH. — Après *Bryon* précédé d'*Aconit,* c'est à *Phosph.* qu'il faut songer, surtout si la fièvre persistait avec certaine intensité. Pouls dur, plein, accéléré. Toux avec crachats teints de sang, rouillés. Expectoration de mucosités épaisses et rougeâtres. Douleur dans la poitrine en toussant, soulagée par la pression extérieure. *Points de côté dans le côté gauche de la poitrine soulagés par le décubitus sur le côté droit.* Toux sèche, creuse. brève, spasmodique par chatouilllement à la gorge et dans la poitrine. Aggravation de la toux par le décubitus sur le côté gauche, par le parler, le rire, le manger et le boire *chaud.* Toux avec point douloureux au-dessus d'un œil. Toux la nuit *avec expectoration seulement le matin* de mucus blanc, épais, purulent, strié de sang, de couleur rouillée, d'un rouge pâle, écumeux. Toux aggravée par l'entrée de quelqu'un dans la chambre et par le changement de température du chaud au froid. Amélioration en *mangeant* quelque chose de *froid, en se couchant sur le côté droit.*

Période d'hépatisation et hépatisation du côté gauche plutôt du ressort de *Phosphor.*

Pneumonie typhoïde, tuberculeuse et hypostatique. Il n'y a pas une minute à perdre aussitôt qu'apparaissent isolément ou tout à la fois la carphologie, le délire, les évacuations involontaires, couleur livide de la face. résolution rapide des forces, langue sèche, sans soif ; lèvres couvertes de fuliginosités, peau chaude, brûlante et sèche ; pouls très-fréquent, faible et dépressible ; respiration courte et précipitée. Quand les crachats contiennent en abondance du sang liquide et décomposé ; mais même dans ces cas graves on peut compter sur *Phosphor.*

Je reviens au livre de J.-P. Tessier sur la pneumonie
pour en tirer une leçon qui est bien capable de contrarier les
novateurs les plus avancés de notre Ecole, mais qui sera pro-
fitable aux jeunes praticiens ou aux nouveaux initiés, s'ils
veulent bien s'en souvenir toujours.

Les guérisons de pneumonie par J.-P. Tessier font autorité par la valeur du savant qui les a opérées et aussi par le
grand jour où elles se sont étalées en plein hôpital, à Paris.
Elles constituent un document que nos détracteurs ont bien
essayé de dénaturer, mais que nous, au contraire, nous devons
honorer d'une plus haute estime, et nous ne devons rien
omettre des vérités qu'elles ont contribué à raffermir, puisque l'enseignement part de plus haut. Eh bien ! que nous
apprennent ces observations ? Que le Phosphore a toujours été
donné à la dose de 4 à 6 globules 12 et 30 dans 4 onces d'eau.
(Voir page 6.)

L'expérience a parlé pour nous, dans une occasion très-
solennelle en faveur des globules et des dilutions hahnemanniennes. — Respectons l'expérience, si nous voulons qu'elle
continue à couronner nos efforts.

SULPH. — La spécificité du *soufre* contre la pneumonie
a été proclamée dans notre Ecole et on s'est cru autorisé à le
prescrire aussitôt qu'à l'auscultation se révèle le râle crépitant. Je ne partage pas cette illusion. Je le réserve pour
effacer les symptômes qui subsistent après la disparition des
accidents inflammatoires. — Toux persistante, sèche, brève,
secouant toute la poitrine ; toux toujours sèche la nuit, qui
oblige le malade à avoir la tête haute ; toux qui empêche de
dormir. La toux est provoquée par une inspiration peu profonde. Oppression avec tension continuelle sur la partie antérieure de la poitrine. Elancements dans la poitrine qui s'étendent assez loin dans le dos ou dans le côté gauche. Accès de
suffocation principalement en étant couché et la nuit, même
pendant le sommeil ; pendant le jour, crachats visqueux d'un
jaune blanchâtre, souvent du goût d'œufs pourris ; froid dans
le jour, et la nuit grande chaleur à laquelle succèdent des
sueurs débilitantes, plus abondantes vers le matin. Réveils

fréquents par une difficulté extrême de respirer qui ne diminue qu'en se relevant sur son séant. Ce sommeil interrompu
est fort peu réparateur d'autant plus qu'il est agité par des
rêves avec sursauts, cauchemars et crampes dans les mollets.
Peu de soif, encore moins d'appétit. La fièvre du soufre consiste dans une alternative de froid et de chaud continue et
remittente avec aggravation le soir où se montre habituellement un frisson plus violent suivi de la chaleur nocturne
dont j'ai déjà parlé. — Disposition scrofuleuse, tuberculeuse,
tendance à la chronicité. Si le sujet a été infecté par la gale
à une époque quelconque de sa vie ou s'il a été sujet à des
éruptions à la peau, c'est une indication de plus pour *Sulphur*.

LYCOP. — Hépatisation complète, surtout du côté
droit. Respiration courte, mouvement d'éventail aux narines.
Toux nocturne surtout, qui retentit à la tête, aux attaches du
diaphragme et au creux de l'estomac. Toux jour et nuit. Fréquemment, bouffées de chaleur au visage, rougeurs par
plaques au visage. Fièvre plus marquée dans l'après-
midi de 3 à 8 heures du soir ; sueur sans soulagement. Dyspnée plus forte quand il est couché sur le
dos. Expectoration abondante de muco-pus et de pus, de
crachats jaunes verdâtres, d'un goût salé. Râles nombreux,
bruyants, muqueux, avec crachats rares, peu abondants.
Sécheresse de la bouche sans soif, gonflement de l'épigastre
avec sensibilité au toucher. Tension aux hypocondres, surtout
à droite où le foie paraît engorgé. Ballonnement du ventre,
vents incarcérés, constipation. Mélancolie, disposition à pleurer, aversion pour la parole.

TART. EMET. — Oppression et anxiété toujours
croissantes. Les élancements douloureux dans le côté ne manquent pas, mais l'oppression et la dyspnée sont bien plus
marquées. Pouls petit, faible, irrégulier. Toux grasse
suivie d'expectoration abondante, et aussitôt après l'expulsion des crachats, il se fait un soulagement marqué ; les crachats contiennent peu ou point de sang et sont formés de
masses muqueuses écumeuses. Pouls très-rapide.

Indications spéciales et importantes. — Violente douleur

de brûlure et de plaie dans la partie supérieure de la poitrine et dans la gorge ; météorisme et sensibilité à l'épigastre ; tendance à la diarrhée ou diarrhée. C'est souvent par la cessation de la diarrhée que commence la guérison.

Trousseau nous a transmis des observations qui lui sont propres et qui dénotent de la manière la plus parfaite de quelle importance sont les troubles gastriques dans la pneumonie pour affirmer les succès de l'émétique. Ce médecin dit quelque part : « En 1831–1832, les pneumonies les plus intenses chez des individus jeunes et vigoureux guérissaient en peu de jours sans émissions sanguines, par le tartre stibié seul ; il y avait une grande propension aux accidents gastriques. La plupart des malades avaient des vomissements et de la diarrhée et avaient une telle susceptibilité d'entrailles que les moindres doses de tartre stibié déterminaient, le premier jour, une révolte de l'estomac et des intestins.

» En 1833–1834, l'émétique ne réussit pas et en même temps nous observions que les accidents gastriques éprouvés par ces malades étaient moins violents et surtout moins fréquents.

» De ces faits, il est naturel de conclure que le tartre stibié s'est montré plus utile quand l'estomac et les intestins étaient le plus irritables et le plus irrités. »

Autre souvenir qui nous vient de Sandras : « Chose remarquable ! la diarrhée est quelquefois une complication fâcheuse de la pneumonie, et c'est un des accidents qui cède le plus sûrement et le plus promptement au tartre stibié. J'ai vu très-souvent commencer ainsi par la guérison de la diarrhée la guérison des pneumonies au 3ᵉ degré, traitées uniquement par le tartre stibié. »

Similia similibus curantur. L'émétique agit spécifiquement en enflammant le poumon et la membrane muqueuse intestinale (Magendie, Lepelletier). L'émétique guérit la pneumonie d'autant mieux que l'estomac et les intestins sont enflammés en même temps (Trousseau, Sandras). On voit que la vieille Ecole se donne parfois la peine de nous donner des leçons d'homœopathie.

Si la pneumonie se complique d'une œdème notable et que l'indication soit d'éviter une paralysie menaçante des poumons, aucun médicament ne devra l'emporter sur *Tart. emet.* L'imminence de la paralysie de l'organe par suite de l'œdème des portions non enflammées du poumon constitue déjà un état relativement grave, caractérisé par l'accumulation dans les bronches d'une grande quantité de mucosités plus ou moins épaisses, par une dyspnée portée au plus haut degré avec anxiété et menace dernière de suffocation. Râle trachéal et coloration violacée de la peau.

Je n'ignore pas que le tartre stibié a été recommandé, à l'exclusion de tout autre remède, comme le remède souverain de la pneumonie. Je n'accepte pas cette affirmation, parce qu'elle est exclusive, et fausse par conséquent. Et je la combats par les mêmes raisons qui sont causes que je ne voudrais pas enseigner que le *Phosphor* est le spécifique de la bronchite capillaire ou de la pneumonie catarrhale ; de même encore que je ne voudrais assumer sur moi le conseil de prescrire *Iodin* ou l'*Iodure de potassium*, au début de la pneumonie quand l'affection se localise (Kafka). Ce sont là des propositions hasardées qui contiennent une partie de vérité, mais qui ne sont pas la vérité même et qu'il ne faut pas propager comme des axiomes. Elles offrent le grave inconvénient d'éloigner des principes et de jeter les praticiens dans une routine qui conduit fatalement à des erreurs irréparables. La science et les malades sont toujours compromis en dehors d'une individualisation constante, persévérante, sans exception. Le médecin qui individualise toujours n'est pas seulement celui qui sait le plus, mais c'est encore celui qui fait le plus souvent du bien à ses malades.

Certes, s'il y avait une exception à faire à la règle de l'individualisation précise qui n'admet pas que le choix du médicament puisse être fait, avec exactitude et avec utilité, en dehors de l'examen complet de rapports de ressemblance entre le médicament et le malade ; cette exception, je la tolèrerais pour le tartre stibié dans la pneumonie, tant la lésion qui constitue anatomiquement la maladie est un effet

constant du médicament ; mais ici encore il y a à observer
que l'inflammation de la vésicule pulmonaire, tout en étant
la même, peut se développer dans des conditions tellement
différentes que le sujet qui en est atteint peut ne pas trouver
dans le même remède le modificateur dont il a besoin. Je n'en
veux citer qu'un exemple :

Un confrère se plaignait un jour à moi d'échouer assez
souvent dans le traitement des pneumonies et cela depuis
quelque temps seulement. Il avait changé de localité.
« Autrefois, me disait-il, j'opérais des merveilles avec *Aconit*
et *Bryone*; aujourd'hui, je les trouve trop souvent insuffi-
sants. » Il était arrivé ceci: Les malades que la localité
nouvelle avait placés entre ses mains avaient tous été pris de
pneumonie dans des conditions alcooliques exceptionnelles.
Je lui conseillai de débuter toujours dans de pareils cas par
une dose de *Nux vom*. Il le fit et s'en trouva bien.

ANTIM. SULPH. AUR. — J'ai trouvé le *soufre doré
d'antimoine* infiniment précieux, au moment où la pneumonie
combattue dans son acuité par *Acon.*, *Bryon.*, ne disparaissait
pas franchement et menaçait le malade d'une chronicité
désespérante. *Sulph*. est assurément utile dans ces cas, je
l'ai bien souvent constaté, mais le *soufre doré d'antimoine*
m'a paru encore préférable. Son action curative est plus
prompte et plus décisive et je l'ai vu réussir là où le soufre
seul avait été insuffisant. Je m'explique sa supériorité
d'action curative par sa nature et sa composition. Le soufre
et l'antimoine sont les deux éléments qui le constituent ; par
le soufre il répond à la diathèse psorique: jouissant comme
lui de la faculté de produire à la peau des exanthèmes, il a,
comme lui, le privilége de guérir les affections créées ou
entretenues par le vice psorique et de plus, comme *antimoine*,
il remplit sa mission et sur la vésicule pulmonaire enflammée
et sur les engorgements visqueux des bronches.

A propos de *Tart. emet.* nous aurions pu énoncer avec
plus de développement que sous son influence, des pneumonies avaient eu une issue heureuse et que la convalescence s'était montrée plus prompte et plus courte que par

l'emploi des émissions sanguines ; mais nous en avons dit assez pour constater que ces guérisons affirmaient notre loi thérapeutique, puisque l'action pathogénétique du médicament nous rendait compte de ses effets curatifs.

Quand l'expérience a révélé les bienfaits de l'homœopathie, avant même que la loi homœopathique eût été formulée, pourquoi le tairions-nous ? C'est un argument si puissant en faveur de notre Ecole que nous devons au contraire être fiers de le faire valoir.

Les guérisons de pneumonie par *Tart. emet.* sont des guérisons homœopathiques, le fait est certain. Tous les composés antimoniaux, qu'ils proviennent de la combinaison de l'antimoine soit avec le soufre, soit avec l'oxygène, comme 1° l'Antimoine cru *(Antimonium crudum)*, 2° le Kermès minéral *(Sulfure d'antimoine hydraté)*, 3° l'Oxyde blanc d'antimoine *(Sur antimoniate de potasse)*, participent au privilége de *Tart. emet.* Ils ont guéri parce qu'ils étaient homœopathiques aux états morbides auxquels on les appliquait. Seulement on en a constaté l'efficacité avant que la science nous eût fourni les moyens d'expliquer leur mode d'action.

Aujourd'hui nous savons que toutes les préparations antimoniales ont guéri par voie de similitude et au lieu de leur faire un reproche de leur ancienneté, nous devons les consigner avec plus forte raison dans notre thérapeutique ; c'est ce que nous faisons ici.

Oxyde blanc d'Antimoine. — Pneumonies des enfants et des adultes qui ont l'appareil digestif très-irritable ; exerce une action résolutive, spéciale, sur les poumons enflammés.

Kermès minéral. — Pneumonies chez les vieillards, de préférence. Pneumonies catarrhales même au début.

Antimoine cru (proto-sulfure d'antimoine).—Utile surtout pour enrayer le travail inflammatoire qui tend à se faire autour des tubercules et en amener le ramollissement.

Pneumonies plus étendues ; complications fréquentes et redoutables de la tuberculisation pulmonaire.

SYMPTÔMES CONCOMITANTS. — Maladies chroniques de la peau. Eruptions dans lesquelles les croûtes sont épaisses. Callosités de la peau et des pieds. Indurations situées au milieu de la plante des pieds, rondes, aplaties, plus épaisses dans le milieu et se confondant sur les bords avec la peau qui rendent la marche très-douloureuse. De temps en temps, la peau s'enflamme tout autour et des élancements la traversent.

BELLAD. — Tandis que *Bryon.* est surtout remarquable par son affinité pour les parois de la poitrine et pour les organes membraneux et parenchymateux contenus dans ses cavités, *Bellad.* convient mieux à l'état congestif du cerveau et ne sera utile dans le traitement de la pneumonie que lorsque subsisteront, en même temps que l'inflammation pulmonaire, une partie ou la totalité des symptômes suivants :

Visage fortement coloré, les yeux fixes, injectés, pupilles dilatées. Battements marqués des carotides. Chaleur brûlante à la tête, céphalalgie violente et par battements, soulagée par la compression ; agitation extrême. *(Bellad.* ne convient pas moins à l'état névralgique qu'à l'état congestif). Tendance au délire, au délire même furieux, au coma. Le malade a la meilleure envie de dormir, mais il ne peut pas y parvenir, et, s'il dort, le sommeil est agité, troublé, interrompu par des rêves effrayants. Si c'est un enfant, il se réveille fréquemment en criant. Pouls dur, fréquent et plein. Respiration difficile. Serrement spasmodique de la poitrine. Toux sèche, ébranlante, avec chatouillement dans la trachée artère et crachats sanguinolents et difficiles à se détacher. Toux spasmodique nocturne. Le malade s'endort, et à minuit, réveil par un accès de toux sèche qui dure au moins une heure. Pendant la toux, la respiration est si courte, si râlante, la poitrine si pleine, la face si gonflée, d'un rouge si foncé que, chez les enfants surtout, il y a crainte de suffocation. Soif incessante ; chaleur vive à la peau.

MERC. — J'ai de belles observations de pneumonies graves guéries par *Mercurius*, mais dans tous ces faits, l'indication du médicament a été trouvée, non dans les symptômes de la poitrine, mais dans les symptômes bilieux qui prédominaient et par leur nombre et par leur importance.

Ces symptômes étaient les suivants : Teinte ictérique de la peau, sensibilité très-vive au toucher dans toute la région du foie et à l'épigastre, mauvaise odeur de la bouche. afflux de salive, le gosier semble excorié. Dysphagie. Soif, état nauséeux, ventre ballonné ; diarrhée précédée de coliques autour du nombril avec ténesme et cuisson à l'anus. Urine de couleur foncée et de très-mauvaise odeur. — Du côté de la poitrine, pneumonie du côté droit, respiration courte. Toux sèche avec enrouement ou excitée par un chatouillement dans la gorge ; toux produisant une commotion générale, surtout la nuit et le soir, avant de s'endormir. Toux pire, la nuit, quand il est couché sur le dos. Toux avec expectoration puriforme mêlée de sang, jaunâtre, de goût salé ou putride.

Symptômes généraux autres que ceux énoncés précédemment : Pouls lent, variable, irrégulier ; palpitations de cœur, chute rapide des forces avec grand sentiment de malaise, sueur générale qui n'amène pas de soulagement ; humeur triste.

ARNICA MON. — Indépendamment du traumatisme qui l'appelle toujours inévitablement, utile chez les vieillards quand il y a crachats fétides expectorés avec peine et en petite quantité: A tout âge, s'il y a dans un des côtés de la poitrine des points douloureux non très-aigus, mais persistants.

ARS. — Crachats fétides, verdâtres, ou couleur jus de pruneaux. Extrémités froides, grande faiblesse et agitation avec angoisses. On le fera suivre de *Carbo v.* Mais ce dernier ne sera vraiment applicable que lorsque la surexcitation qui est l'apanage d'*Ars.* sera tombée pour faire place à un collapsus complet.

CAMPHOR. — Trouve son application dans la pneumonie typhoïde, aussi bien que dans toute maladie grave, dans un moment critique où il s'agit de relever les forces. Le corps est couvert de sueur froide ; ce moyen intercurrent n'a pas une grande portée quand la désorganisation est proche; mais par la vive réaction qu'il est susceptible de produire, il peut donner le temps de recourir à un autre remède et d'en préparer l'action bienfaisante. Ces remèdes peuvent être *China*, *Cuprum* et *Ferrum*.

CANNAB. SAT. — Elancements très-violents dans le côté gauche de la poitrine ; douleur de tension et de pression sur la partie moyenne du sternum qui est douloureuse au toucher. Elancements et douleurs incisives dans les parois de la poitrine. Palpitations de cœur violentes avec anxiété précordiale. Toux avec expectoration abondante de crachats sanguinolents, verdâtres et visqueux. Il avale ses crachats par la difficulté qu'il a à les expulser. Manque de forces, le pouls lent, perceptible à peine ; *grande soif*. Sommeil léger avec jactation ; insomnie complète après minuit. Pollution nocturne. Grande chaleur toute la nuit et sueur vers le matin ; dans le jour le froid prédomine. — Besoin fréquent d'uriner avec ténesme et brûlement pendant le jour. Durant la nuit difficulté à uriner, comme par paralysie de vessie. Brûlement dans le canal de l'urêtre, en urinant et surtout après avoir uriné.

CARBO VEG. — Période avancée de la maladie ; expectoration peu copieuse, mais brune sanguinolente (crachats jus de pruneaux). Toux par accès rares et violents. Pesanteur, cuissons et élancements dans la poitrine. Douleur constante de plaie dans la poitrine. Elancements dans le côté gauche de la poitrine qui l'empêchent de respirer profondément. Respiration très-courte, fréquente, mais incomplète. Respiration bronchique ; broncophonie, absence complète de bruit respiratoire. Râles produits par l'accumulation de mucosités dans les bronches et la trachée qui rendent la suffocation imminente. Couleur bleuâtre de la face et des lèvres. Sentiment de froid dans les genoux. Les pieds sont froids. Grande prostration, peau fraîche, le pouls est mou, petit, interrompu. Sueur froide, traits décomposés, face hippocratique avec la machoire inférieure pendante. Le ventre distendu par des gaz, selles liquides et involontaires.

Soit chez les adultes, soit chez les enfants, on a vu *Carbo veg.* rappeler à la vie des malades agonisants par suite de pneumonie négligée ou mal traitée ; et ce n'est pas seulement dans la pneumonie que se sont reproduites bien des fois des merveilles surprenantes ; il n'est pas de maladie si violente, si rapide dans sa marche, comme le choléra, par exemple, si avancée dans ses progrès, qui ne puisse revendiquer des guérisons par *Carbo. veg.* Je voudrais que tous les médecins homœopathes l'inscrivissent sur leur tablette pour en user dans tous les cas où, en désespoir de cause, les médecins de la vieille Ecole prescrivaient, avec une ténacité qui témoignait au moins de leur bonne volonté, leur potion cordiale. Le *Carbo. veg.* a été donné pour que nous ne désespérions jamais, si grave que soit l'état du malade, dans n'importe quelle maladie.

CHELID. MAJUS. — Pneumonie du côté droit. Douleur fixe au-dessous de l'angle interne et inférieur de l'omoplate, du côté droit. La douleur s'étend souvent dans la poitrine où le foie et est accompagnée d'une toux affreuse. Sensation de battements dans les poumons ; points douloureux dans les poumons, aggravés par une inspiration profonde en toussant ou en éternuant. Toux sèche, par petits accès avec respiration difficile et râle muqueux dans la poitrine, râle muqueux dans la trachée ; douleur derrière le sternum et dans la tête, en toussant. La toux n'est jamais plus fatigante que le matin. Spasmes de la glotte à l'expiration, qui accompagnent de petites quintes de toux.

Expectoration de mucosités tenaces, difficiles à détacher, formant des masses. Sécheresse de la bouche et dans la gorge, soif vive surtout pour les acides ; agitation, anxiété, pouls petit et précipité. Brûlure et rougeur foncée des joues, faiblesse, lassitude ; douleurs dans les membres et émaciation rapide. Rêves incohérents et réveils fréquents, la nuit, par des accès de toux brève. Légère transpiration et enrouement le matin au réveil. Selles claires, *d'un jaune brillant* ou *blanches* et aqueuses ; urine pâle ou rougeâtre ou *verdâtre*. Ictère nulle part, pas même coloration jaune de la conjonctive. Le teint du visage est seulement sale, tournant sur le gris. — Les selles colorées en *jaune éclatant* ou *blanchâtres* ; les urines colorées fortement en *vert* sont vraiment caractéristiques de *Chelid. majus.* car, fondé sur ces indications, le médicament s'est toujours montré curatif dans une foule d'affections de formes différentes avec *amaigrissement rapide.*

CHINA. — Etat typhoïde, grande faiblesse, pouls petit ; crachats verdâtres et fétides. Pression dans la poitrine ; élancements dans les côtés de la poitrine et dans les seins ; palpitations de cœur en toussant. Respiration difficile. Si l'intervention de l'homœopathie n'est sollicitée qu'après un traitement de saignées *coup sur coup, China* est indispensable avant tout autre remède.

CUPRUM. — Attaque soudaine d'oppression allant jusqu'à la suffocation extrême ; sueur d'odeur aigre ; coloration bleuâtre ou terreuse de la face.

FERR. MET. — Dyspnée toujours croissante. Les narines se dilatent énormément pour aspirer plus d'air ; la peau du visage se décolore, les traits du visage se décomposent, la face devient hyppocratique, le pouls faible, petit. Sueur froide, gluante, froid prédominant, faiblesse extrême.

HYDRASTIS CAN. — Pneumonie des vieillards, expectoration difficile de crachats épais, jaunâtres.

KALI NIT. — Sensation désagréable de pesanteur sur la poitrine, comme si un lourd fardeau l'opprimait. Le malade ne peut boire qu'à petits traits par manque de respiration ; dyspnée extrême. Suffocation. Palpitations de cœur violentes, surtout la nuit au lit. Toux avec élancements dans la poitrine et expectoration de sang pur.

LACH. — Pneumonie de préférence du côté gauche. Dyspnée très-forte. Aggravation dans l'après-midi, ou *après avoir dormi* ; accès de toux invariablement après avoir dormi un certain temps. La toux est plus forte la nuit, étant couché. Toux brève, sèche ou convulsive. La plus légère pression sur le larynx ou la trachée provoque la toux pour quelque temps. Le malade ne peut rien supporter autour du cou ; *l'approche même des couvertures le suffoque.* Toux sèche, brève, suffocante avec des efforts inutiles pour cracher. Toux aussitôt qu'il s'endort, souvent avec étouffement comme s'il allait suffoquer inévitablement. Pouls tremblant, intermittent, très-faible, à peine perceptible. Quand il n'y a pas constipation opiniâtre, les selles sont remarquables par leur mauvaise odeur. *Lachesis* est. avec *Carbo. veg.*, un des médicaments privilégiés qui, à la dernière heure, peuvent encore nous rendre de très-réels services. Ces cas avancés se distinguent par une extrême prostration des forces, le refroidissement des pieds, la fétidité de l'haleine et des crachats. Hépatisation complète des lobes inférieurs et menaces de gangrène.

NITRI. ACID.— Elancements violents surtout dans le côté gauche de la poitrine ; oppression, respiration sifflante ; expectoration abondante, verdâtre, striée de sang, chez les individus à teint brun, cheveux et yeux noirs, à caractère vif et irritable, maigres par tempérament ou affaiblis par l'âge ou des maladies antécédentes. Dans la marche insidieuse de certaines pneumonies, on observe parfois un apaisement subit instantané des douleurs de la poitrine et en même temps le pouls baisse ; la simultanéité de ces deux accidents constitue une indication pour *Nitri. acid.*

PHOSPH. ACID. — Les symptômes pulmonaires se sont effacés, mais une diarrhée persistante s'est établie.

RHUS TOX. — Il est des pneumoniques chez lesquels l'indication spéciale de *Rhus.* domine toutes celles que pourrait fournir la poitrine. Cette indication est celle-ci : agitation qui ne permet pas de garder le repos, mobilité extrême. Le malade ne cesse pas un instant de se livrer à des mouvements divers, parce que la douleur et la dyspnée s'augmentent dans l'immobilité. Il lui est tout à fait impossible de rester tranquille dans son lit. Sécheresse extrême de la bouche et de la gorge qui, l'une et l'autre, présentent parfois une teinte brunâtre, la langue est rouge, sèche, parcheminée. L'haleine est mauvaise.

SANGUIN. CAN. — On verra plus tard les services que la Sanguinaire du Canada est appelée à nous rendre dans le traitement de la phthisie pulmonaire chez les sujets surtout qui ont été infectés de syphilis. Son affinité élective pour les poumons a été aussi utilisée dans les altérations plus aiguës du tissu pulmonaire constatées à la 2e et 3e période de la pneumonie. Dyspnée extrême. Sécheresse continuelle de la peau ; crachats rouillés, épais, consistants. Peu de douleur dans la poitrine et le peu qu'il y a a le double caractère de piqûre et de brûlure ; pouls vif, précipité, mais petit. Le visage et les extrémités des membres inférieurs ont de la tendance à se refroidir, tandis que les mains sont brûlantes. Aggravation de la fièvre dans l'après-midi.

SENEGA. — Expectoration supprimée. Toux brève et rare et pourtant râle muqueux, abondant dans la poitrine. Accumulation de mucus épais dans les bronches qui cause les plus grands et souvent les plus impuissants efforts pour tousser et graillonner à l'effet de l'expulser. Violents points de côté, surtout du côté droit. Anéantissement des forces, pouls petit, à peine perceptible. Somnolence. Traits décomposés. Etat adynamique. Tendance à la diarrhée ; il y a alternative entre l'irritation de la poitrine et celle des intestins et *vice-versâ*.

SEPIA. — Chez les vieillards surtout. Pneumonie du côté gauche de préférence. Toux presque continue, qui ne laisse du repos ni le jour ni la nuit, tantôt sèche, brève, saccadée, spasmodique, tantôt amenant beaucoup de crachats de mauvais caractère, oppression. Sueur profuse la nuit d'odeur aigre marquée, et froide, plus particulièrement sur la poitrine, au dos et aux cuisses. Sentiment de brûlure aux pieds, la nuit. Crampes violentes dans les mollets, la nuit.

VERAT. VIR. — Ce médicament se distingue par son action multiple sur les voies digestives, respiratoires, circulatoires et sur les forces générales: 1° Il détermine *rapidement* des nausées, des vomissements violents et de la diarrhée; 2° Sous son influence, la respiration est rapidement et profondément modifiée ; elle devient inégale, irrégulière, tantôt très-rapide, tantôt d'une lenteur telle qu'elle tombe à deux et même à un mouvement respiratoire par minute; 3° La température suit comme la circulation une progression descendante; 4° L'affaiblissement et la prostration vont en augmentant et quand ils ont atteint le plus haut degré, l'animal meurt. (Oulmont).

Cette pathogénésie qui fait du *Verat. vir.* un hyposténisant énergique au service de la vieille Ecole, nous interdit, à nous, de songer à l'employer toutes les fois qu'il existe une grande surexcitation du système artériel, comme c'est le cas dans la pneumonie.

Il y a pourtant dans nos annales des observations de guérison de pneumonies par *Verat. vir.* (Dr Drashe, notamment). Le professeur de matière médicale et de thérapeutique à Chicago *(in Hah. med. coll.)* a rapporté des guérisons remarquables de certaines formes de méningite cérébrale et cérébro-spinale. Moi-même je n'ai eu qu'à me féliciter du choix de *Verat. vir.* chez des enfants plus ou moins âgés qui offraient tous les prodromes de meningites envahissantes, mais en approfondissant l'étude de tous ces faits de guérison, on constate dans tous les cas que les vomissements que le *Verat. vir.* détermine *rapidement* constituaient un des traits essentiels et caractéristiques du tableau des symptômes. Drashe nous le dit lui-même : *Pneumonie avec vomissements* ; et qui ne sait que le vomissement est l'avant-coureur, le premier signe, le signe caractéristique de la méningite à son début.

Or, si d'un côté, le *Verat. vir.* détermine *rapidement* des vomissements à l'état sain et que d'un autre côté il soit constaté que dans tous les cas morbides avec localisations diverses où le *Verat. vir.* s'est montré efficace, des vomissements prédominaient, il est certain que c'est dans ces vomissements que se trouve l'indication du remède et je maintiens que *Verat. vir.* doit figurer avantageusement dans le traitement de la pneumonie, mais de la pneumonie *avec vomissements.*

En tenant compte de l'abaissement de température, du ralentissement de la circulation, de la prostration des forces, dont *Verat. vir.* nous offre un saisissant tableau, j'ajouterai que dans la pneumonie typhoïde avec abaissement de la température, ralentissement du pouls, pouls régulièrement intermittent (caractéristique donné par Raue) et prostration

des forces, *Verat. vir.* est encore appelé à nous rendre service, mais, en dehors de ces cas exceptionnels, je proteste au
nom de notre loi fondamentale, contre l'emploi de *Verat. vir.*
dans la pneumonie ou toute autre affection inflammatoire,
sans vomissements.

PHTHISIE PULMONAIRE

(Consomption. — Etisie. — Phthisie. — Tuberculose).

Maladie générale, d'origine constitutionnelle spéciale,
caractérisée anatomiquement par la présence dans le tissu
des poumons de produits anormaux, généralement désignés
sous le nom de tubercules.

La Tuberculose, qu'on la nomme miliaire ou granuleuse,
non ulcéreuse ou commune et ulcéreuse, est toujours, dans
tous les cas, la manifestation, le produit d'une diathèse
héréditaire ou acquise. — Toute détérioration individuelle ou
de famille peut aboutir à la tuberculose.

Après l'hérédité, qui est la grande voie par laquelle la
phthisie se propage et se perpétue, la scrofule, dans son
expression la plus avancée, conduit très-souvent à la tuberculose, mais elle n'en est pas la cause unique; la dartre, la
goutte, la syphilis, la sycose, en sont souvent la première
cause.

Comme dans la phthisie, il n'y a pas unité de cause, il
n'y a pas non plus unité de produit morbide; mais le proto-
type de ces produits qui tient tous les autres comme sous sa
dépendance, c'est le tubercule, produit accidentel, corps
hétéromorphe, qui naît au sein des poumons. Moléculaire à
son début, il s'y développe progressivement, arrive à sa
maturité, puis se ramollit, tombe en déliquescence, est
expulsé par l'expectoration et laisse les poumons plus ou
moins déchirés et parsemés de cavernes et d'anfractuosités
suppurantes.

Je ne veux pas en dire plus sur l'histoire anatomique du

tubercule, et si l'on s'étonnait de mes réticences, j'en donnerais l'explication suivante :

Je ne suis pas naturaliste, je suis médecin, et, de plus, je suis pénétré de ces deux grandes vérités : d'une part, « La première, l'unique vocation du médecin est de rendre la santé aux personnes malades.» (Organon de Hahnneman, 1re proposition); de l'autre : «Les principes les moins sévères de l'honneur et de la probité exigent qu'en nous présentant à l'exercice clinique de notre art, chacun de nous puisse dire avec fondement : J'ai constamment fait tout ce que j'ai pu pour me présenter au lit des malades muni de toutes les connaissances qui doivent leur rendre mes conseils salutaires » (Double), et c'est pour cela que j'ai appris à mesurer à leur degré d'utilité l'importance des connaissances acquises ou à acquérir.

La tâche du médecin n'est pas déjà si facile qu'elle nous permette d'éparpiller nos forces. Si nous sommes désireux de l'accomplissement pratique de nos devoirs, nous devons avant tout et par dessus tout nous appliquer à nous munir de connaissances utiles. — Les études anatomiques qui nous donnent l'image fidèle du mode d'altération des tissus ont sans doute leur mérite et leur utilité. Je ne m'oppose pas à ce qu'elles soient consignées et accumulées même avec surabondance, dans les annales de la science ; seulement, je constate leur inutilité dans la pratique médicale. On a beau préciser mieux les lésions pulmonaires, on ne les guérit pas mieux. Les phthisiques continuent à mourir régulièrement, et les médecins, si fiers qu'ils soient de leur science anatomique, normale ou pathologique, n'en sont pas moins résignés au triste rôle de spectateurs inutiles des ravages du mal ; j'ai donc raison de dire qu'il est temps pour nous de nous appliquer moins à l'amphithéâtre, un peu plus au lit des malades et de sortir de l'étude des altérations organiques directement inaccessibles à nos moyens curatifs pour aborder enfin sérieusement l'étude des dispositions auxquelles est due la phthisie et que l'on peut toujours combattre avec l'espérance d'en triompher.

En second lieu, le tubercule est une production morbide; tout le monde est d'accord sur ce point. Or, il me
paraît déraisonnable d'entourer le produit de toute sa solli-
citude et de négliger d'élever son attention jusqu'au produc-
teur. Puisque le tubercule est la lésion et non la maladie,
toute médication dirigée contre lui, toute médication
dépourvue d'autres indications que celles que prétendent
lui fournir l'éclosion ou l'évolution des tubercules, sera
nécessairement insuffisante, je ne dis pas assez, sera
d'avance frappée de nullité complète. Ce que le bon sens
laissait pressentir, l'expérience l'a démontré. Fatalement
engagés dans la voie anatomique, les médecins ont su décrire,
pallier, mais non guérir.

Sortons de l'amphithéâtre; laissons aux anatomistes le
mérite de nous avoir mis en possession de connaissances
précieuses quand on les laisse à leur place, mais. de grâce,
occupons-nous un peu moins de la phthisie et un peu plus
des phthisiques. La médecine descriptive a fait son temps.
Le moment est enfin venu d'imprimer à nos efforts, à nos
recherches, une nouvelle direction.

La thérapeutique pour être efficace doit tirer ses indications de *l'ensemble* des symptômes et des signes révélés par
l'état général ; ce n'est pas un symptôme qu'il faut avoir en
vue, mais tous les symptômes ; ce n'est jamais un côté de la
situation, mais la situation tout entière qu'il faut embrasser
d'un regard prompt et sûr. D'un autre côté, la phthisie ne se
révèle pas à nous exclusivement par la poitrine. Il est certain
que le phthisique se présente à nous avec des traits généraux
qui le caractérisent, à tous les degrés de la tuberculisation,
souvent même avant que le tubercule ait pu être localement
et matériellement constaté. Il ne fut donc jamais plus nécessaire que dans le traitement des phthisiques de ne rien
négliger de *l'ensemble* des symptômes. Le choix du médicament curatif est à ce prix. Notre loi est sûre dans ses effets,
mais à la condition qu'elle soit convenablement appliquée,
et son application est fautive toutes les fois qu'un médicament est donné à un malade sans une similitude parfaite

avec tous les désordres physiques et moraux, partiels ou généraux que représente l'individu.

Après cette déclaration, on ne s'étonnera pas que je me sois appliqué, dans le traitement de la phthisie, à énumérer, à propos de chaque médicament, l'ensemble des troubles organiques et fonctionnels qui constituent son individualité. C'était le seul moyen d'apprendre à guérir, puisque la guérison ne s'obtient qu'à cette condition immuable : d'opposer à une individualité morbide bien déterminée une individualité médicamenteuse parfaitement semblable.

CURABILITÉ DE LA PHTHISIE. — La phthisie peut être guérie à tous les degrés, même dans la période de suppuration. L'anatomie pathologique nous révèle cette possibilité, l'expérience la confirme. Nous n'en sommes plus à des essais et pour mon compte, après une pratique homœopathique de près de quarante ans, j'ai la satisfaction de compter des guérisons solides que le temps n'a point ébranlées. Nous pouvons même concevoir de plus hautes espérances, car, si nous n'avons pas guéri plus souvent jusqu'ici, c'est que nous n'avons pas encore découvert tous les médicaments qui nous sont nécessaires ; mais les ressources acquises nous sont une garantie des acquisitions nouvelles que nous promettent le temps et les expérimentations. Travaillons donc avec persévérance ; la tradition a ses mensonges, mais elle a aussi ses vérités et en séparant le vrai du faux, il n'est pas démontré que déjà nous ne soyons sur le point de retrouver, dans l'expérience des siècles passés, d'incontestables richesses. Répétons avec confiance, pour rendre témoignage à la vérité et pour la plus grande consolation des phthisiques, que, d'ores et déjà, l'incurabilité absolue de la phthisie est démentie par des faits nombreux et avérés de guérison. Oui, on peut tout espérer d'un traitement convenable suivi avec persévérance et dans des circonstances convenables, mais ajoutons aussitôt : que les chances de succès s'augmentent au fur et à mesure que l'on attaque la maladie plus près de son origine. On peut suspendre ou atténuer la fonte tuberculeuse, on peut favoriser ou

hâter la cicatrisation des cavernes ; tout cela est vrai, mais
il est un service à rendre aux phthisiques, un premier service
qui prime tous les autres par son importance et par la facilité
plus grande avec laquelle on l'obtient, c'est celui de combattre la diathèse qui.préside à la formation des tubercules :
diathèse dont les premiers développements remontent souvent
à l'enfance et qui, bien comprise alors, peut être paralysée
dans ses conséquences par un traitement interne et des bonnes
conditions hygiéniques.

La phthisie est aiguë à marche rapide, ou chronique à
marche lente. Celle-ci est la forme la plus commune.

SYMPTÔMES DE LA PHTHISIE AIGUE. — La phthisie aiguë
caractérisée anatomiquement par des tubercules miliaires
qui ne sont pas seulement disséminés dans toute l'étendue du
poumon, mais que l'on rencontre encore sur une foule d'organes comme les plèvres, le péritoine, la muqueuse intestinale, etc., se distingue par une marche extrêmement rapide,
ce qui lui a fait donner le nom de phthisie galopante. Il n'est
pas rare, hélas ! de lui voir enlever sa victime dans peu de
mois, même dans quelques semaines. Elle se rencontre le plus
fréquemment chez les enfants et les jeunes gens.

Fièvre continue, élévation de la température avec rémission matinale ; accès de fièvre violents qui simulent une fièvre
intermittente à type tierce ou quotidien ; dyspnée violente
qui peut être subite, sans toux, sans points de côté ; ou
dyspnée progressive et moins violente, avec phénomènes de
catarrhe, toux, expectoration. Diarrhée, fièvre intense ; malaise indéterminé, perte d'appétit, dégoût, tristesse, découragement. Dans cette forme, la toux manque le plus souvent
pour ne se montrer qu'à la fin de la maladie ; point d'hémoptysies ; les forces diminuent de plus en plus ; il survient de
la diarrhée qui n'est jamais trop fréquente, du météorisme.

SYMPTÔMES DE LA PHTHISIE CHRONIQUE. SYMPTÔMES PRÉ-
SOMPTIFS. — La phthisie chronique à marche lente qui a pour
base anatomique l'ulcération chronique du poumon, mais

dont les premiers phénomènes ne sont pas toujours localisés dans l'appareil respiratoire, se révèle le plus souvent par des signes précurseurs, présomptifs qui sont : taille élancée , cou allongé et grêle, larynx très-proéminent. L'angle que forme le sternum avec les côtes est plus aigu. Toute la cage thoracique est moins bombée et généralement plus étroite et plus longue. Les muscles, particulièrement les cervico-thoraciques, sont peu développés et les bords internes de l'omoplate font une saillie considérable. Les cheveux et les cils présentent une croissance remarquable ; les dents sont souvent fort belles ; les yeux sont vifs, brillants et animés; sclérotique bleuâtre ; la peau fine et rosée laisse apercevoir par transparence un réseau veineux azuré. L'activité des fonctions de la peau est diminuée d'une manière sensible , des engorgements de plusieurs natures tendent à se former dans les glandes et les viscères. Le visage, qui change de couleur fréquemment, présente de temps en temps, surtout le matin, après la moindre fatigue , les signes d'une langueur et d'un abattement extraordinaire. Essoufflement facile, oppression, disposition à s'enrhumer, petite toux, douleurs vagues dans la poitrine, répugnance à se livrer aux exercices du corps et de l'esprit. Conformation particulière des ongles et de la dernière phalange des doigts : la dernière phalange des doigts est renflée à son extrémité. L'ongle est comme soulevé à sa racine ; il est plus ou moins plat transversalement et se recourbe fortement d'avant en arrière ; (ongles et doigts hippocratiques). Altération des fonctions digestives , dégoût des aliments , diarrhée. Caractère mobile, facilement irritable. On voit souvent la phthisie se développer après la disparition de manifestations strumeuses , scrofuleuses, etc., ce qui doit engager les praticiens à traiter toujours très-sérieusement les affections cutanées, si inoffensives qu'elles paraissent à leur origine.

SYMPTÔMES DE LA PHTHISIE A L'ÉTAT CONFIRMÉ. — Dyspnée avec accélération considérable et continue des mouvements respiratoires; oppression de temps en temps, surtout en moutant ou en agissant activement ; constriction de la poitrine ou douleurs passagères ; douleurs sur la poitrine et dans les épaules.

Toux légère d'abord, très-peu incommode, le matin, à la sortie du lit, ou durant le jour, spécialement après un exercice capable de gêner la respiration, et aussi, toux le soir au moment de se coucher. Voix enrouée, le larynx est le siége d'un sentiment de gêne plutôt que d'une véritable douleur ; la toux revient par quintes plus fatigantes. La sensation pénible, d'abord bornée au larynx, s'étend successivement à la trachée-artère et aux bronches. Chaque quinte de toux détermine une sorte de picotement désagréable, une chaleur incommode, quelquefois même une véritable douleur derrière le sternum ; hémoptysies.

Les crachats commencent par être écumeux et transparents, semblables à de la salive, et puis progressivement ils se montrent striés de lignes jaunes et de couleur jaune foncée, ronds, gris, à fibres élastiques, muco-purulents, nummulaires, séparés les uns des autres par une quantité plus ou moins grande d'un mucus bronchique plus clair. Si l'on recueille l'expectoration dans un vase assez profond et rempli d'eau, on voit des masses arrondies, opaques, irrégulièrement globuleuses tomber lentement au fond.

Les signes physiques à constater sont : affaissement des fosses sus et sous-claviculaires ; — Abaissement de la limite supérieure du poumon ; — Diminution d'ampleur des mouvements respiratoires dans les parties supérieures du thorax.

A la percussion, son obscur dans les régions sus et sous-claviculaires, sur la clavicule elle-même, dans l'aisselle, dans les régions sus-scapulaires et sus-épineuses. Le son est quelquefois conservé, mais le doigt qui percute a déjà la sensation d'une élasticité moindre. Plus tard, on trouve à la partie supérieure du thorax, au niveau des mêmes régions, soit des deux côtés, soit d'un seul, une obscurité notable du son, ou même une matité plus complète et par conséquent alors un défaut absolu d'élasticité. Enfin la matité fait place à un son *grêle* et *tympanitique*. — Son nettement *tympanitique* (au niveau des cavernes remplies d'air). — Sonorité métallique qui permet d'admettre que sous l'endroit percuté, il existe une grande caverne vide, à parois lisses et régulièrement bouchées. — Encore, pneumo-thorax.

Bruit de pot fêlé, quand par la percussion on chasse l'air d'une caverne superficielle et à parois minces dans une caverne voisine, ou dans une bronche, ce qui donne lieu au sifflement caractéristique de ce bruit.

Il peut arriver que la percussion ne fournisse que des résultats négatifs dans le diagnostic de la phthisie, non-seulement au début, mais encore à une période avancée. (Tubercules peu volumineux, infiltrés, à l'état miliaire).

A l'auscultation : Bruit vésiculaire affaibli au sommet ou bruyant et comme puéril; une respiration rude et saccadée, surtout une expiration rude et prolongée.

Tandis qu'à l'état normal, dans une poitrine saine, le murmure vésiculaire est doux, moëlleux, continu, non-saccadé, beaucoup plus fort, et pour le moins trois fois plus prolongé pendant l'inspiration que pendant l'expiration ; dans le poumon tuberculeux, le bruit expiratoire devient de plus en plus sensible et égale ou surpasse même par sa durée le bruit de l'inspiration.

Cette prolongation de l'expiration peut exister seule, mais le plus souvent le bruit expiratoire, en se prolongeant, devient plus bruyant, plus rude, et parfois même, il donne à l'oreille la sensation d'un léger souffle bronchique, au sommet de la poitrine.

En devenant plus bruyant, le murmure vésiculaire donne en outre à l'oreille une sensation de rudesse et de sécheresse. C'est cette altération du bruit respiratoire que l'on a décrit sous le nom de respiration *sèche*, *rude*, de *bruit râpeux*, de *froissement pulmonaire*.

Souvent alors, retentissement de la voix et de la toux, et en appliquant la main sur la poitrine, on constate une augmentation dans la vibration des parois thoraciques.

Ces phénomènes résultent de ce que le poumon induré et plus ou moins imperméable renforce les bruits naturels, les exagère, et devient un meilleur conducteur des vibrations excitées par la toux et par la voix.

Lorsque les tubercules se ramollissent, râle sous-crépitant, mais à bulles plus grosses, donnant à l'oreille une sensation de sécheresse (craquements secs) ou d'humidité (craquements humides). Ces bulles sont ordinairement peu nombreuses et on ne les entend guère que pendant l'inspiration. Enfin, quand les tubercules sont tout-à-fait ramollis, au point qu'il existe des cavernes : Gros râle humide qui dans les fortes inspirations et dans les secousses de la toux donne à l'oreille la sensation que déterminerait l'agitation d'un liquide mêlé à des bulles d'air. Ce phénomène, qui dans les nuances les plus légères se confond avec les râles muqueux et sous-crépitants, en est très-distinct dans sa forme la plus tranchée ; on le désigne alors sous les noms de râle caverneux ou de gargouillement, etc., etc.

En voilà assez pour fixer le diagnostic anatomique de la phthisie. Il serait avec raison taxé d'ignorance le médecin qui ne saurait pas tirer parti des moyens d'exploration si perfectionnés de nos jours pour déterminer le degré d'altération organique auquel est arrivé le poumon tuberculeux ; son diagnostic et son pronostic manqueraient de fermeté et de précision ; mais que ce service ne lui fasse pas oublier le danger qu'il y aurait à se laisser dominer par la prépondérance anatomique. Il y a mieux à faire que de suivre du doigt et de l'oreille les ravages du mal, il y a à étudier le tubercule du côté où il se montre plus accessible à la thérapeutique. Avec la percussion et l'auscultation nous avons eu l'histoire naturelle de la phthisie, il nous reste à en avoir le traitement.

HYGIÈNE DES PHTHISIQUES. — La nature de ce travail ne comporte pas les développements que je serais tenté de donner sur ce sujet intéressant. Je me vois contraint à regret de donner en deux mots le fond de ma pensée, fruit de mon expérience.

Entretenir régulièrement les fonctions de la peau ; se soustraire à l'action toujours malfaisante de l'humidité ; éviter l'immobilité du corps dans l'appartement, fût ce dernier le plus confortable possible ; nécessité de l'exercice gymnastique des bras et des muscles de la poitrine. Promenades à pied en plein air et surtout équitation de préférence à l'exercice passif de la voiture. Alimentation substantielle subordonnée d'ailleurs aux règles générales de l'hygiène, mais alimenter toujours en tenant compte des désirs et des répugnances des malades dans la détermination des aliments.

La diète exténue les phthisiques ; la fièvre hectique même n'est pas une contre-indication à l'alimentation. On voit les phthisiques qui manquent d'appétit et mangent habituellement très-peu mourir le plus vite et ceux qu'on nourrit mieux, fournir aux dépenses de forces qu'exige l'élimination tuberculeuse dont la fièvre paraît être l'instrument.

Je dirai un mot sur les atmosphères naturelles à pressions variées et sur celles modifiées au point de vue de la température.

Tranchons tout de suite la question barométrique à laquelle la mode donne en ce moment une certaine importance, sans se demander si l'expérience sanctionnera ses attraits. Le séjour des altitudes est vanté pour les phthisiques par un grand nombre de médecins dont je suis loin de contester le mérite ; mais mon avis est que l'on se prépare de cruels mécomptes. Une pression barométrique plus faible peut bien être utile à certains phthisiques en les forçant malgré eux et sans qu'ils s'en doutent à un exercice gymnastique plus régulier des muscles qui servent à la respiration : On peut se demander si ce n'est pas là le mérite des altitudes, mais c'est trop peu.

Reste la question de température.

Les poumons des phthisiques s'accommodent fort mal de froids trop vifs et de chaleurs excessives ; ce qui les impressionne le plus douloureusement, ce sont les transitions brusques de température. Il s'agit donc de leur trouver en hiver un abri *constant* contre le froid et en été un abri *constant* contre la chaleur ; d'où les considérations suivantes sur les stations hivernales et les stations estivales.

Stations hivernales. — La première condition d'une résidence d'hiver, c'est d'être placée sous une latitude qui lui assure une moyenne de température suffisamment élevée et que le ciel y conserve une sérénité assez habituelle pour permettre aux malades de faire tous les jours, en plein air, un exercice régulier. Nos stations hivernales du Midi de la France satisfont à tous les besoins. Elles offrent des avantages que tout le monde connaît et que l'expérience a consacrés ; je m'appliquerai seulement à donner de chacunes d'elles le caractère distinctif.

Nice convient essentiellement aux sujets lymphatiques ou scrofuleux, à fibre molle, sans éréthisme, ni musculaire, ni nerveux. Ses inconvénients sont une trop grande mobilité dans les couches d'air, par suite des courants du Paillon, torrent presque toujours à sec. La température y est assez uniforme dans la journée de 10 heures du matin jusqu'au moment du coucher du soleil, mais le matin et le soir la température est variable avec des oscillations trop brusques qui sont non-seulement désagréables, mais pernicieuses à ceux qui ne savent pas s'en garantir.

D'ailleurs, ce n'est pas dans la ville même de Nice que je conseillerai aux malades sérieux d'élire leur domicile, c'est à la campagne que je les engagerai à fixer leur séjour, à Cimiès surtout, ou encore à Carabacel, à mi-côte.

La vieille ville est aujourd'hui impossible ; le quartier des Terrasses, qui faisait le bonheur de nos pères, moins raffinés et moins exigeants n'est pas tenable, et la ville nouvelle, splendide par ses maisons d'un luxe apparent et d'un confort intérieur souvent irréprochable, laisse beaucoup à désirer, ici, par la nature du terrain sur lequel les maisons sont bâties, sans un drainage suffisant ; là, comme à la promenade des Anglais, par exemple, par son exposition aux oscillations brusques de température qu'occasionne trop souvent le changement de direction des vents. Le quai Masséna et le quai St-Jean-Baptiste sont d'heureuses exceptions.

Menton, exposé au sud-est, sur le bord de la mer, se recommande par une plus grande égalité de température, par un abri plus assuré contre les vents désagréables, par une bonne chaleur solaire, un air à la fois sec et vivifiant.

Monaco, ville de plaisir plutôt que ville de malades, est ouverte au nord-est et au nord-ouest : climat incomparablement moins doux et plus variable que Menton, sa voisine.

On bâtit beaucoup sur le plateau des Spelugues dans l'intention de créer là une station hivernale dont on ne manquera pas de vanter les priviléges ; mais la vérité est que la thérapeutique est le moindre souci des propriétaires qui édifient non pour les malades, mais pour la satisfaction de leurs intérêts. Ce n'est pas aux médecins à attirer les malades à Monaco.

Cannes, petite ville sur le bord de la mer, exposée au midi, est irréprochable au point de vue de la température et de l'agrément pour ceux qui redoutent le tumulte du monde. Le mistral et le vent du nord y soufflent rarement : je préfère beaucoup à Cannes le Cimiès de Nice parce que l'air marin y a moins de brutalité et qu'il n'arrive aux poumons des phthisiques qu'après avoir été tamisé à travers une végétation plus riche et plus abondante.

Entre Cannes et Nice, je trouve le Cannet. petite et modeste station privilégiée en ce sens que les vents du nord n'y soufflent jamais.

Hyères, à 4 kilomètres de la mer, n'est pas à dédaigner. Sa température moyenne hivernale est de 8° 5, sans oscillations brusques.

Dix-sept jours de pluie en moyenne par hiver. Air pur, sec et chaud tout à la fois.

Toulon et ses environs ont pris rang parmi les stations hivernales du Midi, depuis le travail que mon ami le docteur Turrel a publié, il y a déjà près de dix ans, sous ce titre : *Les Résidences d'hiver*. Il appartenait à un enfant de Toulon, médecin justement apprécié, de combler, par l'étude de Toulon et de ses environs, une lacune regrettable dans la Climatologie du Midi de la France, et il faut lui rendre cette justice qu'il a rempli sa tâche scientifiquement, sans idée préconçue, sans partialité.

Je cite textuellement; l'esprit de l'écrivain ajoute à la parole autorisée du médecin habile et expérimenté qui parle de son pays avec connaissance de cause :

« La ville proprement dite ne saurait convenir comme habitation pendant la mauvaise saison ; mais ses environs offrent des expositions privilégiées qui procurent aux malades des abris contre les vents régnants, une température convenable pour les poitrines les plus délicates ; en même temps que les ressources de toute nature qui sont le privilége des grandes villes. Comme climat marin, nulle exposition ne peut être comparée à celle du coteau de la Malgue, dont le versant méridional comprend tout le faubourg du Mourrillon et l'admirable amphithéâtre qui s'étend jusqu'au fort Sainte-Marguerite....

» Abritée contre les vents de nord-ouest dont le souffle glacé produit sur toute la Provence de funestes abaissements de température, toute cette côte, dans les limites que nous lui avons assignées, jouit d'une chaleur exceptionnelle qui permet la culture en plein air et sans abris, non-seulement des orangers et des palmiers, mais encore d'une infinité d'arbres et d'arbustes exotiques, qui ne résisteraient pas au froid de la campagne des environs de Toulon.....

» A l'ouest de la rade s'étend, au pied de la montagne de Sicié, qui l'abrite contre le fléau de la Provence, une magnifique vallée, descendant en pentes douces et boisées jusqu'au rivage, dont la courbe harmonieuse caresse les molles ondulations: C'est Balaguier, c'est le quartier de Tamaris......

» Dans cette pittoresque Thébaïde, devant laquelle se déroule la grande rade, avec son animation nautique, la pleine mer, avec ses horizons qui font penser à l'infini, on peut jouir d'un isolement complet. Rien n'égale la sérénité de ce paysage, d'une nature agreste, dont les salutaires arômes, sollicités par un soleil d'hiver plus éclatant que le soleil d'été de l'Angleterre, parfument les brises auxquelles les sommités boisées qui l'encadrent ne permettent pas d'atteindre des proportions nuisibles aux santés délicates. Le seul vent à redouter est le vent d'Est qui arrive chargé d'humidité, mais atténué par une température élevée. L'isolement, du reste, n'est que facultatif, et le voisinage de La Seyne et de Toulon, villes avec lesquelles la communication est facile par la voie de mer comme par terre, offre aux hivernants dans ces parages des ressources de toute nature.

» Nous ne laisserons pas Toulon sans insister sur les sites merveilleux que ses environs offrent aux promeneurs, soit sur le littoral, soit sur les monts et dans les vallées qui avoisinent sa banlieue, dans un rayon accessible aux piétons comme à tous les modes de locomotion. Les bords de la mer, dont nous avons esquissé les poétiques horizons, le disputent comme couleur, comme plans intermédiaires, comme transparence de l'air et des eaux, enfin comme végétation, aux plus beaux horizons maritimes connus.

» Naples et sa baie, Constantinople et la mer de Marmara n'ont ni plus de lumière, ni de plus heureuses perspectives que nos côtes, illustrées par le pinceau de Vincent Cordouan et d'Auguste Aiguier.

» Le sentier qui suit les ondulations du rivage serpente sur les coteaux couronnés de pins bizarrement tordus à la recherche du soleil et courbés sous le souffle de la brise, ou se suspend au flanc des rochers schisteux au sein desquels le chêne-liége implante ses noueuses racines. De loin en loin, un joli ruisseau bruissant contre les blocs de quartz invite au repos sous de grandes futaies de chênes-verts.....

» Si, quittant le rivage, le promeneur se dirige vers les montagnes du côté de la vallée de Dardennes ou vers la forêt de Tourris ; enfin, si, plus aventureux, il s'élève sur le Faron qui se reboise ou vers le Coudon qui a conservé ses belles forêts de pins, il voit ces horizons grandir et de séduisants paysages se dérouler à ses regards surpris. Nous voudrions rendre le charme de ces promenades sur les hauteurs, dans lesquelles non-seulement le regard, mais l'esprit planent sur

de vastes étendues ; dans ces bienfaisantes solitudes , la poitrine plus à l'aise et l'âme, se dégageant mieux des contraintes
matérielles, se sent plus en possession d'elle-même et participe à cet apaisement du corps et à ce bien-être physique que
l'on éprouve sur les hauts lieux. »

(*Les Résidences d'hiver*, par le Dr Turrel, délégué de la
Société Zoologique d'Acclimatation. Toulon, 1861.)

Je regrette que mon ami Turrel n'ait pas également
mentionné d'autres localités qui lui sont encore mieux con-
nues que je ne les connais moi-même, mais que nous apprécions ensemble ; ce sont certains points du territoire de
La Valette, abritée au Nord par les montagnes de Coudon,
de Faron et de Tourris, et de Saint-Nazaire, petite ville
rapprochée de Toulon par le chemin de fer, qui offre tous
les éléments d'une station hivernale, utile et agréable par
des expositions et des sites aussi favorables que ceux qu'on
va chercher à Hyères, à Cannes et à Nice.

Stations estivales. — Les altitudes trouvent ici naturellement leur place, non point en considération de l'abaissement de la pression atmosphérique, mais en raison de ce
fait important que, pendant les chaleurs de l'été, la température y est plus favorable que celle des plaines.

Nous avons en France les montagnes des Pyrénées, de
l'Auvergne et des Alpes, dont l'altitude variée entre 500 et
1,000 mètres et qui, par leur bonne exposition, nous offrent
une température douce, uniforme et vivifiante dont les phthisiques peuvent se trouver très bien dans les chaleurs de l'été.

Le voisinage de la mer est encore une ressource contre
l'été. Température rafraîchie ; état thermique de l'air plus
stable. La température du jour contraste beaucoup moins
avec celle de la nuit ; ventilé presque incessamment par les
brises, l'air marin présente en général une pureté parfaite.
Absence de poussière : tels sont les avantages que l'on
trouve réunis sur les côtes méditerranéennes de Marseille à
Menton qui dès lors peuvent être utilisées contre les formes
atoniques et catarrhales de la phthisie. Les vents d'Est sont

bien là pour former une ombre au tableau, mais le climat
idéal n'est nulle part et les vents d'Est peuvent être désagréables; ils ne sont pas nuisibles comme le mistral. Quand
on peut, sous notre beau ciel, s'abriter de ce dernier, et la
chose est possible, on doit s'estimer trop heureux.

Ici va commencer l'étude des médicaments propres à
combattre la phthisie pulmonaire. Ces médicaments se distinguent tout naturellement en deux classes d'importance
inégale : La première renferme ceux qui ont une longue durée
d'action et qui, par les modifications profondes et générales
qu'ils sont aptes à produire dans toute l'économie, sont avec
raison considérés comme les médicaments de fond. La seconde
classe contient seulement les médicaments qui s'adressent
aux accidents de la maladie, aux troubles passagers, aux
complications, aux épiphénomènes, et qui peuvent être dits
intercurrents comme sont intercurrentes les médications qui
en sollicitent l'emploi. Les premiers de ces médicaments vont
nous occuper en premier lieu; les autres viendront après.

TRAITEMENT

AMMON. CARB.— Toux sèche, la nuit, avec gêne de
la respiration et sensation d'excoriation derrière le sternum.
La toux peut durer toute la journée, mais elle se montre principalement la nuit vers les trois heures ou quatre heures du
matin. La toux ébranle la tête et la poitrine. Pendant la toux
et par les efforts qu'elle provoque, il se fait quelquefois une
expectoration de mucosités sanguinolentes ou de sang pur
avec ardeur et pesanteur sur la poitrine, chaleur et rougeur
de la face et tremblement de tout le corps. Dyspnée avec
palpitations de cœur au plus léger effort, en montant l'escalier. Oppression avec sentiment de constriction de la poitrine. Elancements dans les côtés de la poitrine, aggravés
non-seulement par les mouvements de la respiration, mais
par tous les mouvements du corps. La nuit, il ne peut rester

couché sur le côté malade. Chaleur, brûlure, meurtrissure à
la poitrine. Elancements dans le cœur.

Symptômes concomitants. — Gencives scorbutiques,
ébranlement chronique des dents. Eruptions miliaires chroniques. Prurit sur diverses parties du corps avec brûlure après
s'être gratté. Toute la partie supérieure du corps est recouverte de petites taches rouges. Excoriation aux plis des
cuisses, à l'anus et aux parties génitales.

AMMON. MURI. — Toux par accès en respirant profondément et surtout en se couchant sur le côté droit ; toux
qui se répète et s'aggrave chaque fois que l'on boit ou après
chaque repas ou en étant couché la tête trop basse. Toux
sèche, violente, principalement la nuit. Toux plus grasse
dans l'après-midi ou le soir, avec élancements fréquents dans
la poitrine et l'hypocondre gauche. Expectoration le matin
d'une grande quantité de crachats. Crachement de sang qui
s'annonce par une démangeaison dans la gorge. Oppression la
nuit ou au grand air avec sensation d'un poids sur la poitrine,
raucité et faiblesse de la voix avec sensation de grande chaleur
dans la trachée. Douleur de contusion et tension douloureuse
à la poitrine, principalement au-dessous du sein droit. Elancements dans la partie antérieure de la poitrine, dans toutes
les positions, mais surtout en étant assis. Tout mouvement
des bras augmente l'oppression. Le soir, prurit sur la poitrine avec élevures à la peau qui disparaissent dans la nuit.

Fréquents accès de fièvre, pouls petit, mou, accéléré.
Le soir, généralement, frisson et froid ou alternatives de
froid et de chaud suivies de sueurs sans soif. Sueurs nocturnes
et après minuit.

Abattement extrême et mélancolie avec disposition à
pleurer. Faiblesse générale avec dépression des forces musculaires, vertiges avec obscurcissement de la vue ; bourdonnements dans les oreilles. Cette faiblesse et tous les symptômes qui sont sous sa dépendance sont plus marqués du côté
droit.

Eruptions squammeuses à la peau sur différentes parties du corps et notamment entre les doigts. Prurit sur tout le corps, le soir, qui force à se gratter. Froid aux pieds habituellement. Sueur fétide des pieds.

ARS. ALB. — Chatouillement constant dans le larynx qui excite à tousser. Enrouement qui peut aller jusqu'à l'aphonie. Brûlement et constriction dans le larynx. Toux sèche qui accompagne notamment les mouvements du corps et qui souvent coupe la respiration. Toux provoquée par la boisson ou par l'air froid. Toux violente, principalement le soir, après être couché, avec désir de se lever.

Accès de suffocation nocturne, pire vers minuit, accompagné de crainte de la mort, avec constriction de la poitrine, douleur dans la gorge, violente, douloureuse, brûlante; palpitations effrayantes qui obligent à se mettre sur son séant, à pencher en avant le haut du corps ou tout au moins à tenir la tête très-relevée. Hémoptysie; avec anxiété, qui se renouvèle avec plus d'intensité au milieu de la nuit, réveille le malade, occasionne une chaleur brûlante dans tout le corps et oblige souvent à se lever.

Expectoration mousseuse ou à goût salé, dans la journée; la nuit, expectoration nulle; pendant les accès de toux, les crachats ne sont expulsés que le matin et peuvent être très-abondants, jaunes, verdâtres, fétides, purulents, sanguinolents, fort épais.

Prédominance de la lésion du côté droit.

Douleur aiguë, fixe ou par élancements au sommet du poumon droit; la douleur est plus forte en toussant. L'indication est positive d'autant plus que la douleur occupe exclusivement le tiers supérieur du poumon droit. Matité de la percussion dans la partie supérieure du poumon droit, murmure respiratoire à peine sensible dans la moitié inférieure du même poumon. Gargouillement sous la clavicule droite (caverne), respiration courte, anhéleuse, à 60. Le côté droit ne se soulève pas; matité dans toute l'étendue de la poitrine de ce côté; le murmure vésiculaire y est presque nul; à peine si l'on perçoit quelque râle fin en arrière à la racine du poumon,

Du côté gauche, respiration puérile ; quelques râles muqueux, sibilants s'y font entendre. Les diamètres transverso et antéro-postérieurs de la poitrine de ce côté sont de beaucoup augmentés. Oppression, anxiété précordiale extrême ; ardeur et brûlure dans la poitrine. Dans l'inspiration, râle fin qui ne fait pas un bruit vif et rapide et qui est le plus ordinairement limité à la gorge, le long du larynx et de la trachée et exclusivement au poumon droit. Le soir, respiration plus courte et sifflante. La nuit, menaces de suffocation. Vers les trois heures du matin, battements de cœur irréguliers qui sont accompagnés d'une angoisse inexprimable. Les battements sont très-forts, fréquents, sans bruits de souffle. Sueurs colliquatives, partielles ou générales. Cette sueur teint le linge en jaune. Elle est plus forte après minuit. Fièvre hectique, avec accès fréquents et à forme périodique. Pouls irrégulier, très-fréquent et très-faible. Grande lassitude, avec anxiété ; faiblesse excessive, tendance à l'évanouissement ; la face est pâle, abattue, terreuse, les lèvres sont pâles, fendillées, épaissies. La peau est pâle, couverte souvent de sueur froide. Insomnie avec inquiétude et gémissements ; forte chaleur, agitation et battement dans la tête. Violentes secousses dans les membres. Sommeil très-agité, troublé par des rêves épouvantables de tempêtes, d'incendie, de menaces. Au réveil, le malade accuse une chaleur brûlante dans tout son corps. S'il se rendort, c'est pour rêver de nouveau. Après trois heures du matin, il ne se rendort plus ; il est très-agité, éprouve le besoin de se découvrir. Le matin, au lit, céphalalgie sourde, nausées et quelquefois vomissements de mucosités blanchâtres avec goût amer dans la bouche. Anxiété continue, insupportable, avec oppression, tremblement et agitation de tout le corps. Sueur froide au visage. Découragement, tristesse, dégoût de la vie allant jusqu'au suicide. Susceptibilité extrême ; un rien le fâche, l'inquiète, le tourmente. Méchanceté, mauvaise humeur, envie d'injurier ou de tuer.

TROUBLES DIGESTIFS. — Aphthes dans la bouche. Perte totale d'appétit, répugnance pour les aliments ; rien que de penser à manger, il éprouve des nausées. Les aliments lui paraissent avoir léur goût naturel, mais ils lui semblent toujours trop salés et ils lui laissent dans la bouche une amertume désagréable. Après avoir mangé, rapports amers. Appétence pour les acides, grand désir d'eau froide. Soif inextinguible avec cette particularité que le malade, s'il boit souvent, boit peu à la fois. Diarrhée épuisante, selles pultacées, muqueuses, vertes, noires, âcres, très-fétides, lientériques. Coliques, sensation de brûlure dans le ventre, ardeur à l'anus. Hémorrhoïdes qui, la nuit surtout, occasionnent de vives douleurs de brûlure et le soir sont le siége de vifs élancements. Brûlure en urinant; brûlure dans la vessie; il urine à chaque instant. L'urine est le plus souvent brune, très-trouble avec sédiment muqueux, sanguinolent.

SYMPTÔMES CONCOMITANTS. — Grande dépression de forces. Epanchements séreux, anasarque; œdème des pieds, des jambes et des mains. Toutes ces infiltrations séreuses sont un des effets les plus constants de l'*arsenic* sur le corps sain. Il n'est personne qui ne sache qu'elles constituent le phénomène caractéristique de la cachexie des ouvriers aux mines arsenicales. Saignement de nez; hématurie. Eruptions avec brûlure et écoulement sanieux, aqueux.

Antécédents. — Prédisposition marquée aux affections catarrhales, et les mucosités rendues dans les catarrhes étaient âcres et corrosives. Eruptions écailleuses. Herpès. Taches bleuâtres; élevures noires, brûlantes et douloureuses. Ulcères putrides avec écoulement fétide.

ARS. IOD. — L'iodure d'arsenic embrasse dans sa sphère d'action très-étendue quelques-uns des signes physiques et objectifs de la phthisie pulmonaire, tels que : toux chronique, fréquente, avec expectoration muco-purulente; accès de suffocation la nuit; douleurs dans la poitrine. Dyspnée qui s'aggrave par le mouvement; fièvre qui s'exaspère la nuit; sueurs nocturnes. Aplatissement sous la clavicule gauche; diminution de mobilité des parois thoraciques,

matité à la percussion. Crépitations à grosses bulles dans la
région sous-claviculaire plus marquée du côté gauche, râles
secs, expiration prolongée. Mais en se souvenant des prédi-
lections marquées de l'arsenic pour les manifestations cutanées et de celle de l'iode pour les glandes engorgées et l'état
strumeux, on peut présumer que l'*iodure de l'arsenic* trouvera
surtout la raison de son application dans une constitution
herpétique et scrofuleuse.

ARS. NAT. — Au dernier degré de la maladie,
quand la fonte tuberculeuse est très-avancée. Respiration
caverneuse, fièvre hectique, mais avec cette circonstance que
les sueurs nocturnes sont peu abondantes; d'ailleurs émaciation extrême, pouls très-fréquent, respiration très-gênée.
Toux incessante avec crachats verts, purulents et très-abondants.

BOV. LYCOP. — Toux incessante vers les cinq heures
de l'après-midi, provoquée par un chatouillement dans le
larynx avec sentiment de rudesse. Enrouement tous les matins, qui dure quelques heures. Respiration anxieuse; l'air frais
soulage. Dyspnée qui augmente par le mouvement des bras.
Sensation de brûlure très-intense dans le milieu de la poitrine;
élancements dans la poitrine. Besoin fréquent de soupirer
pour pouvoir respirer et impossibilité de supporter les vêtements sur la poitrine. Elancements violents et répétés entre
les épaules, dans l'après-midi. Sécrétion très-abondante dans
les bronches de mucosités difficiles à expectorer.

Frissons avec chaleur brûlante au visage; froid pendant
le souper; froid le matin, parfois avec nausées; forte chaleur
générale dans l'après-midi; grande somnolence, le soir, de
bonne heure; sommeil très-agité, troublé fréquemment par
des démangeaisons à la gorge et le besoin de crachoter, par
des rêves pénibles; sueurs abondantes, surtout à la poitrine,
tous les matins, de 5 à 9 heures.

SYMPTÔMES CONCOMITANTS. — Prurit par tout le corps avec
éruption de petites plaques rouges, de petits boutons et de petites bulles comme des lentilles, dures, brûlantes sur la poitrine,

le pied gauche et la main gauche ; le prurit augmente après s'être gratté. Eruptions suintantes et à croûtes épaisses ; éruptions aux commissures des lèvres ; grande faiblesse ; perte totale des forces surtout dans les articulations ; en essayant de marcher , les genoux fléchissent. Les doigts présentent les uns après les autres de petites lésions qui approchent du panaris sans en avoir la gravité. Dès qu'un doigt est guéri, l'autre est attaqué. En se mouchant , il sort quelquefois du nez quelques gouttes de sang. Sujets scrofuleux.

CALCAR. CARB. — Toux chronique durant toute la journée , mais pire le matin , s'exacerbant au moindre refroidissement. Enrouement surtout le matin ; pas de douleur au larynx, mais la voix est presque éteinte , le malade ne peut pas parler. Titillation irritante dans la gorge comme produite par du duvet , forçant à toussoter tout le jour. Le soir et la nuit, ce toussotement devient une toux sèche, si violente que les artères et le cœur battent précipitamment ; quelquefois , il doit vomir. Pendant les accès de toux , points de côté et douleur de brûlure dans la poitrine. Déchirements et élancements dans la tête. Toute la poitrine est très-douloureuse au toucher. Douleur d'excoriation dans la poitrine , surtout en respirant. Oppression continue , respiration pénible , angoisses de cœur. Il est toujours soulagé en portant les épaules fortement en arrière. Sensation de constriction dans la poitrine. Amélioration en étant couché sur le dos, quoique dans cette position, il éprouve la sensation comme d'un lourd fardeau qui pèserait sur sa poitrine et l'oppresserait tellement qu'il l'empêcherait presque de respirer, ce qui l'oblige à se mettre sur son séant. Souvent douleur lancinante dans le côté gauche ; à droite, au-dessus du foie, élancements en respirant profondément et en toussant. Action élective plus marquée sur le sommet du poumon droit, plus marquée que sur aucune autre portion de l'un ou l'autre poumon.

Expectoration abondante, surtout dans le jour, de crachats grumeleux , épais , purulents , jaunes , verdâtres ou bruns, d'une odeur nauséabonde, très-fétide surtout le matin et

provoquant des envies de vomir. Beaucoup de mucosités dans
la trachée, l'excitant à tousser. Râle continuel dans la trachée.

Fièvre le soir, pouls accéléré et faible. Chaleur, frissonnements avec joues rouges. La rougeur de la joue droite est
habituellement plus marquée. Froid continuel avec soif
ardente. Dans le jour, transpiration facile avec fatigue après
le plus léger mouvement. La nuit, sueurs localisées surtout
sur la poitrine ; ces sueurs sont très-débilitantes ; au réveil,
le matin, il se sent épuisé et il continue à être engourdi
même après être levé.

Aspect languissant et cachectique, prostration des
forces, faiblesse et grande inquiétude sur son état. Abattement et anxiété extrême ; mélancolie à un haut degré. Pensées de mort ; aggravation vers l'après-midi.

Congestion vers la tête. Vertige en montant l'escalier.
Le bout des doigts est enflé et *d'un rouge luisant* ; les ongles
sont fortement courbés. Amaigrissement rapide.

TROUBLES DIGESTIFS. — Soif ardente avec peu d'appétit.
Goût amer dans la bouche. Les aliments conservent leur
saveur naturelle. Gencives souvent enflées ; douleurs indéterminées dans les dents creuses. Sensibilité des dents à la
chaleur. Eructations aigres. Régurgitations des aliments
sans saveur ou d'un goût doux et amer. Pression sur le creux
de l'estomac. Une selle tous les quatre ou cinq jours ou propension à la diarrhée accompagnée de chute de rectum. Ascarides. Tremblement intérieur, comme si les intestins et les
autres viscères contenus dans le ventre étaient constamment
secoués avec frissons violents.

SYMPTÔMES CONCOMITANTS. — Battements dans la tête,
vertige en montant. Etourdissement et tremblement avant le
déjeuner. Tête libre, mais, par moments, élancements dans
la tête et accès de douleur pressive sur le côté gauche, au-
dessus de l'œil. Coryza chronique avec obstruction du nez
par un pus jaune, infect. Exanthèmes. Enflure des amygdales avec sensation de resserrement dans l'intérieur de la
gorge, en avalant.

Glandes cervicales engorgées, maux de reins. Craquement des mâchoires en mâchant.

Règles abondantes et hâtives, précédées de flueurs blanches, copieuses et débilitantes.

Somnolence ; grande propension à s'étirer, après quoi l'oppression augmente toujours. Prurit aux yeux, nuages devant les yeux. Pertes séminales nocturnes involontaires.

Antécédents. — Gale. Teigne. Tous les emportements de l'appétit vénérien et leurs tristes conséquences ; autres déperditions de forces par des hémorrhagies, ou allaitement prolongé ou de longues suppurations. Menstruation irrégulière, mais trop hâtive et trop abondante. Oppression et vertige en montant l'escalier.

CALCAR. PHOS. — Sueurs profuses. La clinique nous donne sur ce point une pleine satisfaction, mais d'ailleurs similaire au *Calc. carb.* expérimenté depuis plus longtemps et par un plus grand nombre de praticiens. La fièvre de ce médicament abonde en frissons passagers, et pourtant la chaleur de l'appartement est insupportable.

Dans ses symptômes généraux le *Calcar. phosph.* se distingue encore par des boutons à la face, rouges et pleins de pus jaunâtre, douloureux au toucher ; par des douleurs dans les diverses parties du corps, particulièrement dans les muscles et les articulations et surtout au cou, aux lombes, aux genoux et aux pouces, avec sensation de torpeur dans les parties affectées. Ces douleurs se croisent en haut à droite, en bas à gauche et réciproquement. Grande exaltation de l'appétit vénérien. Toujours, mais surtout le matin, et après le coït, faiblesse des jambes. Cardialgie avec grande faiblesse. Diarrhée et émission abondante de gaz.

CALCAR. SULPH. — Phthisie tuberculeuse avec oppression, élancements périodiques ; accès de toux avant la nuit. Le matin, toux, d'abord sèche, puis humide, avec expectoration de petits flocons. Parfois les malades rejettent en toussant de petits globules de la grosseur d'un pois et même plus petits, lesquels, après être écrasés, exhalent une odeur fétide.

CARB. VEG. — Toux par accès ; toux chronique avec enrouement rebelle plus prononcé le soir et le matin. Toux creuse et qui produit le vomissement. Toux convulsive qui s'exaspère en parlant et sous l'influence du mauvais temps. Toux avec expectoration verdâtre, fétide et chatouillement avec douleur de brûlure dans le larynx. Les crachats sont plus abondants la nuit et le matin.

La toux de *Carbo. v.* est tantôt sèche, spasmodique et par violents accès ; tantôt et plus fréquemment avec expuition de grosses masses d'un mucus épais, jaune vert, puriforme, brun, sanguinolent, à goût putride, aigre ou salé, parfois aussi d'une matière tenue ; dans tous les cas les accès violents de toux cessent aussitôt après le rejet des crachats. Sensibilité de la poitrine et chaleur du corps en toussant.

Respiration courte, oppressée, accélérée surtout après les mouvements du corps et les accès de toux. Ardeurs, douleurs, pressions sourdes et parfois élancements passagers dans la poitrine, principalement sous les omoplates. Dyspnée en marchant ; douleurs d'excoriation dans la poitrine ; douleur dans l'épine dorsale. Fréquents battements de cœur. Douleurs tiraillantes, lancinantes, partant des épaules et se dirigeant vers la poitrine.

La nuit, insomnie, grande chaleur dans les extrémités supérieures ; chaleur insupportable à l'épigastre ; froid aux genoux ; le pouls est fréquent et faible. Sueurs nocturnes, d'odeur aigre. Les sueurs sont surtout abondantes dans la première portion de la nuit et le matin au réveil. Sueur froide sur les membres et sur le visage ; dans la soirée, beaucoup de frissons, anxiété, froid aux mains et tremblement.

La fièvre de *Carbo. v.* est remarquable par le froid, froid le soir, froid le matin, avec soif ; froid avec ongles livides vers le milieu du jour. Quand même il y ait chaleur par tout le corps, les pieds sont froids soit pendant la fièvre, soit dans l'apyrexie.

Grande prostration de forces, faciès hyppocratique : face décomposée avec la mâchoire inférieure pendante. Teint jaune ou très-pâle. Amaigrissement général ; étroitesse de la poitrine. Inquiétude et anxiété surtout le soir.

TROUBLES DIGESTIFS. — Grattement et douleur de brûlure dans la gorge, le palais et l'isthme du gosier. Régurgitation des aliments gras ; rapports aigres après les repas. Dégoût de la viande et des aliments salés; parfois, vomissement le matin. Après avoir mangé ou bu, plénitude du ventre et mal de tête. Pyrosis même la nuit.

Diarrhée avec brûlure, cuisson et douleur aiguë dans le rectum. Coliques venteuses. Diminution notable de la sécrétion d'urine.

SYMPTÔMES CONCOMITANTS. — Saignements de nez fréquents et abondants suivis de pâleur du visage et de douleurs dans la poitrine. Grande impressionnabilité aux changements de température. Douleurs de brûlure dans les membres et dans le dos ; aggravation par le grand air. Sensibilité de tous les membres, surtout le matin, au moment où on se lève. Douleurs de tiraillements dans les membres et tout le corps, et grande faiblesse après les douleurs. Brisures dans les jambes qui sollicitent du repos et faiblesse des articulations. Brûlure de la peau, en différentes parties. Eruptions dartreuses. Grande disposition à suer. Matin et soir, sueurs avec faiblesse. Brûlure à la plante des pieds ou sueurs profuses des pieds. Douleurs aiguës sur le sommet de la tête et en arrière, avec sensibilité du cuir chevelu. Céphalalgie avec battements. Bourdonnements dans les oreilles. Mouches noires devant les yeux.

Antécédents. — Sujets faibles, débilités. — Considéré par *Hahnemann* et avec raison comme héroïque pour activer la réaction de la force vitale. Il attaque, dit–il, spécifiquement toutes les souffrances occasionnées par la perte d'humeurs, par un temps chaud et par la déperdition des forces occasionnées par de vieilles maladies.

Carbo. v. est encore une précieuse ressource contre les conséquences fâcheuses du mercure et de la quinine. Si la phthisie paraissait s'être développée après l'emploi abusif de l'un ou de l'autre de ces médicaments, on ne saurait trop insister sur son emploi.

CAUSTIC. — Enrouement principalement le matin et le soir. Aphonie. Toux provoquée par un chatouillement, un fourmillement dans le larynx. Toux rauque principalement le matin et le soir. Toux, la nuit, chaque fois qu'il s'éveille. La nuit, vers les deux heures, crachats abondants. Oppression douloureuse de la poitrine avec difficulté de respirer. La suffocation ne permet pas de rester couché. Douleurs déchirantes qui traversent la poitrine, notamment du côté gauche et dans une inspiration profonde. Les téguments de la poitrine sont douloureux. Palpitations de cœur, faiblesse, pouls irrégulier. Angoisses qui proviennent de la gêne de la respiration.

Œdème des extrémités inférieures; après un exanthème répercuté; enflure hydropique par tout le corps avec brûlure et prurit pénible à la peau.

CHINA. — Toux excitée par le rire, le parler; toux en inspirant profondément et aussi après avoir mangé et bu; parole indistincte et voix affaiblie, voilée par des mucosités adhérentes dans le larynx. Toux sèche la nuit, avec douleur de poitrine. Toux avec élancements dans le dos et les deux côtés de la poitrine. Le soir, chatouillement dans la poitrine qui provoque une toux incessante. La toux produit une douleur de pression dans la poitrine et une sensation d'excoriation dans le larynx. Toux suffocante vers les deux heures ou quatre heures de la nuit; excitation continuelle à tousser le matin, à peine levé, comme produite par la vapeur de soufre.

Expectoration de mucus sanguinolent. Inspiration difficile, douloureuse et expiration rapide. Dyspnée, expiration difficile, quelquefois stertoreuse, surtout en marchant. Constriction de la poitrine. Brûlement dans toute la poitrine. Pression dans le milieu du sternum, notamment en se courbant, qui cesse en se redressant et en y appuyant la main. Battements de cœur suivis de froid avec afflux de sang au visage et froid aux mains. Palpitations violentes qui, généralement, s'aggravent dans le mouvement et quelquefois par le seul fait de s'être couché sur le côté gauche. Toute la journée, le malade veut dormir ; il baille et s'étire. A peine est-il assis, il s'endort, mais s'il se couche le moindre bruit l'éveille. Après le repas du midi, il éprouve le besoin irrésistible de se coucher. Le matin, il est étourdi, comme s'il n'avait pas dormi, avec pression dans les tempes. Sommeil agité avec sursaut et gesticulations sans s'éveiller. Dans le sommeil, un œil est ouvert, l'autre est à moitié fermé, les globes oculaires contournés en haut. Le sommeil n'a guère lieu que de 3 à 5 heures du matin.

Rêves pénibles, douloureux, effrayants, qui continuent à agiter même après le réveil. Sueurs nocturnes débilitantes. Dans le jour même un léger effort suffit pour le mettre en sueur. Sueur au dos continuelle, cessant dès qu'il s'éveille, mais recommençant aussitôt qu'il s'est endormi de nouveau.

Fièvre tous les matins jusqu'à midi. Pouls à 120 et plus. Rémission après-midi, de 5 à 7 heures du soir. Chaleur générale qui augmente au grand air avec des éclairs de chaleur dans le ventre et rougeur des joues. Frissonnement ou tremblement fébrile, habituellement sans soif. La soif n'arrive en général qu'avant ou après le frisson.

Teint jaune et blême, faiblesse considérable, peau flasque, sèche ; face décomposée, nez effilé, yeux sans éclats, enfoncés, douloureux au moindre effort, cerclés de bleu. Indifférence, insensibilité ou tristesse et inquiétude.

TROUBLES DIGESTIFS. — Manque absolu d'appétit ou appétit capricieux. Fantaisie de friandises sans savoir dire lesquelles ; langue blanche, chargée ; lèvres sèches, parcheminées et gercées ou noirâtres. Plénitude à l'estomac. Douleur compressive, douleur de crampe après chaque repas ; rapport du goût des aliments, gonflement du ventre, dureté et gonflement du foie, gonflement et dureté de la rate, flatuosités. Diarrhée, lienterie. La diarrhée se montre surtout la nuit, sans douleur, mais infecte. Ardeur et prurit à l'anus. Piqûres à l'anus pendant et après les selles. Urine très-foncée avec sédiment brique pilée.

SYMPTÔMES CONCOMITANTS. — Excitation générale. Le

malade fait beaucoup de projets, qui l'animent pendant de longues heures surtout le soir. Douleurs qui s'aggravent au toucher, la nuit, ou après les repas. Faiblesse générale, très-grande avec tremblement. Sensibilité excessive du système nerveux. Langueur, épuisement du corps et de l'esprit. Epistaxis, céphalalgie pressive, tiraillante ou battante, augmentée par la marche ou par le courant d'air. Déchirements dans tous les membres surtout en commençant à marcher. Teinte ictérique de la peau. Ascarides ; chez des femmes faibles, règles excessives avec caillots de sang noir. Chez les hommes, rêves lascifs et pertes séminales involontaires.

Antécédents. — Allaitement prolongé, pertes de sang, comme saignées, hémorrhagies internes, règles trop abondantes et trop prolongées. Fièvres intermittentes. Faiblesse constitutionnelle. Affaiblissement causé par des sueurs abondantes, des purgations répétées, une diarrhée prolongée.

China s'est encore montré utile dans les cas où l'on avait abusé du mercure.

CONI. MAC. — Phthisie scrofuleuse. Phthisie développée à la suite de l'onanisme. Toux sèche, dure, avec enrouement. Toux pire le soir en se couchant et la nuit, obligeant à s'asseoir et privant de sommeil.

Constriction de la poitrine, oppression. Expectoration peu abondante et difficile à détacher, mais contenant un peu de pus et souvent d'odeur fétide. Toux qui s'augmente par la position horizontale, même pendant le jour. Gêne de la respiration, même le matin au réveil, mais qui s'aggrave beaucoup le soir et la nuit. Fièvre lente avec manque d'appétit et digestions troublées ; souvent la toux est accompagnée de flatulence. Sommeil agité et non-réparateur, avec pleurs et rêves anxieux. Fièvre avec chaleur sèche intérieure. Sueurs nocturnes qui commencent aussitôt que le sommeil arrive.

La peau est le siége de prurit et de picotements.

Çà et là, on voit apparaître et disparaître de temps en temps des taches brunes et rougeâtres avec prurit, des tâches semblables à des ecchymoses.

Si le malade avait eu précédemment des glandes engorgées, des affections cutanées chroniques, des ulcères à suppuration sanieuse, fétide, à fond noirâtre, ou parsemé de taches noires ; si dans l'état actuel le sujet souffrait, sans inflammation ni douleur locale, d'une photophobie insupportable au jour et à la lumière artificielle, ce seraient là tout autant d'indications précieuses pour *Coni mac.*

DROSERA. — Toux fréquente, brève, surtout quand l'air est sec. Toux plus fréquente le soir et la nuit. Toux plutôt sèche qu'humide, et pourtant crachats muqueux, blancs, striés de sang. Expectoration facile parfois et d'autrefois difficile. Toux violente avec vomissements d'aliments d'abord et puis de mucosités ; pendant la quinte de toux, la face devient violette. Toux, tous les matins, qui dure une demi-heure. Enrouement ; l'irritation occupe de préférence le larynx. Sensation de sécheresse, de rudesse, de grattement, de chatouillement dans le fond du gosier avec fourmillement dans le larynx qui excite à tousser.

La muqueuse de la gorge est irritée, d'un rouge foncé et, sur les côtés, il y a des apthes peu étendus. Les lèvres sont sèches et fendillées.

Respiration pénible et sifflante. Douleur au bas des côtes en toussant. Toux si rapide et si précipitée que le malade en perd la respiration. Expiration difficile, avec douleur, obligeant à presser sur le creux de l'estomac. A l'expiration, odeur particulière, douceâtre, presque semblable à celle du lait caillé. Le visage est pâle, les joues creuses, les traits tirés. Le cuir chevelu est d'une sensibilité telle qu'en touchant même légèrement les cheveux, il lui semble qu'on les lui arrache ; d'un autre côté, des frictions fortes, même avec une brosse, le soulagent.

Bouffées de chaleur à la tête et au visage avec froid intense aux extrémités ; frissons violents, et même, claquement des dents.

Epistaxis surtout le soir.

ERYTH. COCA. — Toux sèche, le soir au lit ; toux grasse le matin avec crachats blancs-jaunâtres, denses et visqueux, accompagnés de sécheresse de la bouche et de la gorge, avec soif.

Haleine fétide ; oppression douloureuse de la poitrine et besoin continuel de respirer profondément. Douleurs sous les clavicules, plus accentuées sous la clavicule gauche. Elancements passagers dans le poumon gauche entre la 3me et la 6me côte, plus forts par une inspiration profonde. Sentiment d'excoriation, en avant, dans le tiers supérieur des deux poumons, et cela, pendant tout le jour. Pesanteur sur la poitrine et respiration courte qui oblige à marcher lentement. Palpitations de cœur avec faiblesse générale.

Le soir, au lit, oppression plus grande avec grande anxiété et prostration de forces.

La nuit, chaleur et insomnie avec battement de toutes les artères. Fièvre. Bouffées de chaleur dans le dos et de brûlure dans le ventre. Sueurs nocturnes. La fièvre du *Coca* se distingue par une extrême faiblesse qui l'accompagne. Tintements dans les oreilles. Battement, craquements en avalant. Céphalalgie sus-orbitaire. Scintillement devant les yeux. Amaigrissement.

Tristesse, irritabilité ; il ne se complaît que dans la solitude et l'obscurité. Le plus souvent, il donne des preuves d'entêtement.

Aggravation des symptômes de minuit à 4 heures du matin, ou de 10 heures du matin à 2 heures de l'après-midi.

Perte d'appétit, surtout pour la viande. Taches sales, bistres, à la commissure des lèvres. Lèvres et gencives pâles. Sécheresse des lèvres et de la bouche, au réveil surtout. Soif. La nuit et le matin, sensation à la bouche et au palais, comme s'il avait mangé du poivre. Etat nauséeux avec vertige, faiblesse de digestion. Eructations fréquentes. Borborygmes. Constipation par inertie du rectum. Urine abondante, avec sédiment d'un rouge foncé adhérent au vase qui devient trouble au repos et se couvre d'une légère pellicule.

SYMPTÔMES CONCOMITANTS. — Ecchymoses sur les doigts

et sur les mains. Hémorrhagies par la peau. Œdèmes circonscrits. Urticaire en diverses parties du corps ou limitées aux lèvres. Erythèmes pruriants. Lassitude extrême, même après une bonne nuit. Défaillance qui dure tout le jour.

FERR. MET. — Toux convulsive qui commence le matin dès le réveil et qui se calme après avoir mangé. Pendant la toux, l'urine s'échappe involontairement. Toux sèche finissant par des vomissemente d'aliments, et cela immédiatement après avoir mangé. Voix rude, enrouée, à peine intelligible. Titillation dans la trachée avec excitation continuelle à tousser. Toux suivie de crachats clairs, gélatineux, ou verdâtres, purulents, striés de sang d'une odeur repoussante. Oppression extrême avec sensation de pesanteur et de tension dans la poitrine et à la région épigastrique. Ces douleurs tensives s'étendent jusqu'aux omoplates. Les parois de la poitrine ont de la peine à se dilater. L'oppression augmente le soir et la nuit.

Respiration abdominale. A chaque inspiration, les narines se dilatent fortement. Les douleurs de la poitrine ne sont pas localisées d'une manière fixe ; elles se font sentir tantôt sur un point, tantôt sur un autre. Congestion à la poitrine avec crachements de sang. La quantité de sang expectorée est abondante.

Frissons dans le dos, surtout le soir, avec les pieds froids et la paume des mains brûlante.

Fièvre lente, avec, par moments, des accès de frisson, suivis de bouffées de chaleur. Fièvre habituellement la nuit, avec sécheresse et rudesse de la peau. Sueurs nocturnes qui exhalent une odeur très-forte. Sommeil troublé et agité.

Teint terreux avec coloration rouge circonscrite des pommettes ou de l'une d'elles seulement et alors du côté droit ; les traits du visage sont étirés, les lèvres pâles. Peau d'une blancheur transparente à travers laquelle on suit aisément les trajets des veines superficielles. Par moments, rougeur intense du visage par bouffées, et bouffissure de la face

surtout autour des yeux. Yeux enfoncés, ternes, larmoyants
et jaunâtres. Abattement extraordinaire. Brisure de tout le
corps. Vertiges en se baissant; bourdonnement dans les
oreilles. Pesanteur et confusion dans la tête, si la maladie
s'est développée à la suite de plusieurs hémorrhagies consécutives ou d'un allaitement trop prolongé. Humeur chan-
geante. Alternatives fréquentes d'abattement et de gaîté.

TROUBLES DIGESTIFS. — Manque d'appétit ou appétit
capricieux, parfois vorace. Soif particulièrement la nuit.
Langue pâle et flétrie. Pâleur de la muqueuse buccale, ou
toute la cavité buccale et surtout la voûte du palais excoriée,
presque ulcérée.

Vomissement des aliments, immédiatement après avoir
mangé, précédé de pesanteur à l'estomac et plus particulièrement le soir et la nuit. Hémorrhoïdes sèches et fluentes.
Relâchement des entrailles avec selles aqueuses, glaireuses
ou des aliments non-digérés ; diarrhée colliquative, sans
douleur, mais qui est suivie d'une grande faiblesse. Vers
intestinaux.

SYMPTÔMES CONCOMITANTS. — Hémorrhagies nasales abondantes et répétées, alternant avec des crachements de sang.
Il y a constamment du sang figé dans le nez. Enflure
œdémateuse des pieds, des jambes et même des mains.

Chez les femmes, les règles manquent tout-à-fait ou
sont peu abondantes et décolorées, précédées de congestion
à la tête. Leucorrhée blanchâtre, dans l'intervalle des règles.

C'est dans la phthisie galopante que le fer se montrera
surtout utile. Chez les sujets jeunes qui présentent un
éréthisme passager du système vasculaire ou qui sont habituellement fatigués par des congestions à la poitrine et à la
tête. Les symptômes spéciaux qui, dans ces cas, détermi-
neront son emploi, sont : Agitation et échauffement facilement provoqués par les mouvements du corps et les émotions morales, et comme conséquences: Palpitations, dyspnée.
Toux, rougeurs subites et par plaques des joues. Epistaxis,
hémoptysie, fatigue rapide, excitabilité nerveuse. — Indé-

pendamment de ces cas, *Ferrum. met.* pourra être administré avec avantage dans les cas de fièvre hectique, à forme périodique, de colliquation, de véritable faiblesse, etc., suivant les indications que nous avons énoncées plus haut. Donc, son action curative est d'autant plus précieuse qu'elle peut être utilisée aussi bien au début de la maladie que dans une période avancée.

HEPAR SULPH. — Toux chronique avec enrouement persistant et même perte de la voix, sensation au creux de la gorge comme s'il y avait un corps étranger qu'il éprouve le besoin de cracher. Sifflement dans la poitrine et râle muqueux très-accentué qui témoignent d'une grande quantité de mucosités dans les bronches. Respiration anxieuse; grande sensibilité à l'air froid. Dans le lit, la toux reparaît dès que le malade expose à l'air une partie de son corps, en la découvrant. Accès de toux violente et suffocante, souvent accompagnés d'efforts pour vomir qui précèdent l'expulsion de crachats.

Crachats muqueux et abondants, glutineux, collants, contenant des corpuscules purulents.

Fièvre habituellement la nuit ; frissons en plein air. Sensibilité exquise au grand air. Sueur froide et aussitôt après, rougeur brûlante de la face et chaleur sèche dans la paume des mains. Grande impressionnabilité à tous les bruits et à tous les mouvements qui se passent autour de lui. Après le plus léger effort, il sue et devient pâle. Cette pâleur fait bientôt place à une rougeur brûlante de la face accompagnée de chaleur à la paume des mains. Teint jaune, avec cercles livides autour des yeux, cheveux blonds. Molesse des chairs ; flaccidité des muscles.

Moral. — Le malade pleure aisément. Très-abattu et découragé surtout le matin.

Troubles digestifs. — Appétit capricieux, tantôt nul, tantôt vorace. Soif intense ; mauvaise digestion habituellement. Dévoiement. Sédiment blanchâtre dans les urines.

SYMPTÔMES CONCOMITANTS. — Eruption suintante au cuir chevelu. Exanthème. Démangeaison sur le corps. Peau gercée aux mains et aux pieds. La plus petite écorchure à la peau devient une plaie et suppure. Sueur fétide des aisselles. Elevures pruriantes sur le menton. Rougeur et gonflement de la paupière supérieure. Tumeurs enkystées. Ecoulement fétide par les oreilles. Coryza fluent avec écoulement peu épais, de mauvaise odeur. Ozène scrofuleux.

Antécédents. — Abus des préparations mercurielles. Scrofule. Engorgements glandulaires. Furoncles. Abcès. Hémoptysies très-peu abondantes.

IODIUM. — Toux sèche, fréquente, pire le matin. Chatouillement dans la trachée et sous le sternum qui excite constamment à tousser. Expectoration de mucosités transparentes, quelquefois striées de sang. Douleurs dans la poitrine. Respiration accélérée. Pouls très-fréquent, petit et déprimé. Beaucoup d'anxiété et d'oppression, amaigrissement rapide, faiblesse. Tremblements, quelquefois défaillances. Palpitations, insomnie. Agitation, chaleur extrême. Face pâle, traits tirés. Erections violentes et soutenues. Soif vive. Sueurs le matin. Faim canine, souvent même après le repas, intégrité des fonctions digestives et pourtant le malade maigrit toujours. Constitutions délicates avec pouls vif, sujettes aux bronchites, aux congestions pulmonaires et aux hémorrhagies. Sujets scrofuleux disposés aux engorgements de glandes cervicales. Gonflement œdémateux, même de tout le corps.

Lourdeur de tête avec grande répulsion pour un travail sérieux. La pensée est difficile. Pression sourde dans les sinus frontaux. Utile surtout quand les tubercules sont encore à l'état de crudité, pour en prévenir la fonte.

KALI CARB. — Toux sèche, très-pénible, *plus forte que jamais vers 3 heures de la nuit* ; toux avec enrouement et irritation dans la gorge comme s'il y séjournait un corps étranger. Toux sèche, violente, souvent spasmodique, jour et nuit ; mais surtout la nuit et le matin, les premières heures après minuit, avec expectoration difficile à détacher. Les efforts pour expulser un petit morceau de mucosité verdâtre détermine souvent des envies de vomir. La respiration, habituellement aisée, devient difficile et laborieuse après de fréquents accès de toux. Affaiblissement considérable après les quintes. Cette toux sèche est accompagnée d'élancements vagues à travers la poitrine, de douleur lancinante fixe au milieu de la poitrine, d'anxiété, d'oppression, de sifflements et de battements de cœur. En toussant, sensation d'écorchure et de grattement dans la gorge. Le mouvement des bras provoque la toux.

Toux grasse, ici, avec expectoration blanche, là, avec expectoration très-abondante, quelquefois très-pénible, de mucus purulent, ayant un goût salé ; toujours avec dyspnée à un haut degré et endolorissement de la poitrine et souvent avec enrouement. Expuition périodique de masses purulentes.

Frissons fréquents et violents, vers midi ; à l'approche de la nuit, chaleur. Dans la fièvre de *Kali. carb.*, le pouls est inégal, la peau est excessivement sèche, exempte presque toujours de transpiration ; le frissonnement domine toujours. Seulement avec la chaleur de la nuit, il survient parfois un peu de sueur, le matin, d'une odeur repoussante, et cette sueur se montre encore quelquefois par la marche et par une forte tension d'esprit. Hors de là, quoi qu'il fasse, le malade ne parvient pas à transpirer. Les pieds sont constamment froids la nuit et le jour, les mains froides et rudes.

Insomnie la nuit ou très-peu de sommeil, et encore le sommeil est-il troublé et interrompu par des rêves.

Teint pâle ou jaune ou terreux. Affaissement des traits. Gonflement œdémateux entre les sourcils et les paupières. Chaleur, rougeur et gonflement du nez qui, souvent, est couvert de petits boutons. Les cheveux sont rudes, secs et tombent abondamment. Grande faiblesse avec émaciation. Tubercules ramollis.

Moral. — Grande irritabilité, caractère excessivement timide.

Troubles digestifs. — Goût amer dans la bouche. Mau-

vaise haleine. Désir ardent de choses aigres ou sucrées.
Répugnance invincible pour la graisse et le lait. Il avale
difficilement. Rougeur, gonflement et ulcération des gencives. Après avoir mangé, sensation de plénitude et de pesanteur à l'estomac, ce qui le rend de très-mauvaise humeur. Le
ventre est ballonné ; le patient accuse une grande faiblesse et
désirerait vomir.

Constipation. Selles dures qui nécessitent de grands
efforts. Urine chaude et rare avec besoin constant d'uriner.
Tiraillements et ardeurs dans la vessie ainsi que des pressions
de différentes espèces, principalement en urinant.

Symptômes concomitants. — Douleurs souvent d'élancements, mais de nature variable, non-seulement dans toute la
poitrine, mais dans le ventre, avec pression dans le bas, dans
les membres, dans les yeux, les oreilles, la tête qui n'est
endolorie que d'un côté. — *Kali* offre même cette particularité
de maux de dents qui se font sentir particulièrement en
entrant dans le lit, ou seulement en mangeant et après avoir
bu. Les douleurs, quand elles attaquent les muscles et les
articulations, consistent généralement en tiraillements et
sont plus fortes la nuit que le jour. On remarque, sur diverses
parties du corps, des plaques rouges ou jaunâtres qui occasionnent du prurit et de la brûlure. Il ne peut s'empêcher de
se gratter, et après le grattement, ces plaques suintent une
humeur légèrement rougeâtre. Eruptions suintantes et croûteuses par le cuir chevelu, derrière les oreilles, otorrhée.
Gonflement des glandes du cou ; gonflement et ulcération
des lèvres. Œdème des pieds et même des jambes. Sueur
fétide des pieds. Gerçures aux mains. Tremblement des mains
en écrivant ; les bouts des doigts sont engourdis. Partout,
faiblesse locale et générale. Les bras, les coudes, les genoux,
les pieds sont raides, froids et engourdis. Le sens de l'odorat
est émoussé, l'ouïe est dure avec cette singularité que dans la
position horizontale, le malade entend beaucoup mieux. Dès
qu'il ferme les yeux, il voit des objets de toutes les couleurs.

Vertiges aussitôt qu'il tourne brusquement la tête.

Antécédents. — Anémie et faiblessse produits par l'allaitement.

KALI HYDR. — Toux sèche avec irritation considérable à la gorge ; douleur dans toute la poitrine mais surtout dans la région du sein gauche, s'étendant à travers la poitrine jusqu'à la colonne vertébrale. Difficulté à respirer. Toux fatigante avec expectoration de mucosités verdâtres, visqueuses, sanguinolentes. Matité sous les deux clavicules ; crépitation dans ces parties ; respiration bronchique, respiration tubaire. Sueurs nocturnes ; pouls à 110. Le malade ne peut rester sur aucun côté. Sujets chez lesquels la scrofule se trouve mêlée à une syphilis héréditaire ou acquise.

KALI NITRI. — Douleurs lancinantes dans la poitrine qui permettent à peine de respirer et de rester couché, avec angoisses et oppression extrêmes. Toux sèche, tourmentante, provenant d'un chatouillement dans le milieu de la poitrine avec palpitations de cœur très-prononcées. Toux avec élancements dans la poitrine et sensation de contraction à l'intérieur. Toux en plein air et en montant l'escalier. Toux chaque fois qu'on retient la respiration. — *Kali n.* le dispute presque à l'*Aconit* dans les inflammations des organes de la poitrine ; il est susceptible de rendre les plus grands services, comme intercurrent, dans la phthisie ; les cas où son efficacité est plus marquée sont caractérisés par : des douleurs lancinantes dans la poitrine, qui permettent à peine de respirer et de rester couché, et qui sont accompagnées de contractions à l'intérieur, d'une angoisse fort pénible et d'une oppression extrême. Pouls plein, dur et rapide.

KREOSOT. — Emaciation portée à son comble, fièvre hectique, avec aggravation dans l'après-midi. Sueurs nocturnes, surtout le matin ; respiration courte. Toux sèche ; toux avec *expectoration de matières très-abondantes*, fréquentes et abondantes. Hémoptysies. Vives douleurs dans la poitrine.

LACHESIS. — Toux sèche, brève, convulsive quelquefois, comme produite par la sensation d'un corps étranger qu'on ne parvient pas à détacher ; pire après avoir dormi, au réveil. Toux qui survient après s'être couché, qui persiste dans le sommeil sans réveiller le malade et qui le réveille et le force à se lever par excès de suffocation. Raucité de la voix avec enrouement. Respiration courte et difficile ; expectoration difficile ; graillonnement ; toux violente et crachats de salive avant d'arriver à expulser un crachat épais. La partie supérieure de la trachée est très-sensible au toucher. Menaces de suffocation, la nuit, surtout, étant couché et particulièrement quand les couvertures approchent seulement de la bouche et du nez. Le malade ne peut rien supporter autour du cou. Fièvre plus forte dans l'après-midi. Selles fétides, quoique de consistance naturelle.

Enflure des pieds et des mains avec rougeur et chaleur, mais plus généralement avec refroidissement et teinte violacée de la peau. Froid très-intense et persistant aux pieds. La nuit, surtout, chaleur sèche et intense aux mains et aux pieds, ou alternativement chaleur, froid ou frissons. Sueurs froides, gluantes après la chaleur et particulièrement le matin. Face pâle, creuse. Traits tirés. Boutons ou taches bleuâtres sur la peau.

LYCOP.—Toux sèche, constante, persistante avec redoublements. Quintes convulsives le jour et la nuit, mais pire la nuit ; grand affaissement après les quintes. Toute inspiration profonde provoque la toux. Chaque fois qu'il boit, le malade tousse. Sensation de sécheresse dans le larynx et enrouement. Violent chatouillement dans le larynx causant une toux violente. Toux forte avec élancements et pression à la poitrine en différentes parties. Violents accès de toux à des heures indéterminées. Raucité de la voix à ne pouvoir prononcer une seule parole à haute voix. Toux surtout avec forts accès la nuit et vomissements.

Dyspnée au moindre effort, à chaque mouvement. Respiration pénible, brève, anxieuse. Oppression extrême. Dyspnée plus forte, étant couché sur le dos. Douleurs dans la poitrine ; élancements continuels dans le côté gauche avec oppression comme produite par une constriction de la poitrine. Douleurs lancinantes dans la poitrine à chaque inspiration. Pression désagréable à la région du cœur ; pression dans la région du foie ; pression continuelle à la poitrine avec battements de cœur pendant la digestion. Chaleur à la poitrine. Elancements dans le côté gauche de la poitrine, en se remuant. Pression, ardeur et tension dans toute la poitrine, surtout le long du sternum, s'exacerbant par la toux, par la parole et par le mouvement. Râles nombreux, bruyants, muqueux. Mouvement d'éventail aux narines. A l'auscultation, hépatisation et cavernes. Crachats abondants, jaunes, verdâtres, d'un goût salé, muco-séreux ou muco-purulents. Crachats épais, mêlés de sang ; ce sang est noir ou rose. Crachats grisâtres, d'un goût souvent infect. La plupart des crachats, mis dans l'eau, tombent au fond du vase. Expectoration plus abondante le matin.

Emaciation progressive ; fièvre hectique, pouls petit, rapide, faible, à 120 ; froid intérieur, horripilation par tout le corps ou seulement à travers certaines parties, et chaleur avec sensation d'ardeur à la face, avec congestion à la tête qui devient d'un rouge foncé et battements dans tous les vaisseaux. Rougeurs circonscrites des joues. Aggravatien de 4 à 8 heures du soir. Soif inextinguible ; chaleur intérieure qui affaiblit beaucoup. Sécheresse de la peau et des mains. Faiblesse, lassitude, tiraillements dans les membres, surtout au changement de temps. Fréquents battements de cœur, surtout le soir au lit et en marchant dans la chambre.

La nuit, soif intense et sommeil agité. Décubitus dorsal forcé, la tête relevée fortement. Le malade ne peut pas rester couché sur aucun côté, encore moins sur le côté gauche ; la toux s'exaspère et il s'ensuit une forte oppression.

Sueurs nocturnes limitées plus particulièrement au dos et à la poitrine. Sueurs nocturnes de mauvaise odeur, d'odeur aigre, qui commencent après minuit. Sueurs visqueuses qui augmentent la faiblesse. Au réveil, souffrance plus marquées et mauvaise humeur.

Teint pâle et livide, jaunâtre et pâle ; peau d'un jaune terreux ou blanche et rosée. Yeux enfoncés ; maigreur très-grande, grande flaccidité des chairs. Prostration complète des forces, tremblement des mains ; constitution faible, poitrine plate.

Troubles digestifs. — Appétit variable, tantôt nul, tantôt excessif, vorace, mais promptement rassasié. Langue blanche et chargée ou très-rouge, mais assez pure et humide. Douleurs incisives dans le ventre de droite à gauche. Congestions du foie ; flatulence ; l'issue des vents soulage. Constipation opiniâtre accompagnée parfois d'envie sans résultat. Après avoir mangé, ballonnement du ventre ; diarrhée violente de matières puriformes. Dyspepsie acide ; les urines sont peu abondantes, de couleur foncée et laissant déposer un sédiment rouge de brique pilée. Soif excessive. Dégoût pour la viande, mais non répugnance.

Chez les femmes, règles peu copieuses ou aménorrhée. Leucorrhée.

Tristesse. Découragement. Désespoir de la guérison. Propension à s'effrayer. Disposition à pleurer.

Symptômes concomitants. — Traces de dartres à la racine du nez et au bout des ailes du nez. Taches hépatiques disséminées. Petits boutons rouges surtout dans le dos. Tumeur à l'occiput, sur la partie droite, latérale et postérieure de la tête. Impetigo de la face ; chute des cheveux. Teinte ictérique de la peau à la nuque ; éruptions suintantes ou croûteuses. Les mains sont constamment sèches. Froid aux pieds ; raideur des membres. Maux de reins avec tiraillement. Spasmes et déchirements dans toute la colonne vertébrale qui obligent le malade à se plier en deux, quoique cette position gêne la respiration.

Antécédents. — La gale. Des hémoptysies. Toux ancienne accompagnée quelquefois de douleurs de poitrine.

LYSIMACH. NUMM. — Je ne suis pas fâché de tirer de l'oubli la *lysimaque nummulaire.* La vieille Ecole, quand elle daigne s'en occuper, la considère comme vulnéraire et astringente. Sous une étiquette aussi vague, nous n'avons pas à en tenir compte ; mais en dehors de l'enseignement officiel, il y a la tradition des praticiens qui mérite pourtant bien quelque considération et quand il s'agit surtout d'une maladie aussi grave que la phthisie pulmonaire, on n'a pas le droit de rien négliger pour arriver à la connaissance de médicaments salutaires.

Or, que nous enseigne la tradition clinique sur la *lysimaque nummulaire ?*

Tragus en recommande la décoction aux phthisiques.

Boerrhaave en avait une haute opinion et la prescrivait dans les ulcérations du poumon et l'hémoptysie. (Merat et de Lens, *Supplément,* pag. 144).

Les pâtres, au rapport de Gattenhoff, la donnent aux brebis pour les préserver de la phthisie pulmonaire. (Cazin. *Traité prat. et rais. des Plantes médic. indig.*, pag. 694).

Son suc est spécifique contre la phthisie. (Waldschm, pag. 276, t. v du *Dict. de mat. médic.* publié chez Didot, à Paris, en 1773).

Ajoutons à cela que nous sommes autorisé par des faits récents à considérer la *lysimaque nummulaire* comme modifiant avec avantage les crachats des phthisiques, quand ils sont de forme arrondie, nummulaire.

Nous ne sommes pas autorisé à classer encore la *lysimaque nummulaire* dans notre matière médicale homœopathique ; une pathogénésie, que le temps et l'étude peuvent seuls nous donner, nous est nécessaire pour arriver à ce résultat, l'objet de notre légitime ambition. Mais j'estime que tout en prenant soin de la science, nous ne devons pas négliger les phthisiques et que, d'ores et déjà, nous sommes parfaitement autorisé par la clinique à recourir à ce médicament.

Il s'est montré utile, quand les crachats plus ou moins jaunes, verdâtres, affectent une forme arrondie, ce qui ne se rencontre guère que dans les phthisiques graves et arrivés à la fonte tuberculeuse. C'est acquis.

Et comme les preuves nouvelles ont une haute portée quand elles ont pour appui l'expérience des siècles passés !

Donnons donc la Nummulaire quand l'indique la forme

des crachats ; la pathogénésie viendra plus tard, mais ne nous privons pas plus longtemps d'un agent précieux qui certainement n'arrive à modifier le produit de la sécrétion qu'après avoir exercé une action salutaire sur les surfaces sécrétantes. Eh! avec une action curative sur la lésion elle-même, que n'est-il pas permis d'espérer! J'ai l'espérance fondée que, dans un avenir prochain, la matière médicale homœopathique pourra remettre en honneur beaucoup de médicaments qui ont été vantés jadis et qui sont aujourd'hui ignorés complètement. La véritable raison de leur abandon, c'est l'orgueil de la science qui répugnait à accepter une action curative dont elle ne connaissait ni la raison, ni le rapport de cause à effet. La raison, en thérapeutique, c'est l'expérience ; je n'en veux pas connaître d'autre ; et quant au rapport de cause à effet dans les guérisons véritables dont la tradition nous a conservé le souvenir, cessons de nous en préoccuper ; ce rapport n'est autre que le rapport homœopathique.

Les médicaments dont nous avons constitué la pathogénésie avec tant de peine guérissent quand nous savons les appliquer conformément à notre loi ; mais il n'est pas moins vrai que ceux qui ont guéri avant nous ont guéri *parce qu'ils étaient homœopathiques*, comme la fumée montait et la pierre tombait avant Newton. Les vérités sont éternelles. Elles n'ont de commencement pour l'homme que parce que l'homme est ignorant de sa nature et que ce n'est que peu à peu que les vérités lui sont révélées. Heureux celui qui échappe à la loi commune en ne méritant pas d'être taxé de feu pour le mensonge et de glace pour la vérité.

MERC. SOL. — Toux sèche, très-fatigante, avec la sensation comme si la poitrine et la tête allaient éclater.

Toux le plus souvent de minuit à deux heures. Toux excitée par un chatouillement ou une sensation de sécheresse dans les bronches, pire dans la soirée et la nuit. Cette toux se fait entendre même pendant le sommeil. Le décubitus dorsal exaspère la toux.

Toux avec angoisses, brève, sèche, violente, ébran-

lante, qui force à rester assis ou à avoir au moins le corps
très-relevé, surtout la nuit et le soir avant de s'endormir;
accompagnée parfois de saignement de nez, de coryza fluent,
d'enrouement. Voix enrouée, voilée, avec cuissons et titillations dans le larynx, excitant la toux.

Crachats muqueux, jaunes ou sanguinolents par suite
de la destruction du parenchyme pulmonaire. Respiration
souvent oppressée, surtout en montant les escaliers, avec
douleurs lancinantes, s'aggravant par la toux au-dessous
des fausses côtes droites, vers le dos, jusqu'entre les épaules.

Amélioration le matin, lassitude à midi, fièvre le soir.
Cette fièvre consiste en des accès de chaleur fugace avec
battements de cœur, alternant avec des frissons. Le pouls est
irrégulier, accéléré, ou fort ou faible, variable souvent.

La nuit, il lui est impossible de rester couché sur le côté
droit. Il a de la peine à s'endormir, son sommeil est léger et
il se réveille en sueur. Sueurs excessives. En même temps,
agitation qui ne lui permet pas de rester en place. Sensation
de froid à l'intérieur. La peau est jaune, presque d'une teinte
ictérique. Teint pâle et maladif. Bouffissure de la face. Fis-
sures et ulcérations aux commissures des lèvres. Mauvaise
odeur de l'haleine. Salivation. Esprit querelleur et mélancolique.

TROUBLES DIGESTIFS.— En général, faiblesse de digestion
et le plus ordinairement peu d'appétit. Soif plus ou moins
forte. Région du foie ni dure ni enflée, mais très-sensible à la
pression. Selles dures et pénibles, en petits morceaux, ou
diarrhéiques, écumeuses, visqueuses, verdâtres, contenant
des vers ; ou dysentériques avec pression et brûlure à l'anus.
Urine de couleur foncée et de très-mauvaise odeur.

SYMPTÔMES CONCOMITANTS. — Gorge comme écorchée et
douloureuse. Engorgement. Inflammation et suppuration de
diverses glandes. Dureté et hypertrophie du foie.

Eruptions à la peau, humides, suintantes, avec prurit
ou sensation de rongement, qui forment des croûtes et
saignent facilement. Douleurs de déchirements dans les
muscles et les os de la face.

Antécédents. — Syphilis.

MERC. IOD. — Son action curative se combine très-bien avec celle de *Kali. hydriod.* chez les sujets infectés de scrofule ou de syphilis héréditaire ou acquise.

NATR. MURIAT. — Toux sèche, principalement le jour, rare la nuit. Toux sèche par accès. Toux avec émission d'urine à chaque accès. Accès de toux violents en allant au lit, avec nausées et vomissements. Toux chronique dont l'origine remonte à une rougeole. En toussant, mal de tête, comme si le front allait éclater. Toux excitée par chaque effort de déglutition à vide ; toux qui s'exaspère de 10 heures du matin à midi ; toux avec frissons. Toux le matin, toux chatouilleuse en marchant et en faisant des inspirations profondes. L'excitation à tousser semble provenir du creux de l'estomac. Expectoration rare. Râles muqueux. Palpitations de cœur ; battements irréguliers et intermittents du cœur et du pouls. Mouvements ondulatoires du cœur aggravés par le moindre exercice, surtout après le repas de midi, et s'améliorant sous l'influence de la pression avec la main.

Élancements dans le côté droit de la poitrine. Élancements violents avec respiration oppressée ; sans être accélérés, ces élancements sont aggravés par une inspiration profonde.

La nuit, pas de sommeil, ou sommeil troublé par des rêves de voleurs et interrompu généralement de minuit à deux heures du matin, tandis que, durant le jour, le malade est assoupi. Le décubitus n'est tolérable que sur le dos.

Impossibilité absolue de rester couché sur un côté quelconque ; s'il se couche sur un côté, agitation extrême et battements de cœur violents. Pouls un peu plein, irrégulier le plus ordinairement. Fièvre hectique ; dans l'accès de fièvre, le frisson prédomine ; le malade accuse un froid interne. Ses mains et ses pieds sont de glace. Bouffées de chaleur avec maux de tête violents. Soif vive pendant la fièvre. Sueur profuse et qui affaiblit, surtout le matin.

Humeur mélancolique et très-irritable ; très-sensible, très-taciturne. Répugnance extrême à aller au grand air ainsi qu'à se remuer. Il ne désire que le repos et la solitude.

Teint très-pâle ; peau jaunâtre, sèche, sale. Gonflement des lèvres. Faiblesse générale. Lourdeur et pesanteur des bras et des jambes. L'ouïe perd de sa finesse ; bruissements constants dans les oreilles. Taches noires ou mouches brillantes devant les yeux. Embarras du cerveau. La parole le fatigue excessivement. Abattement physique et moral. Brisure générale.

Troubles digestifs. — Pas d'appétit ; aversion pour le pain. Pas de soif. Langue sèche, goût salé. Grande répugnance pour les corps gras ; stomatite, ulcères plats sur la langue et sur les parois intérieures des lèvres et des coins de la bouche, avec écoulement de salive claire très-abondante comme de l'eau. Constipation rebelle ; nulle envie, nul besoin d'aller à la garde-robe. Les intestins paraissent être dans une inertie complète. Plus la constipation se prolonge et plus la mélancolie s'aggrave.

Fréquentes évacuations de mucosités, par les selles.

Symptômes concomitants. — Mal de tête tous les matins jusqu'à 10 heures. Eruptions boutonneuses sur le visage, accompagnées d'une irritation vive, ou éruptions diverses autour de la bouche.

Ici, il y a écailles sèches ou suintantes, là, herpès sur la lèvre supérieure. Boutons comme des perles et des cloches blanches.

Prurit des parties sexuelles et du périnée. Aménorrhée et leucorrhée, otorrhée ; pityriasis du cuir chevelu et chute des cheveux. Etat frileux prédominant, et au moindre mouvement transpiration abondante. Amaigrissement ; des cors aux pieds le font souffrir constamment. Dans les creux des jarrets, éruptions farineuses, squameuses, ou humides et pruriantes. Froid habituel des pieds avec, par moments, chaleur brûlante et gonflement des chevilles. Les ongles des doigts sont défectueux et la peau est crevassée à leur alentour. Verrues à la paume des mains ; sueur aux mains.

Incontinence d'urine nocturne. Tache rouge et indolente sur le gland.

Antécédents. — Chagrins profonds provenant de la perte de personnes aimées. Fièvres intermittentes combattues par le quinquina. Ophthalmies chroniques.

NITRI. ACID. — Sueurs nocturnes exhalant une forte odeur aigre; sommeil troublé par des rêves anxieux, effrayants. Toux sèche, pire le soir et en étant couché, rudesse de la respiration en respirant profondément. Respiration sifflante, surtout quand il fait un peu de mouvement. Toux bruyante, retentissante dans le jour. Toux la nuit avec crachats jaunes, purulents, mêlés parfois de sang noir coagulé. Raucité de la voix après avoir parlé ou lu à haute voix.

Chez les personnes à teint brun, cheveux et yeux noirs (Hah). Eruptions pustuleuses à la face, gerçures à la peau au moindre froid. Verrues. Eruptions suintantes avec vive démangeaison. Taches cuivrées sur les mains. Engelures.

PHELL. AQ. — Se recommande aux praticiens par des faits nombreux et bien constatés de guérison, soit dans la phthisie commençante, soit lorsque la maladie est parvenue au dernier degré. Pour moi, je l'ai constaté d'une efficacité remarquable dans des cas de cavernes, avec crachats purulents.

Diarrhée colliquative, fièvre hectique et dépérissement total.

Il est d'autant plus indiqué chez les sujets débiles et très-irritables, lymphatiques, sans réaction.

Aggravation remarquable par le temps froid et humide; amélioration par le temps doux.

SYMPTÔMES. — Au début, toux chronique. Hémoptysie avec éréthisme. A l'auscultation, prédominance de la lésion anatomique du côté droit de la poitrine. Matité, obscurité du bruit respiratoire sous la clavicule droite. Vertiges, anxiété, spasmes hystériques. Les vertiges et l'anxiété sont suivis d'un assoupissement qui dure de 3 à 4 heures. Gêne de la respiration, tremblements nerveux. Inappétence, amaigrissement. Frissons et fièvre le soir.

SYMPTÔMES CONCOMITANTS.—Douleur comme occasionnée
par un poids lourd sur le sommet de la tête, avec douleur et
brûlure dans les tempes et au-dessus des yeux. Douleur
dans les yeux avec injection de la conjonctive; larmoiement.
La lumière et le son sont insupportables

ETAT AVANCÉ. — Crachats purulents, expectoration
abondante. Fontes tuberculeuses incontestables et tous les
dépérissements qui s'en suivent. Fièvre hectique. Diarrhée.
Appétit nul; insomnie. Sueurs nocturnes.

SYMPTÔMES CONCOMITANTS. — Hystérie. Epilepsie. Aménorrhée. Dégénérescence scorbutique des gencives. Vers
intestinaux. Hépatite chronique.

Les deux observations suivantes viennent de m'être
communiquées par mon ami le Dr Turrel :

PREMIÈRE OBSERVATION.—M. Gustave Seren, du Beausset,
marchand de nouveautés, 23 ans, blond, *maigre*, de constitution lymphatique, est marié et a deux enfants. Sa mère est
rhumatisante. Il s'est fatigué aux exercices du vélocipède
et a joué avec acharnement du cornet à pistons. Il est
malade depuis un an. Il tousse et vomit ses aliments;
l'expectoration est un peu sanguinolente et très-abondante.
A l'auscultation, souffles bronchiques muqueux à la partie
moyenne, expiration rude aux sommets. Il a des sueurs
nocturnes et respire avec peine. On me l'amène le 6 février
1872. Soutenu par deux amis, il monte lentement et péniblement l'escalier, arrive essoufflé dans mon salon où il
semble près d'expirer. J'apprends de ses compagnons que le
médecin du pays ne lui donne pas un mois à vivre.

Je prescris 6 doses de *Phellandrium aquaticum* de la 6me
à la 30me dil., à prendre chacune dissoute dans un verre
d'eau, une cuill. de 4 en 4 heures.

Le 29 février, amélioration; moins d'essoufflement;

le malade a pu monter mon escalier sans être soutenu. *Mêmes remèdes.*

Le 2 mai, amélioration encore plus marquée ; le malade a monté librement jusque chez moi. Je lui donne *S. l.* pour laisser agir le *Phellandrium aquaticum.* Le 16 mai, M. G. Seren grimpe deux à deux les marches et sa figure est tellement transformée que j'ai peine à le reconnaître. Il n'a plus de sueurs nocturnes, respire librement et accuse un appétit insatiable. Comme les bruits de souffle à l'expiration persistent, les râles bronchiques ayant disparu avec l'expectoration, je prescris, le 1er juin, *Iodium* 30, à prendre dans l'eau trois fois par jour.

Contre un coryza fluent avec odeur de punais qu'il m'accuse le 20 juin, je donne *Aurum foliat.* Aujourd'hui, 11 février 1874, après deux ans depuis le commencement de la cure, la santé ne s'est pas démentie, malgré de grandes fatigues et de rudes épreuves morales.

Le *Phellandrium aquaticum* a joué ici le rôle capital et décisif pour la guérison de ce malade.

Deuxième observation.— Ici encore il s'agit d'un individu *maigre* et scrofuleux bien que brun, tandis que le précédent était blond.

Le nommé Jean Jules, âgé de 32 ans, habitait Marseille, où il exerçait la profession de pêcheur de coquillages. Il avait l'habitude de plonger et il restait sous l'eau pendant plusieurs minutes.

En 1870, il partit pour la guerre et souffrit beaucoup du froid à Dijon, où il fut dirigé.

A son retour à Marseille, en mars 1871, il commença à tousser et rendit des crachats teintés de sang. Il reprit ses pêches au plonger ; les hémoptysies devinrent plus violentes et il vînt à Toulon se faire soigner par un médecin qui parvint à arrêter le crachement de sang. (Eau de Rabel).

Jean Jules reprend ses occupations, mais les hémoptysies deviennent si violentes et si continues qu'il revient dans sa famille, à Toulon, et se remet entre les mains du médecin, qui ne peut, cette fois, réussir à enrayer les dangereux accidents. Jean crachait depuis un mois le sang à pleines cuvettes lorsqu'il a recours à mes conseils.

Le sang rendu en toussant, par des quintes incessantes et douloureuses, est noirâtre et se fige facilement. A l'auscultation on entend de gros râles muqueux dans toute l'étendue de la poitrine, des deux côtés, et l'expiration aux sommets est sèche et rude.

Je prescris *Phellandrium aq.* 12me gutt. iij dans 150 g. aq. stil. le 10 février 1873.

Le 15, l'hémoptysie a beaucoup diminué. Le malade ne rend plus que de petits grumeaux de sang caillé, mais il tousse beaucoup moins, repose un peu la nuit et ne vomit plus comme il l'avait fait depuis deux mois. *Phellandrium* 24me.

Le 20, l'hémoptysie est arrêtée.

Aujourd'hui, 11 février 1874, le malade a repris ses occupations, mais il travaille peu et ne plonge plus. De loin en loin, il est repris de toux avec expectoration sanguinolente. *Phellandrium* à dilutions variées a jusqu'à présent suffi pour arrêter le sang. Il a bon appétit, et bien que sa santé ait souffert de profondes atteintes par les longues déperditions de sang qu'il a subies, il se porte remarquablement mieux.

PHOSPH. — Toux sèche, dure et très-tourmentante, surtout avant minuit ; le rire la provoque, le parler et l'air froid l'aggravent. Après le repas elle est encore pire. Toux à caractère convulsif; les crachats manquent entièrement ou sont très-rares. En toussant, douleur d'explosion dans la tête et sensation de plaie dans la poitrine. Toux à vomir, répondant au bas-ventre. Voix faible et le soir enrouement allant jusqu'à l'aphonie. Pendant le jour, le malade ne peut pas parler sans être intérrompu par un toussotement bref et pénible.

Dyspnée ; respiration courte et rapide. Le patient n'aime pas à rester couché, il est assis de préférence. Déchirements et élancements à travers toute la poitrine, mais plus particu-

lièrement dans le côté gauche. A l'intérieur de la poitrine,
bouillonnements et martellements ou sentiment de serrement
et d'écorchure. Oppression continuelle qui devient insupportable au moindre mouvement ; pendant l'acte de la respiration, toutes les parois de la poitrine sont fortement en mouvement, y compris les omoplates. Douleurs de toute nature
dans la poitrine. La respiration lui manque facilement. La
plus légère odeur amène des menaces de suffocation,

Grand amas de mucosités dans les bronches. Crachats
floconneux, sanguinolents, striés de sang, jaunes, purulents,
d'un goût salé. Expectoration très-abondante le matin et le
soir. Parfois, crachements considérables de sang qui procurent au moment même une espèce de soulagement, mais qui
affaiblissent le malade. Si le malade reste quelque temps sans
cracher, la respiration devient plus pénible.

Frissons continuels par tout le corps, même quand il
est bien couvert surabondamment dans un appartement
chauffé. Frissons surtout le soir, interrompus par des chaleurs
fugaces. Chaleur lancinante dans la paume des mains et à la
plante des pieds, surtout le soir. Le pouls est ordinairement
dur, vif et filiforme, très-faible et à peine perceptible. Sueurs
nocturnes durant le sommeil, sueur grasse, onctueuse, froide.
C'est surtout le matin que les sueurs se montrent plus abondantes.

Insomnie la nuit ou sommeil peu réparateur ou troublé
par des rêves anxieux. Il ne peut rester couché horizontalement parce que la respiration lui manque. C'est sur le côté
gauche qu'il a le plus de peine à rester couché. Disposition
au sommeil pendant le jour. Langueur générale, prostration
des forces. Lassitude ; le grand air est insupportable ; larmoiement au grand air. Grande sensibilité, irritabilité ;
humeur triste et grondeuse.

Signes extérieurs. — Poitrine étroite et plate. Omoplates
saillants. Larynx très-proéminant. Face longue et maigre.
Taille grêle, élancée ; il marche tout courbé ; teint pâle. Yeux
enfoncés et cernés d'un cercle bleuâtre. Bouffissures des yeux.
Alternativement, rougeur et pâleur de la face ou rougeur

par plaques sur une joue ou les deux joues à la fois. Traits pincés, nez effilé. Pores noirs au nez et au front. Taches de rousseur sur le nez.

TROUBLES DIGESTIFS. — Sentiment de défaillance, de vacuité au creux de l'estomac. Très-peu d'appétit, rien ne plaît. Goût glaireux, amer, dans la bouche. Lèvres toujours sèches et soif assez prononcée pour les boissons rafraîchissantes. Après avoir pris des aliments, même une petite quantité, douleur pressive dans le creux de l'estomac avec oppression. Éructations à vide avec besoin continuel d'éructer et manque d'air. Gorge brûlante et sèche. Sensation dans le gosier comme si la luette était trop longue Sensation de brûlure dans l'œsophage diminuant après le repas. Douleurs tensives dans le ventre avec douleurs dans le dos.

Selles quotidiennes, plutôt diarrhéiques, sans douleur, soit jaunes avec beaucoup de mucosités, soit en bouillie ; sanguinolentes. Ecoulement de sang pendant la selle. Selles involontaires. Les aliments solides et liquides traversent le corps rapidement et augmentent la diarrhée.

SYMPTÔMES CONCOMITANTS. — Céphalalgie déchirante dès le matin, cessant vers midi. Douleur tiraillante dans le front. Strabisme. Diplopie. Perte soudaine de la vue par moments dans la journée. Le blanc de l'œil est traversé par de petites veines rouges. Sensibilité continuelle des dents à la chaleur. Le matin, fréquemment, maux de reins et déchirements dans les membres. Battements de cœur avec anxiété et soubresauts en dormant. Douleur dans la tête surtout la nuit, qui empêche de rester couché et de dormir. Embarras dans le vertex comme si on le lui tirait en haut. Roideur des mains et des doigts ; tiraillements dans les épaules ; déchirements dans les articulations des mains. Douleur dans le bras gauche. Douleur dans les chevilles, le matin en se levant et même dans la journée en quittant son siége. En se relevant, il a de la peine à se mouvoir. Amélioration, quand il s'est mis en mouvement. Grande sensibilité de la plante des pieds en marchant. La nuit, douleurs dans la plante des pieds qui troublent son repos. — Disposition aux hémorrhagies. La blessure la plus insignifiante laisse couler beaucoup de sang. Taches hépatiques sur la peau ; boutons suppurants à la face et au cuir chevelu. Aphtes sur la voûte palatine et sur la langue. Grande excitation de l'appétit vénérien.

Antécédents. — Dyspnée de vieille date ; pneumonie ; dispositions invétérées aux irritations de poitrine.

PLUMB. MET. — Respiration oppressée, courte, anxieuse, précipitée ; arrêts brusques et soudains de la respiration. Voix rauque, enrouée ou éteinte. Crachats abondants, jaunes, verts, collants, filandreux ou agglomérés en masse. Toux sèche avec des efforts convulsifs. Hémoptysie de sang épais et en caillots.

Teint pâle, jaune, cadavéreux. Peau huileuse, froid constant. Refroidissement du nez. Sueur froide et gluante sur toute la surface du corps. Sueur fétide des pieds. Chute des cheveux et des poils de la barbe.

Tressaillements de membres pendant le sommeil ; les doigts de la main sont raides et comme paralysés. Les pieds et souvent les jambes sont engourdis et presque insensibles. Chute des paupières par paralysie des muscles. Les pupilles sont contractées ; teinte ictérique des conjonctives. Vertiges. L'ouïe est le plus ordinairement diminuée.

Perte totale d'appétit ou appétit vorace peu de temps après avoir mangé. Déglutition gênée. Vomissements bilieux ou noirâtres. Ballonnements du ventre avec émission de vents très-chauds et fétides. Constipation opiniâtre avec désir constant d'aller à la garde-robe, mais sans résultats. Relâchement des intestins avec selles sanguinolentes et jaunes, de mauvaise odeur ou les selles sont dures, volumineuses et ne sont expulsées qu'à la suite de grands efforts, couvertes de glaires. Besoins pressants d'uriner avec suppression totale des urines, ou urine rendue goutte à goutte.

Douleurs crampoïdes dans les intestins, comme si tous les intestins étaient attirés à l'ombilic par une main de fer.

Douleurs de tiraillements et de déchirements dans le dos entre les épaules, sous les omoplates tout le long de la colonne vertébrale et un peu en dehors de celle-ci, sous les aisselles, sous les clavicules, sur le devant de la poitrine jusqu'au creux épigastrique, dans les hanches, les genoux, les bras et les doigts. Aggravation de ces douleurs étant couché. Souvent, dès le début, une douleur sourde, erratique, changeant de place, mais présentant le caractère constant d'être *profonde*. Particularité du Plomb ; quand on presse avec la main sur un membre, les malades se plaignent d'une douleur *profonde* dont le siége paraît résider dans les muscles. Douleurs plus superficielles, plus fugitives et plus pénibles ; ce sont des douleurs névralgiques des 6e et 7e paires intercostales.

Salive douceâtre, abondante dans la bouche ou, au contraire, sécheresse excessive. Les dents sont cariées, tombent, se cassent. Gencives de mauvaise couleur, gonflées. Liséré des gencives. On trouve dans la vieille Ecole des faits qui militent en faveur de la médication par les sels de plomb. Beau a rapporté les résultats suivants de son expérience : sur 12, 2 n'ont rien obtenu ; 4 ont été améliorés ; 4 ont été presque guéris ; chez 2, apparence de guérison complète. Deux guérisons sur 12 malades constituent pour le plomb un antécédent magnifique ; malheureusement faute d'individualisation suffisante, elles sont perdues pour la science ; elles ne portent pas avec elles le relief du médicament qui les a opérées et ainsi elles nous privent de l'enseignement qui seul pourrait nous mettre à même de les reproduire.

Je citerai comme pouvant être utiles les affirmations de Beau. La tuberculisation est en antagonisme avec la cachexie saturnine ; absence de phthisie chez les ouvriers de tous ordres travaillant le plomb. Le plomb donne un peu d'anorexie, rarement quelques douleurs dans les membres ; quelquefois de la diarrhée, confirmation de notre pathogénésie.

PLUMB. ACET. — Expectoration abondante de crachats en petites masses, filandreux, gluants, jaunes-verdâtres ; muco-séreux ou purulents. Respiration courte, précipitée, suspizieuse avec anxiété. Haleine fétide ; accès de toux avec arrêts de la respiration. Vomissements fréquents, Frissonnement constant et sueur gluante, de mauvaise odeur. Sueur fétide des pieds.

Les cheveux sont remarquablement secs et raides. Chute des cils. Constipation opiniâtre avec besoin constant d'aller sans résultat.

SANG. CAN. — Chatouillement constant à l'entrée du larynx, causant une toux continuelle qui est pire le soir en étant couché. L'haleine et les crachats sentent mauvais ; le malade lui-même en est affecté péniblement. Sensation d'une vapeur chaude qui passe de la poitrine au ventre. Les mains froides et les ongles bleuâtres. Dyspnée extrême. Disposition à prendre une longue respiration qui est suivie de douleurs intenses dans le côté droit de la poitrine. Grande lassitude surtout le matin. La toux est soulagée par des vents rendus par le haut et par le bas. Après avoir toussé, chaleur suivie de baillements et de besoin de s'étirer ; sentiment de vacuité à l'estomac, particulièrement après avoir mangé ; diarrhée ; sueurs nocturnes ; douleurs dans les extrémités inférieures. Bouffées de chaleur à la face, laissant après elles des plaques circonscrites aux joues. Sujets syphilitiques.

SEP. — Haleine courte en marchant ; surtout en commençant à marcher, la respiration lui manque, il est obligé de s'asseoir. Crachements de sang en toussant. Douleurs de piqûres ou d'élancements dans le centre du poumon droit. Toux particulièrement la nuit avec respiration courte et gênée ; l'expectoration est abondante, d'un jaune verdâtre, de goût putride ou salé, avec sensation de faiblesse dans la poitrine. L'expectoration a lieu particulièrement le matin et le soir, blanche ou verdâtre ou *purulente* ou jaune et grise, d'une odeur souvent fétide. Si la toux est sèche, elle s'accompagne souvent de nausées et de vomissements bilieux, et elle est ordinairement pire dans la soirée, avant ou après s'être couché.

La *Sepia* convient aux femmes surtout, et dans les affections graves de la poitrine, elle est particulièrement indiquée quand il existe concurremment un ensemble de symptômes qui accusent ou une lésion ou un dérangement fonctionnel du côté de l'utérus, des ovaires ou du vagin (congestion passive de l'utérus, catarrhe, granulations et ulcérations du col), avec, surtout, pression de haut en bas dans le bas ventre. L'indication se tire alors bien plus des symptômes utérins que de ceux de la poitrine. Un autre signe précieux pour *Sepia*, c'est une éruption de papules dures, avec rougeur à leur base, sans suppuration ; il y a seulement brûlure et picotements. — Tressaillement spasmodique continuel de la paupière de l'œil gauche et de la commissure des lèvres de ce même côté.

SILIC. — Toux continue le jour et la nuit, avec pression à la poitrine et respiration gênée ; cette toux est aggravée par le mouvement et s'accompagne de crachats muqueux peu abondants. Toux creuse, spasmodique, suffocante, excitée par un chatouillement dans la fossette du cou. — Par ces symptômes, *Silicea* répond au début de la phthisie pulmonaire et dans certains cas, chez des scrofuleux surtout, peut servir à enrayer la maladie ; mais c'est à un degré plus avancé que l'expérience l'a plus généralement trouvée efficace, quand son emploi repose sur l'ensemble des symptômes suivants :

Toux avec suffocation la nuit, suivie de l'expectoration abondante de pus fétide, de crachats rendus en masses floconneuses, caillées ou filandreuses. Oppression plus grande en étant couché sur le dos. Insomnie ; au point de vue de l'insomnie, *Silicea* agit si sûrement dans le plus grand nombre des cas, qu'on lui a donné dans notre Ecole le nom de *morphine homœopathique* des tuberculeux. — Sueurs nocturnes, générales, débilitantes, plus marquées le matin ; la nuit la sueur peut être limitée à la tête. La peau est pâle et prend la teinte de la cire jaune. Tempéramment très-irritable et caractère craintif. Il ne peut supporter la plus légère tension d'esprit.

SYMPTÔMES CONCOMITANTS. — Douleurs et déchirements dans la tête, souvent d'un seul côté. Suintement au cuir chevelu. Rougeur des yeux, gonflement de la glande lacrymale. Taches noires devant les yeux ; larmoiement au grand air par suite de l'obstruction des voies lacrymales ; taches sur la cornée transparente ; vue comme voilée par un nuage ; les paupières sont collées pendant la nuit.

Dureté de l'ouïe ; gonflement et induration des parotides. Croûtes, boutons et ulcères dans le nez. Rougeur et sensibilité de la muqueuse des fosses nasales. Sécheresse du nez ou écoulement âcre par le nez. Epistaxis de temps en temps.

Herpès au menton, ulcères à la partie rouge des lèvres. Goût amer dans la bouche après avoir mangé ; pression dans l'estomac, afflux d'eau dans la bouche. Vomissements d'aliments la nuit ; nausées chaque matin. Constipation, selles dures, lentes à sortir. Des selles molles avant les règles constituent une indication précieuse. Urine fréquente et même involontaire pendant le sommeil.

Antécédents. — Engorgement, inflammation, induration et ulcération des glandes. Inflammation, ramollissement, carie des os ; ulcères presque de tous genres. Abcès du sein, inflammation chronique des mamelons. Coryza chronique et disposition invétérée à prendre des rhumes de cerveau. Abcès dans la région lombaire. Gonflement et déviation de l'épine dorsale. Sueur fétide des pieds.

Silicea doit être toujours pris en sérieuse considération dans toutes les affections plus ou moins graves, diversement caractérisées, qui sont dues à la suppression de la sueur des pieds.

SILPHION. — Le Silphion des Anciens, qui décidément paraît être le suc de la racine du *Thapsia Silphium L*, et dont Pline parle en ces termes (Liv. xix, xv.) : *Quod græci Silphion vocant, in cyrenaicâ provinciâ repertum, cujus succum vocant laser,* magnificum *in medicamentis et ad pondus argentei denarii pensum ;* fait rapidement son chemin dans la thérapeutique homœopathique ; semant partout sur son passage les preuves en apparence incontestables d'une immense valeur. Le magnificum *in medicamentis* ne paraît pas devoir être une exagération, et le *ad pondus argentei denarii pensum* sera bientôt, j'espère, jugé comme au-dessous de la vérité. De tels services ne se vendent pas au poids de l'argent.

Déjà précédemment, en le séparant du *Silphium lacinia-tum*, préconisé contre les affections asthmatiques, et avec lequel il faut bien se garder de le confondre, j'ai parlé des espérances que faisait concevoir, dans le traitement de la phthisie pulmonaire, le *Silphion in cyrenaicâ provinciâ reper-tum*, et que nous avons le bonheur de posséder aujourd'hui en France. J'ai commencé à l'employer et je dirai plus tard quel aura été le fruit de mon expérience personnelle. Mais en attendant, je me fais un plaisir et un devoir d'énoncer ici, sur l'autorité d'un confrère qui ne peut ni se tromper ni me tromper, que le *Silphion* s'est montré merveilleusement curatif dans des cas de phthisie au 3e degré, où tout était réuni pour ne laisser présager qu'une fin prochaine: grandes cavernes, toux incessante le jour et la nuit, sueurs profuses abondantes, inappétence, etc.

L'essentiel à présent est d'étudier les caractéristiques de *Silphion*, car de panacée universelle il n'y en a point, et ce n'est pas nous qui autoriserons jamais un rêve aussi insensé. — Les médicaments sont *uniquement des modificateurs d'organes ou de fonctions, et nullement des antagonistes d'entités morbides. (Commentaires thérapeutiques du Codex medicamenta-rius*, par A. Gubler. — Préface, page xi). Cette vérité est à nous; elle vient de notre École, et quand l'enseignement officiel la proclame parce qu'elle en reconnaît la justesse, nous serions impardonnables de l'oublier un seul instant.

Il n'y aura jamais de spécifiques contre une entité mor-bide, il y a des spécifiques contre des ensembles de symptô-mes; donc, pour assigner au *Silphion* la place qu'il doit occuper dans notre thérapeutique, une seule chose est à faire, c'est de préciser, c'est de déterminer d'une manière bien positive l'ensemble de symptômes qu'il est susceptible de produire à l'état sain, cet ensemble étant la mesure exacte du mal qu'il peut combattre efficacement.

SPONG. — Toux pire depuis le soir jusqu'à minuit, surtout en étant couché sur le côté droit et sur le dos. Amé-lioration de la toux par le boire et le manger, surtout par des boissons chaudes. Enrouement; la voix lui manque subitement en parlant. Dyspnée très-pénible en parlant, en se remuant ou en étant couché, surtout sur le côté droit ou sur le dos ; épuisement après chaque effort. Douleur de brûlure dans la poitrine et dans la trachée. Crachats jaunes. Frissonnement constant dans le dos qui n'est pas soulagé par l'application de la chaleur extérieure et si la chambre est trop chaude, la toux en est augmentée.

Eructations fréquentes ; rapports aigres et goût aigre dans la bouche, Soif intense. Borborygmes.

Disposition marquée au gonflement et à l'induration des glandes. La peau est sèche et chaude. Les mains et spécialement les articulations des doigts sont rouges et gonflées. Anxiété peinte sur le visage qui est très-pâle ou rouge cramoisi, tuméfié, bouffi. Saignement du nez après le plus léger effort.

Pouls dur et très-fréquent avec congestion vers la tête et la poitrine. Douleur au cœur. Palpitations violentes qui réveillent le malade après minuit et s'accompagnent d'une suffocation pénible, d'agitation, d'angoisses avec toux retentissante. Abattement extrême ; découragement. Le malade repousse toute confiance. Rien ne peut le rassurer. L'air froid, la parole, le mouvement aggravent l'état du malade. Tous les symptômes s'aggravent aussi par le décubitus avec la tête basse.

STANNUM. — Toux fréquente jour et nuit, avec grattement dans la trachée et voix enrouée. Le décubitus sur le côté droit provoque nécessairement la toux. Toux violente qui ébranle tout le corps, tantôt sèche et avec expectoration pénible, tantôt grasse avec crachats abondants. Toux fatigante surtout le matin dès qu'il se met sur son séant ; c'est alors que se fait une expectoration très-abondante de crachats visqueux, jaunâtres, consistants, ayant un goût désagréable, douceâtre ou salé qui se détachent aisément et surnagent au-dessus de l'eau. Quelquefois quand l'expectoration est pénible, après de longs efforts, excitation à vomir et alors afflux dans la bouche d'une eau claire ou de glaires. En toussant, toute la poitrine est douloureuse, comme écorchée ; quelquefois aussi, violents élancements dans le côté gauche, surtout quand il est couché sur le côté droit. Respiration toujours un peu accélérée, pénible, comme s'il manquait d'air pour respirer. Le malade éprouve de la peine à parler tant à cause de l'oppression que de l'enrouement. Sensation d'écorchure dans la trachée ; larynx toujours plein de mucosités visqueuses. Accès de suffocation, étouffements qui obligent à rester assis sur son lit. Grande tension au-dessus de la poitrine. La respiration manque au plus léger mouvement. Râle muqueux très-sonore.

Fièvre tous les jours de 6 à 9 heures du soir. Frissonnements constants alternant avec des bouffées de chaleur ; frissons dans le dos avec brûlure à la paume des mains et chaleur sur tout le corps. Pouls petit, fréquent, pendant la fièvre. Toux plus incessante et crachats aqueux. Grande lassitude.

Sueur nocturne, après minuit et le matin. La sueur exhale une odeur *sui generis* de paille pourrie. Sommeil très-agité, troublé par des rêves effrayants. Après minuit, le malade a de la peine à se rendormir ; il se sent épuisé. Il est agité ; son corps ruisselle de sueur, il tousse beaucoup et il est tourmenté par les idées les plus pénibles.

SIGNES EXTÉRIEURS.— Constitution chétive, corps grêle. Taille élancée, maigre, long cou, épaules hautes, poitrine étroite et aplatie ; cheveux blonds, yeux bleus. Teint d'un blanc mat, peau transparente, rougeur foncée des pommettes qui sont vergetées de lignes violacées ; visage boursoufflé, lèvres bleuâtres ; yeux ternes, enfoncés ; aspect très-misérable. Grand abattement ; il a la plus grande peine à se mouvoir. Le moindre effort provoque des douleurs par tout le corps et amène des sueurs avec épuisement total.

Du côté des facultés intellectuelles, le malade est très-excité ; il sent et pense avec une vivacité et une clarté extraordinaires. Humeur anxieuse, mêlée d'agitation, d'irritation et de disposition à pleurer. Appréhension de l'avenir ; il désespère de sa guérison.

TROUBLES DIGESTIFS. — Sécheresse à la bouche et soif

modérée ; appétit tantôt nul, tantôt très-accentué ; langue rouge, dévoiement. Après avoir mangé, pression et ballonnement de l'estomac.

SYMPTÔMES CONCOMITANTS.—Mal de tête tous les matins. Froid et œdème des mains, des pieds et des jambes. Toute émotion la plus légère provoque des battements de cœur.

Antécédents. — Grande disposition à tousser ; sujet au printemps et en automne à des toux grasses avec respiration oppressée et expectoration abondante de crachats glaireux.

SCTICTA. PULM. — Toux chronique avec enrouement, aggravée pendant la nuit, de minuit au matin, et pendant le jour, le soir et le matin, le soir vers les 6 heures. Toux qui ne permet ni de dormir ni de rester couché. Douleur à la poitrine qui va du sternum à la colonne vertébrale, constante, pire au mouvement, qui gêne le mouvement des bras. Douleur pressive dans la région du cœur. Oppression.

Crachats sanguinolents, purulents, formés de matière crétacée, ayant souvent à leur centre des parcelles dures comme la pierre. Hémoptysie chronique à sang noir.

Fièvre hectique, avec des accès qui simulent une fièvre intermittente. Prostration des forces. Insomnie. Sueurs colliquatives générales.

Emaciation ; constitution profondément débilitée. Confusion générale des idées. Impossibilité de concentrer son attention et ses facultés sur un sujet unique.

TROUBLES DIGESTIFS. — Mauvais goût dans la bouche. Diarrhée muqueuse, bilieuse.

SYMPTÔMES CONCOMITANTS. — Coryza aigu, sec, avec gonflement du nez et chatouillement à l'intérieur ; coryza chronique avec éternuments le matin, écoulement verdâtre. Céphalalgie frontale et épistaxis. Pression à la racine du nez. Migraines par accès violents. Sensation de brûlure dans les paupières avec douleur dans le globe de l'œil, en fermant ou en ouvrant les paupières ou en tournant les yeux.

Antécédents. — Affections catarrhales répétées.

SULPHUR. — Toux chronique, sèche, ébranlante, plus forte le soir au lit, avant de s'endormir et qui réveille la nuit.

Toux avec enrouement le matin, sécheresse de la gorge.

Coryza et sensation de pesanteur sur la poitrine.

Toux brève, avec ardeur et cuisson dans la gorge, plus forte au grand air et cessant lorsqu'il se couche. La gorge est rouge et sèche avec sensation de brûlure. Pendant les quintes de toux, élancements dans la poitrine ou sous les côtés, plus particulièrement du côté droit qui est souvent douloureux au toucher. Tension pénible de la poitrine avec difficulté à respirer. Elancements dans la poitrine jusque dans le dos; ces douleurs dans le dos sont encore plus vives en toussant. Douleur contusive au sommet de la poitrine, en y touchant.

En toussant et en éternuant, secousses douloureuses dans la tête et sensation comme si la poitrine allait éclater. Respiration courte en marchant.

La toux de *Sulphur* est le plus ordinairement sèche, mais elle offre cette particularité que de temps en temps elle est suivie d'une expectoration abondante et qui soulage momentanément, de crachats purulents ou verdâtres, de goût sucré, exprimant l'odeur d'un vieux coryza.

Frissonnements fréquents. Froid intérieur très-fréquemment. Alternatives de froid et de chaud. Accès de fièvre fréquents et à forme périodique. Tous les jours dans l'après-midi, de 5 à 6 heures, petits frissons suivis de chaleur avec soif. Froid aux pieds. Sueur aux mains et à la face. Fièvre le soir. Pâleur de la face, yeux cernés. Le malade se plaint constamment d'avoir trop chaud. La nuit, brûlure des pieds. Il ne peut pas les tenir couverts.

La nuit, étant couché, élancements à la région du cœur, palpitations qui obligent à se relever sur son séant. Dans le lit, forte chaleur sans soif.

Le malade est le premier à se plaindre de ce que son haleine est trop chaude. Chaleur aux mains et à la plante des pieds.

La nuit, sueurs profuses. Sueur seulement après le réveil. Dans la position horizontale, crampes fréquentes dans les mollets, et, en marchant, crampes à la plante des pieds.

Esprit lent, très-oublieux.

TROUBLES DIGESTIFS. — Perte totale d'appétit ; il n'a de goût que pour les acides ; bouche pâteuse, goût continuellement douceâtre dans la bouche. Le matin seulement, en s'éveillant, amertume de la bouche. Répugnance pour la viande qui donne des envies de vomir. Soif continuelle. Après avoir mangé, même peu, sensation de plénitude à l'estomac, sans gonflement. Diarrhée avec ténesme et tranchées, le matin, surtout de bonne heure. Hémorrhoïdes. Selles granuleuses mêlées à du mucus et avec douleur de brûlure dans le rectum. Selles chaudes qui brûlent au passage.

SYMPTÔMES CONCOMITANTS. — Sécheresse et brûlure dans la gorge. Congestion vers la tête et la poitrine avec palpitations de cœur. Ecoulement purulent par les oreilles avec bruissements et chaleur. Prurit, chatouillement, rougeur et brûlure dans les yeux, ou larmes abondantes s'échappant involontairement. Eruptions croûteuses, pruriantes, avec brûlure que le grattement soulage. Petites vésicules pruriantes qui suintent un liquide, après quoi le prurit cesse ; furoncles.

Taches hépatiques sur la poitrine et sur le dos. Taches jaunes, brunes. Gonflement, induration et suppuration des glandes. Lèvres gercées. Eruption autour de la bouche. Gerçures douloureuses aux mains. Engelures rouges aux doigts et aux orteils.

Chez les femmes, le sang des règles est épais, noir et âcre. Leucorrhée brûlante, douloureuse, produisant des excoriations. Brûlure dans le vagin et démangeaison dans les parties extérieures.

Antécédents. — Pneumonie, gale. Eruptions de tous genres. Maladie des os.

Nota. — Si, après l'emploi de *Sulphur*, on voit survenir

à la peau une éruption quelconque ou un prurit manifeste, on est autorisé à concevoir les plus belles espérances, et dans ce cas, je ne saurais trop recommander de suspendre tout remède, de peur de troubler, par une médication intempestive, l'action salutaire de *Sulphur*.

THUYA. OCCID. — Cette plante énergique nous fournit dans la liste des symptômes qu'elle provoque à l'état sain les moyens de l'appliquer utilement au traitement de la phthisie ; douleur profonde dans la poitrine et toux avec expectoration de matières jaunâtres. Toux provoquée par une irritation dans la trachée artère et qui est plus forte le matin, suivie de crachats peu abondants mais formés de masses jaunes, verdâtres. Resserrement de la poitrine, respiration difficile ; sensation comme si la poitrine était gonflée en avant. Douleur de pression dans la poitrine. Elancements dans le dos qui remontent vers la poitrine. Violentes palpitations de cœur en montant l'escalier ; élancements dans le côté gauche de la poitrine pendant l'inspiration et l'expiration ; forts élancements dans la poitrine qui partent du creux de l'aisselle gauche *(Hah. mat. méd.)*

Mais il est un point sur lequel je veux appeler spécialement l'attention.

Thuya produit une déformation de la pulpe des doigts, qui n'est pas sans analogie avec les doigts hippocratiques. Et par ce fait seul il mérite d'être pris en considération toutes les fois qn'on rencontre chez les phthisiques ce signe diagnostique d'une grande importance.

Pourquoi les doigts des phthisiques prennent-ils une telle disposition qu'ils se terminent en un bout arrondi ? Pourquoi cette hypertrophie localisée quand toutes les autres parties du corps s'atrophient ? Dans les sciences naturelles nous ne connaissons la cause de rien. Triste consolation donnée à notre orgueil, mais ce qui est incontestable, c'est que tous ceux qui portent des doigts hippocratiques sont ou tuberculeux ou susceptibles de le devenir. C'est donc là un phénomène qui nous révèle excellemment la constitution par-

ticulière du sujet et quand nous trouvons dans la pathogénésie d'un médicament un phénomène analogue, il y aurait
une grande faute à ne pas le faire ressortir, surtout quand ce
médicament nous est déjà connu par son action profonde dans
l'économie, action spéciale contre la sycoze qui, à elle seule,
peut être susceptible de présider à la formation du tubercule.
Autre considération : si un phénomène qui se passe au bout
des doigts peut devenir chez un phthisique le signe révéla-
teur du médicament approprié au cas particulier, c'est une
raison de plus pour ne pas s'obstiner à tirer ses indications
des symptômes locaux de la poitrine. Dans la poitrine est la
lésion, rien de plus, le mal est général. C'est partout que
nous devons chercher le cachet de la diathèse, et n'importe
où nous le trouvions, il faut se hâter de le saisir, car c'est de
la connaissance de la diathèse et non de l'étude des destruc-
tions matérielles que dépend le salut des malades.

MÉDICAMENTS INTERCURRENTS.

ACO. NAP.— Comme intercurrent, quand l'état fébrile
est trop prononcé ; dans les pleurésies intercurrentes et dans
les hémorrhagies.

Agitation continuelle ; anxiété, inquiétude sur son état.
Urine rouge ; pouls accéléré, plein et dur. Chaleur brûlante,
sèche, sensible au toucher, accompagnée d'une soif continuelle. Face vultueuse ; joues très-rouges ; les yeux rouges,
injectés. Teinte bleuâtre autour du nez et de la bouche.
Lèvres sèches et fendillées ; langue sèche et couverte d'un
enduit brunâtre. Pression douloureuse au milieu du sternum
rendant la respiration brève, oppressée et forçant le malade
à changer de position à chaque instant. Douleurs plus sup-
portables dans le décubitus dorsal. A chaque quinte de toux,
douleur sourde, lancinante sous le sternum, qui diminue en
appuyant la main dessus. Crachats écumeux, striés de sang.
Fatigue en parlant.

ACTÆA. RACEM. — Congestion et inflammation

intercurrentes, surtout après s'être refroidi, avec toux sèche, fatigante. On dit aussi l'avoir trouvé utile contre les sueurs nocturnes et la diarrhée. Toux sèche, par irritation et chatouillement dans la partie inférieure du larynx. La toux arrive chaque fois qu'il commence à parler, tellement qu'il est obligé d'y renoncer. Douleurs dans la poitrine ; respiration difficile par endolorissement des parois musculaires de la poitrine ; faiblesse générale.

ALLIUM CEP. — Phthisie à tous les degrés, celle surtout qui débute par l'hémoptysie. Le sang est mêlé à du mucus, distinction importante. Toux brève en inspirant l'air froid. Toux avec coryza fluent corrosif ; chatouillement dans le larynx avec oppresssion par une pression au milieu de la poitrine. Aggravation le soir dans l'appartement. Amélioration à l'air frais. Douleurs d'élancements et de brûlure dans le côté gauche de la poitrine qui augmentent par une inspiration profonde, Râle muqueux avec gêne de la respiration. Caractère mélancolique. Chatouillement et douleur au larynx avec amas pénible de mucosités dans l'arrière-gorge. Fièvre marquée par des frissons très-fréquents et sensation de froid dans le dos, le long de l'épine dorsale. Froid interne tout le jour suivi de chaleur et de soif assez vive. Lassitude et faiblesse générale avec malaise universel.

ALLIUM SATIV. — Elancements dans un des côtés, ou dans les deux côtés de la poitrine, en avant et en arrière, sous les muscles pectoraux ou sous les omoplates qui s'exaspèrent par la toux et les inspirations profondes. Gêne de la respiration comme si l'on exerçait une pression sur le sternum. Toux profonde avec puanteur de l'haleine au moment de la toux. Râles muqueux qui se font entendre dans les bronches d'une manière continue. Expectoration jaunâtre, muco-purulente, striée de sang et exhalant une odeur fétide.

Prédominance de froid dans la fièvre. Souvent frissons d'un seul côté du corps. Sueur dans l'après-midi qui occasionne du prurit et qui sent l'aigre ou qui exhale une odeur plus fétide encore.

Symptômes concomitants. — Taches sur la peau qui sont blanches d'abord et qui jaunissent. Taches rouges au-devant de la poitrine, entre les deux seins et à l'entour des mamelons. Elancements sourds dans le sein gauche. Gonflement des deux seins qui deviennent sensibles au toucher.

BELLAD. — Crachement de sang abondant avec congestion vive à la tête ; yeux brillants, visage coloré. Céphalalgie. Toux spasmodique, provoquée par des chatouillements fatigants à la partie supérieure du larynx. Toux sans expectoration, qui coupe la respiration et qui réveille constamment le patient, vers onze heures du soir.

BRYON. — Toux sèche, brève, provoquée par un chatouillement continuel dans la gorge ; toux sèche, continue, principalement le matin, avec écoulement de salive par la bouche. Toux qui amène parfois des vomissements d'aliments et des caillots de sang. Toux catarrhale aussi longtemps que la toux ne prend pas un caractère convulsif. Points de côté qui sont horriblement douloureux par la toux, par une inspiration profonde et par le mouvement. Pression sur toute la poitrine. Elancements dans la poitrine qui coupe la respiration. Chaleur dans la poitrine. Dyspnée, respiration courte.

Décubitus dorsal seul possible ; les élancements dans la poitrine et la gêne de la respiration empêchent le malade de rester coucher sur les côtés. Chaleur sèche, intense, par tout le corps, dont le malade accuse à l'intérieur la pénible sensation. Sueurs profuses la nuit et le matin. Teint jaune ; les lèvres sont gonflées et fendillées. Plaques rouges sur les joues. Vertiges en soulevant la tête de dessus l'oreiller ou en se tenant debout.

DIGIT. — Dyspnée des derniers moments. Mais, avant la dernière heure, se recommande dans tous les cas où il y a complications d'anomalies cardiaques, avec manque de respiration, danger de suffocation au plus léger mouvement avec face jaune et bleue, pouls lent, refroidissement de la peau ; gonflement œdémateux des pieds. Battements tremblants du cœur après des mouvements brusques et énergiques, surtout en élevant les bras. — Pesanteur dans la poitrine, dyspnée ; toux brève, constante, avec dyspnée ; besoins fréquents d'uriner. Les urines sont peu abondantes et de couleur foncée ; les paupières inférieures bouffies, le ventre distendu et les jambes œdémateuses.

HYDROC. ACID. — Toux incessante. Diarrhée et sueurs colliquatives. Dyspnée symptomatique ; violentes palpitations. Grande difficulté de respirer. Anxiété, constriction précordiale, inexplicable. Yeux étincelants. Face animée, pouls accéléré, plein.

HYOSCY. NIG. — Quand la toux est pire la nuit. Toux nocturne, aggravée après minuit, provoquée par la position horizontale qui cesse aussitôt que le malade se met sur son séant. La toux est tout à fait sèche et de caractère spasmodique. Toux par quintes qui ébranle la poitrine et le bas-ventre, avec rougeur de la face et vomissements muqueux. Respiration lente, bruyante. Pression sur le côté droit de la poitrine avec grande anxiété. Spasmes de la poitrine avec arrêts de la respiration qui *obligent à se pencher en avant*. Douleurs en ceinture autour de la poitrine. Elancements suivant le trajet des nerfs intercostaux.

Expectoration, *pendant le jour*, de mucosités jaunes, verdâtres, d'un goût salé, ou de sang rouge, brillant, mêlé de grumeaux. Chaleur brûlante du corps, surtout de la tête, surexcitation avec insomnie.

LACT. — Toux spasmodique avec vomissements surtout après avoir mangé. Toux creuse et sèche, provoquée par un chatouillement dans le gosier et ébranlant la poitrine avec chaleur fébrile. Sommeil très-agité avec céphalalgie ; le matin, il s'éveille très-fatigué et la tête embarrassée. *Sommeil troublé par des spasmes de la poitrine*. En toussant, douleur de pression correspondant exactement au point où les nerfs vagues et les nerfs sympathiques du plexus cardiaque vont se fondre avec le plexus cœliaque.

LAURO. CER. — Dyspnée des derniers moments. Palliatif de la dyspnée à toutes les périodes de la maladie. Toux légère sans expectoration. Refroidissement des extrémités, froid glacial de la langue ; les battements du cœur sont irréguliers et ressemblent plutôt à un tremblement.

MYRT. COMM. — Point de côté dans le côté gauche de la poitrine qui part de la partie supérieure de la poitrine et traverse directement d'avant en arrière pour aboutir à l'omoplate gauche. Cette douleur est plus forte en respirant profondément, en baillant et en toussant. Douleur de brûlure dans le côté gauche de la poitrine, avec battement et chatouillement. Hépatisation du poumon gauche.

PULS. NIG. — Toux très-fréquente et très-grasse le jour et la nuit. Toux avec abondance de crachats blancs, jaunâtres, verdâtres, surtout le soir jusqu'à minuit, diminuant toujours quand le malade se met sur son séant. Les crachats se dissolvent facilement. Ils ont une saveur amère, salée, repoussante. La toux commence le soir et dure toute la nuit, sans interruption. Enrouement.

Toux spasmodique, surtout le soir et la nuit, avec titillation à la trachée, oppression de poitrine. Expectoration quelquefois peu abondante, mais la toux est alors accompagnée de vomiturition et de vomissements. Douleur brûlante et cuisante dans la poitrine, surtout le soir et même la nuit. Constriction spasmodique de la poitrine et du larynx le soir et la nuit en étant couché horizontalement. Palpitations de cœur fréquentes et violentes. Respiration accélérée, courte ; la poitrine est douloureuse, surtout en toussant. Sécheresse et comme écorchure de la gorge.

Fièvre hectique, pouls très-fréquent, filiforme, inégal. Le soir, grande agitation avec chaleur et moiteur dans la paume des mains ; dans la journée, frissons sans soif, plutôt froids, avec répugnance pour toutes sortes de boissons. Sueurs la nuit, surtout vers le matin. Insomnie.

Face défaite, pâle ; yeux bleus enfoncés, ternes et troubles. Obscurcissement momentané de la vue. Souvent, rougeur circonscrite des pommettes.

Perte d'appétit ; langue chargée. Renvois. Vomissement des aliments. Grand désir de fruits. Diarrhée très-claire, muqueuse, souvent d'aliments non-digérés.

Prostration des forces, amaigrissement. Caractère doux dans l'état de santé, devenu irritable par la maladie. Tempérament lymphatique avec teint pâle.

Chez les femmes, quand les règles sont en retard et peu abondantes, ou quand elles manquent complètement.

La *Pulsatille* convient d'autant mieux que le patient a été plus sujet à des rhumes de cerveau ou à d'autres écoulements muqueux; elle s'est aussi montrée efficace contre les conséquences fâcheuses de l'abus des eaux sulfureuses.

SAMBUC. NIG.— Toux suffocante, pire à minuit, ou bientôt après minuit.

Accès nocturnes de suffocation tels que le patient se croit sur le point d'étouffer ; il crie, il s'agite. Enrouement; respiration sifflante, accélérée, bruyante. Grande oppression avec douleur sous-sternale. Le malade ne peut rester couché sans être en proie à une sensation d'étranglement. Râles muqueux; crachats abondants.

Accès de fièvre avec chaleur brûlante qui ne donne pas le désir de se découvrir. Sueurs nocturnes excessives, pendant ou après la chaleur ; sommeil fréquemment interrompu ; les yeux restent ouverts pendant le sommeil, les pupilles excessivement dilatées, après avoir été par moments contractées.

Infiltration des pieds, des chevilles et de l'extrémité inférieure des jambes. Douleur perçante au sommet de la tête ou douleur de rongement dans le maxillaire supérieur et dans l'apophyze zygomatique. Tête lourde, pesante. Douleur de pression et d'élancements à l'estomac, plus sensible au toucher. Douleurs de déchirements dans les articulations des doigts, des poignets. Elancements dans la région des omoplates et des reins. Les narines sont bouchées par des mucosités épaisses. Il ne peut respirer par le nez. Marasme chronique. Coloration vive des pommettes. Bouffissure de la face avec teint livide ou empourpré.

TART. EMET.—Quand la toux est sèche et fréquente et que l'auscultation fait entendre particulièrement autour des cavernes un peu de râle sous-crépitant fin ; et dans une période moins avancée, se recommande expressément soit pour combattre les pneumonies plus ou moins étendues qui constituent une complication si fréquente et si redoutable de la tuberculisation pulmonaire ; soit pour enrayer le travail inflammatoire qui tend à se faire autour des tubercules et en amener le ramollissement.

L'émétique, de quelque manière qu'il soit appliqué, sur l'homme, agit spécifiquement en enflammant le poumon et la muqueuse qui tapisse l'intestin depuis l'estomac jusqu'à l'anus, et il est si vrai que l'action physiologique du médicament conduit directement à son usage thérapeutique, que la diarrhée des phthisiques n'est pas une raison de renoncer à ce moyen ; on a souvent vu la diarrhée s'arrêter sous son influence.

CHAPITRE V

MALADIES DES PLÈVRES

1° Pleurésie aiguë et chronique ; 2° Hydrothorax.

PLEURÉSIE

(Point de côté)

Inflammation de la plèvre, de forme aiguë ou chronique.

Invasion brusque ou phénomènes fébriles comme dans la pneumonie, avec cette différence pourtant que le frisson est moins violent et s'observe plus rarement : Se distingue de la pneumonie en ce que les douleurs lancinantes et compressives (points de côté) sont bien plus marquées. — Maladie très-fréquente surtout dans les pays soumis à des changements brusques de température. L'homme y paraît plus sujet que la femme.

Symptômes de la forme aigue. — Douleur variable d'intensité siégeant ordinairement sous le mamelon du côté affecté, ou au niveau de la base de la poitrine, ou en arrière

dans le dos, plus rarement vers l'aisselle. Cette douleur ordinairement vive, pongitive, déchirante, fixe ou peu mobile,
qui augmente par l'inspiration, par la toux et par la pression
intercostale aussi bien que par les mouvements est quelquefois le seul symptôme fonctionnel observé d'abord, le seul
symptôme qui quelquefois caractérise toute la maladie.
Dyspnée plus ou moins prononcée ; respiration courte, fréquente, anxieuse, gênée au moindre mouvement. Toux le
plus souvent rare, sèche, pénible ; souvent elle manque
totalement, ou du moins elle reste insignifiante et toujours
sèche ; expectoration salivaire ou blanchâtre. Bruit respiratoire plus faible même avant l'épanchement, parce que vu
l'intensité de la douleur, les malades dilatent incomplètement la poitrine. Le pouls est fréquent, la peau chaude ; il y
a soif et anorexie. Le malade reste couché sur le dos, incliné
sur le côté de la douleur.

Arrive bientôt l'exsudat qui est le produit de l'inflammation des séreuses et qui ne pouvait donc pas manquer
dans l'inflammation de la plèvre, le type des membranes
séreuses. Cet exsudat peut se borner à établir des adhérences
entre les deux feuillets de la plèvre ou constitue un épanchement dans la cavité pleurale. A l'endroit de l'épanchement
on trouve le son moins clair, ou même tout-à-fait obscur, ou
nul, suivant la quantité de liquide. Matité avec résistance
sous le doigt et contrastant avec le son tympanique de la
région sous-claviculaire. A la palpation, diminution ou abolition complète des vibrations thoraciques et parfois, si
l'épanchement est considérable, refoulement du foie ou de la
rate vers l'abdomen ; à l'auscultation, affaiblissement du
murmure vésiculaire, souffle tubaire, egophonie et plus rarement pectoriloquie éloignée. L'épanchement a lieu dans le
point le plus déclive de la cavité pleurale, à l'union du tiers
postérieur avec les deux tiers antérieurs de la côte, à la con-
cavité de la grande courbure des côtes. Là, on constate
d'abord une diminution de la sonorité et plus tard une matité même plus complète que celle de l'hépatisation. — Le
bruit de frottement pleural est le signe qui annonce la com-

plète résorption de l'épanchement dans les points où des dépôts pseudo-membraneux entretiennent encore pendant longtemps une certaine matité avec faiblesse souvent très-grande du murmure vésiculaire.

Mais revenons aux symptômes fonctionnels bien plus utiles à relever. La douleur pleurétique peut avoir un foyer principal à la hauteur de la 10me côte environ ; la moindre pression sur ce point arrache un cri et provoque parfois une sorte de suffocation ; le refoulement de bas en haut de la région de l'hypocondre provoque aussi une douleur vive, de même que la pression de la partie postérieure du dernier espace intercostal et surtout celle de l'intervalle des attaches du sterno-cléido-mastoïdien sur le trajet du nerf phrénique du même côté. La douleur peut quelquefois être spontanée dans ce point et avoir un caractère lancinant de l'hypocondre à la base du cou ; enfin des douleurs spontanées peuvent aussi exister dans la région sous-claviculaire et irradier vers l'épaule. — Respiration exclusivement costale, précipitée, haletante, comme convulsive. Toux plus fréquente, plus continue, toujours sèche. Pouls accéléré, concentré. Rire sardonique. Hoquet. Nausées et vomissements. Ictère. Nuits agitées, exacerbation le soir. Délire, coma.

SYMPTÔMES DE LA FORME CHRONIQUE. — A peu près les mêmes que ceux de la pleurésie aiguë avancée. Les phénomènes purement physiques qui révèlent l'épanchement ne sont modifiés en rien ; seulement comme l'exsudation, tant liquide que membraneuse est très-abondante, l'egophonie est rare, le son de la poitrine est extrêmement mat, le souffle et la voix bronchiques sont communs et l'auscultation ne fait plus entendre aucune espèce de bruit. — Il y a seulement à noter quelques particularités symptomatiques : au lieu d'une réaction fébrile, bien nette, fièvre hectique. La douleur est mal accusée ou nulle. Anxiété, faiblesse, pâleur et dépérissement. Anasarque et œdème du membre supérieur du côté affecté.

La pleurésie chronique est tantôt consécutive à la pleurésie aiguë, tantôt primitive. Dans les deux cas on la constate presque toujours chez des sujets affectés de tubercules pulmonaires et de cachexies diverses. Il faut faire la part des affections graves concomitantes qui sont souvent l'origine de l'épanchement pleurétique et dont les symptômes peuvent aisément se confondre avec ceux dus à la complication pleurale.

TRAITEMENT

ACO. NAP. — Toux sèche, brève, avec élancements et tiraillements violents dans l'un ou l'autre côté de la poitrine, aggravés par une inspiration profonde et par la toux, par le mouvement et quelquefois par la pression extérieure; tiraillements spasmodiques des bras vers la partie supérieure de la poitrine. Envie continuelle de tousser. Tussiculation provoquée par un chatouillement dans le larynx; ce symptôme s'aggrave après minuit; plus le malade fait des efforts pour s'empêcher de tousser, plus la tussiculation devient forte et fréquente. Tout changement de position excite des douleurs. Frissons, fièvre. Pouls plein, accéléré, dur. Peau sèche, forte chaleur par tout le corps; agitation, anxiété. Tête entreprise, douloureuse; face brûlante et d'un rouge foncé; yeux étincelants, brillants; respiration courte, accélérée, anxieuse; plus facile en se tenant assis le corps penché en avant. Sécheresse de la bouche; soif; urine rouge, brûlante.

Au début de la pleurésie, l'*Aconit* peut suffire pour enrayer la maladie; il n'est pas rare que ce soit à lui seul que reviennent tous les honneurs de la guérison. Jamais l'action curative de ce précieux agent ne se montra ni plus prompte, ni plus souveraine. C'est par lui qu'il faut toujours commencer le traitement de la pleurésie aiguë, surtout lorsque les symptômes fébriles, la dyspnée et l'anxiété sont d'une grande violence.

Dans la pleurésie chronique, son rôle est secondaire; il n'est le plus souvent utile que comme intercurrent, quand il y a douleurs très-violentes et pongitives, anxiété, toux continue, pouls dur et fréquent. Face très-rouge. — Toute exaltation de la vitalité du système sanguin trouve son remède.dans l'*Aconit*.

APIS MELL.—Dans les cas d'épanchement avec fièvre très-modérée et peu de douleur. Oppression avec chaleur et cuisson dans la gorge ; toux brève, déchirante par moments, qui s'exaspère la nuit au lit et par la chaleur de l'appartement. Grande lassitude. Irritabilité extrême, peur de mourir. Pâleur, œdème de la face ; faiblesse du pouls. Urines rares et ressemblant à du café noir. Selles diarrhéiques le matin.

ARN. MONT. — Si la pleurésie est le résultat de violences extérieures (coups violents sur la poitrine, fractures des côtes, plaies de poitrine), si les douleurs sont aiguës, intenses, mais ne provoquant pas un trouble fébrile en proportion avec la violence des douleurs. — Le malade change constamment de place dans son lit, parce que les points sur lesquels il s'appuie lui paraissent toujours trop durs. Les pieds et les mains sont froids au toucher et le malade se plaint d'avoir trop chaud à l'intérieur. Toux brève et sèche qui aggrave les points de côté.

ARS. — Respiration courte, dyspnée avec sueur froide, refroidissement de tout le corps. Menaces d'asphyxie par la marche rapide de l'épanchement ; l'épanchement croît démesurément, mais le malade accuse peu de douleur. — Bronchite concomitante. Grande faiblesse allant jusqu'à la lipothymie ; s'est montré très-utile pour provoquer la résorption du liquide épanché. Toutes les infiltrations séreuses sont un des effets les plus constants de l'*arsenic* sur le corps sain ; tout le monde le sait, mais ce qui est plus significatif à propos de la question actuelle, c'est que l'on a plus d'une fois constaté l'inflammation de la plèvre et l'épanchement séreux qui en est la suite dans des cas d'empoisonnement par l'*arsenic.* (*Wurmb. Trinks*). — Amène particulièrement de merveilleux résultats chez les enfants débiles, maladifs, maigres, pâles, souffreteux et très-irritables, sujets à des sueurs nocturnes, à l'insomnie, à la perte d'appétit. — A tout âge, tempérament à face pâle, terreuse ou verdâtre ; grande faiblesse provoquée par de grandes déperditions de forces. Sentiment de défaillance au

moindre mouvement. Langue sèche, soif vive, le malade boit
souvent, mais peu à la fois. Diarrhée avec évacuations très-
fréquentes et peu abondantes, qui arrivent ordinairement
après minuit et durent jusqu'au matin. Brûlure dans le rectum et l'anus. Urine peu copieuse et rougeâtre. — Accès de
suffocation surtout la nuit ; dyspnée qui augmente s'il fait un
effort, ne fût-ce que pour se tourner dans le lit ; grande
anxiété, agitation, pouls très-vif. — Epanchement pleural
avec complication cardiaque ; palpitations violentes et insupportables surtout en étant couché. Pendant la nuit, accès
périodiques d'oppression d'assez longue durée, très-intenses,
ayant assez souvent les caractères de la névrose de l'appareil
respiratoire, précédés ou accompagnés de toux, qui oblige
à se mettre sur son séant et à se courber en avant. Crainte de
mourir occasionnée et entretenue par l'oppression. — Le
moral d'*Ars.* a une grande importance et lui seul a souvent
révélé l'application curative du remède. Méchanceté, mauvaise humeur. Envie d'injurier ou de tuer.

ASCLEP. TUB. — Dont j'ai mentionné l'utilité dans
les affections du larynx avec toux sèche, sans expectoration
ou suivie de crachats insignifiants, chaleur dans la poitrine
avec douleur sourde à la base des deux poumons et sensation
de serrement, oppression après avoir mangé, etc., etc., a
pour trait significatif, dit Richard Hughes, d'être connu vul-
gairement sous le nom de *racine à pleurésie* (*Eléments de
pharmaco-dynamique*, trad. par le Dr Guerin-Meneville). Je
respecte infiniment la tradition, mais je ne me laisse pas
séduire par des étiquettes trop souvent mensongères. *Asclep.
tub.* a aussi été désigné sous le nom de *racine pour les vents
(Wind-roob).* Ce n'est certes pas une raison pour que nous
soyions autorisés à l'employer dans la dyspepsie flatulente.
En nous laissant aller sur ce plan incliné, où irions-nous ?
Heureusement, *Asclep. tub.* se présente à nous avec des titres
plus sérieux pour figurer plus honorablement dans le traitement de la pleurésie ; ces titres sont inscrits dans sa pathogénésie : « De hautes doses causèrent seulement des coliques et
des purgations ; mais avec la première dilution décimale, il

eut des symptômes pleurétiques marqués, ainsi vers le soir, les douleurs allèrent en augmentant, rendant la respiration pénible spécialement à la base du poumon gauche qui est mat à la percussion, tandis que la toux est sèche et spasmodique. La douleur est très-aiguë au côté droit et paraît avoir son siége dans la plèvre. » (R. Hughes, page 132.) Après cela, je puis autoriser la recommandation de l'auteur qui n'a rien d'exagéré : « Ce médicament mérite d'être essayé. »

J'ajouterai que la toux *sèche*, *dure*, de *Asclep. tub.*, *sans expectoration* ou *avec crachats insignifiants*, est précisément le symptôme qui m'inspire le plus de confiance, parce que c'est bien là la toux des pleurétiques. L'oppression, la chaleur dans la poitrine, les douleurs spécialement à la base des poumons militent encore en sa faveur.

D'après une note de Raue (*Am. Rec.* 1873, page 210), *Asclep. tub.* embrasse, dans sa sphère d'action, la scrofule, la toux sèche, pire la nuit et le matin, crachats jaunes et écumeux, douleur à la partie inférieure de la poitrine avec respiration bruyante, matité au sommet du poumon droit. Frissons vers midi, fièvre dans l'après-midi. Sueur la nuit. Emaciation. — Il y a là matière à réflexion pour le traitement de la pleurésie chronique chez les tuberculeux.

BRYON. ALB. — Quand les phénomènes fébriles sont peu intenses, peut être donnée d'emblée, sinon il faut attendre l'apaisement de la fièvre par *Aconit*. Ce moment venu, ne plus différer, car il importe de ne pas donner à l'exsudation le temps de se faire, encore moins de s'organiser en fausses membranes. La *Bryone* est ici d'une efficacité aussi sûre que rapide, non-seulement elle combat victorieusement l'inflammation locale, mais sous son influence s'opère la résorption de l'épanchement produit. Les conditions de son emploi sont: points de côté dans la poitrine avec aggravation au plus léger mouvement. Douleurs d'élancements, de coupures dans la poitrine qui sont aggravées par l'inspiration. Ces élancements, toujours violents, continuels souvent, sont spécialement du ressort de la *Bryone*, n'importe le côté dans lequel ils se fassent sentir.

Oppression et respiration anxieuse. Palpitations du cœur. Toux violente qui ne permet pas de rester couché autrement que sur le dos ; impossibilité de rester couché sur l'un ou l'autre côté. Toux ordinairement sèche avec respiration courte et précipitée ; la toux de *Bryone* a pour caractère essentiel d'exaspérer toujours les douleurs de la poitrine. — Face rouge et brûlante, peau sèche et brûlante avec sueurs partielles ; yeux brillants. Douleurs de brisure au dos et aux épaules. Langue sèche, brune ou chargée d'un enduit jaunâtre. Goût amer dans la bouche ; nausées et parfois vomissements de mucosités ou de bile. Pression au creux de l'estomac et au rebord des fausses côtes. Soif intense, surtout la nuit. Il boit souvent et abondamment chaque fois ; constipation. Pouls fréquent, dur et quelquefois inégal, intermittent et faible. Vertige en se relevant pour se mettre sur son séant. Céphalalgie frontale ou temporale qui s'aggrave par la toux. Agitation, sursauts dans le sommeil.

CALCAR. CARB. — Pleurésie chronique ; sujets scrofuleux. Pouls accéléré, mais faible. Tempérament mou, constitution graisseuse ; pusillanimité, caractère pleureur, inquiétude ou plutôt appréhension du présent et de l'avenir. Somnolence. — Douleur d'excoriation dans la poitrine, surtout en respirant et en y touchant. Palpitations. Augmentation de volume et dureté du ventre par gonflement et induration des glandes mésentériques. Toux la nuit, violente, sèche, quelquefois même spasmodique.

CANTHARIS. — Le moment le plus favorable à son emploi est celui où la fièvre est décroissante, la douleur du côté disparue ou bien diminuée et où l'épanchement persiste et augmente même. Ses contre-indications formelles sont un pouls dur, fort et près de 100, et l'acuité dans la douleur de côté. La fièvre de *Canth.* se manifeste surtout par la sensation de froid et par des frissons. Le pouls est petit, concentré, dur et assez fréquent, mais sans chaleur à la peau ; pâleur autour du nez et de la bouche ; yeux cernés. — Matité complète ; absence du bruit vésiculaire ; souffle tubaire plus fort à l'expiration qu'à l'inspiration, au sommet du poumon en arrière et en avant. Dyspnée intense, palpitations. Peau humide ou sueur profuse. Nuits fort agitées. Toux brève, sèche, fréquente. Toussottement fréquent. Elancements douloureux qui coupent la respiration, le plus souvent dans les régions costales, droite et gauche, accompagnant une dyspnée plus ou moins intense.

Si avec tous ces signes d'un épanchement qui par lui-même est très-capable de déterminer le choix de *Canth.*. le malade présentait comme symptôme concomitant une des manifestations morbides suivantes : Langue écorchée, excessivement douloureuse et couverte de petits ulcères plats ; bas-ventre un peu sensible profondément, au toucher ; urine peu abondante, avec émission douloureuse et fréquente ; grande faiblesse, tendance à la syncope ; on aurait le complément absolu de l'indication parfaite de *Canth.* qui, dans ces cas, serait le médicament souverain par excellence ; mais si réels que soient les bienfaits de cet agent plus nouvellement introduit dans la matière médicale homœopathique, il ne faut pas l'exalter au détriment de *Sulph.* qui ne saurait être oublié dans les épanchements pleurétiques. Depuis trop longtemps, l'expérience a parlé en sa faveur.

Il saute aux yeux de tout le monde que les succès du vésicatoire de l'ancienne Ecole dans le traitement des pleurésies s'expliquent tout naturellement par l'action dynamique de *Canth.* ; ailleurs, je me suis assez étendu à ce sujet, je n'y reviendrai pas ; seulement je ferai cette remarque qui ne saurait être contestée pas même par les praticiens de la vieille Ecole ; les vésicatoires ne réussissent jamais mieux que dans les conditions signalées pour la juste appropriation de *Canth.* ; c'est-à-dire au moment où la fièvre est décroissante, où la douleur est disparue ou tout au moins singulièrement diminuée et où l'épanchement persiste avec menaces de s'aggraver.

DIGIT. — Epanchement séreux avec grande difficulté à respirer, presque de l'orthopnée ; toux brève, sèche, causée par un chatouillement intérieur ; accès de défaillance. Anasarque très-prononcée, les jambes, le pénis et le scrotum sont particulièrement tuméfiés; pieds froids. Selles molles. Urine en très-petite quantité, miction difficile. Sensation intense et très-pénible de faiblesse et d'anéantissement au creux de l'estomac. Battements de cœur rapides, bondissants, intermittents qui s'entendent même à distance, avec anxiété et douleur sous le sternum et quelquefois avec le pouls très-lent, imperceptible. — L'action du cœur est très-faible et irrégulière. Les bruits normaux ne sont pas appréciables et le patient se plaint beaucoup d'une sensation d'affaissement dans la région du cœur qui est très-douloureuse. Face pâle et exprimant l'angoisse; faiblesse générale portée au plus haut degré, prostration totale.

GUAIAC. — Chez les goutteux et les rhumatisants, il n'est pas rare de voir résister avec une désolante opiniâtreté les points de côté douloureux produits par l'inflammation de la plèvre; *Aco.* et *Bry.* soulagent mais ne guérissent pas. *Guaiac.* s'est alors très-souvent montré utile, une preuve entre mille que le *Guaiac.* répond par bien des points au génie arthritique; les symptômes qui justifient son choix, sont: Toux sèche, oppression qui semble partir du creux de l'estomac; élancements dans la poitrine aggravés en inspirant; roideur de la nuque; douleurs entre les épaules, douleurs dans le dos plus marquées dans un côté; frissons dans le dos. Douleurs dans les articulations, dans la continuité des membres, accompagnées d'une grande sensibilité au toucher. Le moindre mouvement provoque la réapparition des douleurs, ce qui tend à clouer le malade dans une immobilité fâcheuse pour l'état général.

HEP. SULPH. — Epanchement purulent et séro-purulent; forme toujours chronique. Emaciation, marasme. Dyspnée très-grande accompagnée d'une toux sèche, avec impossibilité de rester couché, encore moins sur le côté sain. Palpitations, infiltration des pieds. Chaleur brûlante au visage et ardeur dans la paume des mains. Pendant la nuit, la peau est sèche et chaude, pendant le jour grande disposition à transpirer.

Symptômes concomitants. — Accès de toux violente et

suffocante, souvent accompagnée d'efforts pour vomir; affections scrofuleuses, éruptions dartreuses au visage. Douleurs d'excoriation ou de meurtrissure dans différentes parties du corps, quand on y touche. Gonflement, induration ou ulcération des glandes. Aggravation des douleurs la nuit. Sursauts dans la nuit, comme par manque d'air. Sueur fétide dans les creux de l'aisselle. La peau s'ulcère facilement et la plus légère excoriation tend à suppurer et se cicatrise avec peine. Chez les femmes, excoriations entre les cuisses, leucorrhée avec cuisson.

KALI CAR. — Côté gauche. Il se mêle à la douleur de côté de violentes palpitations de cœur. Toux sèche qui s'exaspère toutes les nuits vers 2 ou 3 heures du matin. — Toux sèche, brève, qui occasionne des douleurs dans le ventre, surtout à l'épigastre. Douleurs de pression, de déchirement, d'élancements dans le dos et qui se font sentir jusqu'à la racine des cheveux, à la partie postérieure du cou. Œdème de la paupière supérieure, des deux côtés.

LYCOP. — Elancements violents dans la poitrine qui ont résisté à *Bryon*, chez des sujets exempts de goutte et de rhumatisme; la toux aggrave considérablement les douleurs de la poitrine. Ces élancements sont excessivement aigus et se confondent avec une douleur entre les omoplates. La respiration est douloureuse, l'oppression très-grande, les ailes du nez se soulèvent largement à chaque inspiration si grande est la difficulté à respirer. Grande chaleur à la peau, soif ardente. Constipation. Ballonnement pénible au creux de l'estomac. Fièvre avec surexcitation nerveuse, sans chaleur à la tête mais avec rougeur circonscrite des joues, grande faiblesse, sueurs qui ne soulagent pas. Aggravation de tous les symptômes à 4 heures de l'après-midi.

MERC. SOL. — Côté droit. En toussant et en éternuant douleur pongitive et lancinante dans le dos et surtout dans le côté droit de la poitrine. Grande oppression. Le décubitus sur le dos est le seul possible. Toux sèche, courte, extrêmement pénible. Le malade est épuisé par des sueurs nocturnes excessivement abondantes; sueurs sans soulagement aucun.

SYMPTÔMES CONCOMITANTS.—Symptômes bilieux; diarrhée; selles molles et dysentériques, surtout la nuit, avec coliques et tranchées, ténesme et brûlure à l'anus, inflammation des organes génitaux. Douleurs de déchirements,de tiraillements où de piqûres dans les membres, principalement la nuit, à la chaleur du lit qui rend ces douleurs plus intolérables.Bouffissure et gonflement de la face. Urine brûlante et corrosive. Enrouement continuel et perte de la voix. Respiration difficile avec accès de suffocation la nuit ou dans le lit, le soir, en se couchant du côté gauche. Elancements dans la poitrine et le côté, ou s'étendant assez loin dans le dos. Démangeaison sur tout le corps, le soir en se déshabillant qui force à se gratter jusqu'au sang. Etat frileux toute la journée.

NITRI. ACID. — Chez les vieillards, tous les sujets faibles, cachectiques, quand il y a subitement apaisement de la douleur et abaissement du pouls en même temps.Diarrhée. Toux tellement violente que les paupières sont, par le retentissement de la toux, échymosées comme à la suite d'un coup.— Infection syphilitique, cachexie mercurielle ; cette dernière se manifestant par les symptômes les plus divers et sous les formes les plus variées.Taches,dartres,*corona veneris*, gerçures des mains. Sueurs nocturnes et fétides. Boutons sycosiques,condilomes,verrues simples rougeâtres et molles.

NUX VOM. — Intercurrent très-utile quand il y a toux sèche et forte, répondant à la tête, avec aggravation le matin. Voix enrouée et sentiment de plénitude dans le larynx et la trachée ; chez des hommes à caractère violent et emporté, constipés habituellement, hémorrhoïdaires, voués à des travaux de cabinet et à une vie trop sédentaire.

OPIUM. — Assoupissement ; pouls plein, lent et parfois intermittent. Constipation ou selles involontaires. Ballonnement du ventre. Gêne excessive de la respiration ; respiration lente, bruyante avec des intervalles de silence, comme si la respiration était suspendue ; chez des vieillards ou chez tous ceux qui ont abusé des boissons alcooliques.

PHOSPH. — Quand à l'affection de la plèvre ou des

plèvres se mêle une complication saillante du côté des bronches et du poumon. Tension dans la poitrine ; toux sèche, dure, qui s'exaspère tous les soirs et dont l'aggravation dure jusqu'à minuit. Epanchement considérable, respiration presque impossible et très-précipitée, anxiété, face pâle et ridée ; surtout chez les enfants, quand la respiration est devenue difficile, presque impossible par suite des progrès de l'épanchement. Grande prostration des forces ; pouls presque insensible.

RHUS TOX. — Epanchement pleurétique à la suite d'une inflammation de la plèvre survenue après avoir été exposé à la pluie, ou à la suite de violents efforts ; sur les marins, par exemple, qui sont souvent exposés à ces deux fâcheuses influences, en manœuvrant à bord par tous les temps et en tirant sur les cordages. — Le malade ne peut pas rester tranquille dans le lit, il tend à remuer sans cesse, quoique la douleur accompagne le mouvement. Ici, comme toujours, si on aperçoit un *Herpès labialis*, l'indication de *Rhus tox.* est manifeste et son action est éminemment salutaire.

SENEGA. — Depuis l'enseignement classique de la vieille Ecole, nous savons que le premier effet de l'application d'un vésicatoire cantharidé est d'augmenter l'épanchement pleurétique ; déjà par ce seul fait il est démontré que l'exsudation est un des attributs de *Cantharis* dans ses effets primitifs ; par les travaux de l'Ecole nouvelle, nous avons appris que l'*Arsenic* à dose toxique est susceptible de produire l'inflammation de la plèvre et son épanchement ; on l'a constaté plus d'une fois dans des autopsies et nous étions déjà suffisamment édifiés, par la cachexie des ouvriers employés aux mines arsenicales, sur la puissance de l'arsenic à produire des exsudats. Donc, quand nous préconisons *Canth.* et *Ars.* dans le traitement des épanchements pleurétiques, nous sommes parfaitement en droit de le faire hardiment, nous n'avons pas à craindre de nous tromper ; nous sommes sur notre terrain fixe, immuable, qui aboutit au succès, celui que notre Maître à tous, Hahnemann, a fondé par l'expérimentation à l'état sain. La raison de l'efficacité de ces deux agents médicamenteux se trouve précisément dans l'épanchement que nous savons pouvoir être le produit de leur action primitive ; mais sur le *Senega* rien de pareil ne nous a été révélé. Sa pathogénésie nous confirme pleinement, il est vrai, ce que d'ailleurs l'empirisme avait consacré, que nous pouvions fonder sur lui, dans bien des cas, les plus fermes espérances à propos d'affections catarrhales des bronches et des poumons, mais d'épanchement dans l'une ou l'autre des cavités pleurales, point. Il n'en est question nulle part.

Je n'hésite pourtant pas à admettre que l'on puisse rencontrer des épanchements pleurétiques dans le traitement desquels le *Senega* pourra occuper avantageusement sa place ; mais à quelles conditions le choix du médicament sera-t-il justifié? C'est ce qu'il reste à déterminer d'une manière précise.

Or, ces conditions, les voici : pleurésie sub-aiguë ou tout à fait chronique. Tempérament lymphatique, chairs molles facilement œdématiées. Face bouffie, œdème des paupières, yeux ternes, état frileux, peau moite ou même habituellement couverte de sueur, avec horripilation générale et frissons dans le dos. Prostration des forces, accablement physique et moral. Dyspnée, oppression comme si la poitrine était trop étroite. Elancements dans la poitrine, surtout en toussant et en inspirant profondément, mais surtout, et j'appelle spécialement sur ce point l'attention de mes confrères, parce que je n'ai rien vu de probant de *Senega* contre les épanchements pleurétiques en dehors du concours de ces symptômes concomitants : *Violent afflux de sang à la poitrine* avec *battements de cœur violents*, ébranlants ; *violentes douleurs au cœur*, pression et *élancements dans le cœur, pouls inégal*, ce qui nous oblige à réserver le *Senega* pour les cas où l'épanchement existe en même temps qu'une affection organique du cœur avec *disposition* à l'œdème, à l'anasarque.

SQUILLA. — Côté gauche. Elancements dans toute la partie inférieure de la poitrine, mais le *point de côté* prédomine à gauche et le malade ne peut rester couché sur ce côté ; en opposition avec ce qui se passe ordinairement, le malade se trouve mieux couché sur le côté sain. Toux brève, bruyante, troublant le sommeil. A chaque inspiration une toux sèche et brève est nécessairement provoquée. Pouls fréquent et dur. Chaleur brûlante du corps. Face rouge. Soif ardente. Grincement de dents. Les lèvres sont couvertes de croûtes jaunes et épaisses, plus du côté gauche. Tous les symptômes s'aggravent le matin. Emission fréquente d'urine, pression continuelle sur la vessie. Selles liquides. Tristesse, il croit sa mort certaine et prochaine. — Se recommande surtout dans le cas de chaleur sèche et brûlante, quand le malade ne peut se découvrir tant soit peu sans éprouver un frisson avec violents élancements qui remontent des côtes aux aisselles. (Hartmann).

SULPH. — Après *Bryone*, convient le plus ordinairement, quand même la douleur ou la fièvre ait persévéré ; l'épanchement existe, avec l'épanchement une oppression douloureuse, c'est assez pour *Sulph*. La fièvre et la douleur persistantes ne sont pas une contre-indication. — Côté gauche ; la douleur occupe la région inférieure de la poitrine, est fixe et monte jusqu'à l'omoplate du même côté ; c'est la douleur spéciale de *Sulph*. La dyspnée est souvent très-grande, accompagnée d'une toux sèche avec impossibilité de rester couché sur le côté sain, ce qui ne veut pas dire qu'il lui soit plus commode de se coucher sur le côté malade. Toux sèche sans interruption pendant toute la nuit avec soif violente ; lèvres rouges d'un coloris brillant. Palpitations de cœur, infiltration des pieds. Prurit par tout le corps, avec ou sans éruption. Grand épuisement. — Devant cet ensemble de symptômes nul autre remède n'est préférable à *Sulph*. qui, généralement, produit la résorption de l'épanchement assez vite pour ne pas laisser aux affections consécutives comme les adhérences de la plèvre, la déviation de la taille, l'affaissement de la paroi thoracique, le temps de se développer.

VERAT. VIR. — Mêmes réserves au sujet de la pleu-

résie que celles faites à propos de la pneumonie. *Abaissement
du pouls et de la température, vomissements rapides, sueurs
froides*, tels sont les caractéristiques que met en relief la
pathogénésie de ce médicament ; donc, nous ne pouvons
admettre son homœopathicité qu'avec les cas morbides dans
lesquels se retrouvent ces caractéristiques. — Sédatif ; je le
veux bien, puisque sous son influence le pouls se ralentit
considérablement, mais je ne sache pas que dans notre Ecole
les sédatifs jouissent d'une grande considération et je ne vois
pas de bonne raison pour faire une exception en faveur de
Verat. vir. L'opium est *sédatif* dans la diarrhée, dans l'insomnie, en viendrons-nous jamais pour cela à le proclamer
utile dans les traitements de ces affections à titre de *sédatif*.
Je n'admets la possibilité de l'intervention de *Verat. vir.* dans
la pleurésie que dans les cas où prédominent les vomissements rapides, le pouls lent et faible, des sueurs froides et
pour être fidèle à ma loi, des vomissements *sans diarrhée*. —
je tiens pour certain, parce que je l'ai constaté, que des
affections fébriles et aiguës, ayant leur point de départ dans
le cerveau, ont été très-heureusement modifiées par *Verat. vir.*,
mais je prie de remarquer que dans tous ces cas existaient
les vomissements caractéristiques, et c'est parce que le caractéristique du médicament était représenté, que le médicament s'est montré spécifique. On n'est pas en droit de
conclure de ces faits que *Verat. vir.* soit approprié aux
phlegmasies, comme l'on a bien voulu le dire, au moins
aurait-il fallu dire, pour rester fidèle à l'observation, aux
phlegmasies avec vomissements *rapides*. — Dans la péricardite, *Verat. vir.* s'est montré efficace, non pas comme sédatif
ni comme approprié aux phlegmasies, mais parce que dans
des cas d'empoisonnements par cette plante, on a trouvé un
épanchement séreux dans le péricarde, depuis un gros jusqu'à
une demi-once. Sous son influence des épanchements se font
dans le péricarde, c'est prouvé ; s'en fait-il aussi dans la
cavité des plèvres, c'est probable, mais c'est à vérifier.

HYDROTHORAX

L'hydrothorax est un épanchement de sérosité constitué sans processus inflammatoire, dans les deux cavités pleurales ou dans l'une d'entre elles. Mêmes rapports avec la pleurésie que ceux de l'hydro-péricarde avec la péricardite ; l'un est une hydropisie, l'autre est une inflammation.

L'hydrothorax peut être la suite d'un simple refroidissement, mais ainsi idiopathique, très-rare ; ces causes sont ordinairement dyscrasiques et on ne le voit guère survenir que dans le cours de l'anasarque générale des maladies du cœur et d'autres affections chroniques.

Symptômes. — Difficulté à respirer survenue lentement, mais allant toujours croissante. Les phénomènes initiaux de la pleurésie font défaut, ni points de côté, ni fièvre ; en même temps, il existe ordinairement des épanchements dans d'autres séreuses que les plèvres et l'une des affections sous l'influence desquelles se développe l'anasarque. Les signes physiques sont ceux de l'épanchement pleurétique. Le côté du thorax où existe l'épanchement rend un son mat ; l'oreille y constate l'absence du murmure respiratoire ; quand l'épanchement est médiocre, il est facilement déplacé par les changements de position du malade et les signes physiques présentent la même mobilité. Quand il est très-abondant, on observe comme, dans la pleurésie, une dilatation du côté malade.

TRAITEMENT

APIS. MELL. — Respiration difficile, anxieuse, avec sensation d'étranglement. Oppression avec besoin incessant de faire de profondes inspirations. Etouffements. Sensation de plénitude, de tension et de pression dans la poitrine avec sensation de suffocation et de chaleur. Douleurs sourdes et lancinantes dans la poitrine, principalement du côté gauche. Douleurs de meurtrissure et sensation de plaie dans la poitrine, surtout du côté gauche. Sensibilité à la pression au-dessus de la clavicule, des deux côtés. Froid au milieu du sternum. Douleur au cœur qui coupe la respiration et vient par accès. — Signes physiques d'un épanchement dans un côté de la poitrine ou dans les deux côtés. — Frisson fébrile tous les jours, vers les 3 ou 4 heures de l'après-midi, suivi de chaleur avec toux rauque et chaleur des joues et des mains. La peau est chaude, tantôt sèche, tantôt recouverte de sueur. Les sueurs sont parfois profuses, précédées de tremblement et de lipothymie, et après elles on voit à la peau des plaques d'urticaire. Taches blanches à la peau entourées d'aréoles rouges. Anasarque. Prurit nocturne à la peau qui ne laisse aucun repos ; il ne peut pas rester couché. Pas de soif. Les urines sont noires comme du marc de café. Abattement. Le malade pleure, s'irrite, se fâche à propos de tout.

L'hydropisie de poitrine qui survient après la scarlatine, dans sa période de desquamation, souvent par suite d'un refroidissement, est un des triomphes d'*Apis*.

APOCY. CANN. — Respiration difficile au point de ne pas pouvoir parler. Soupirs involontaires et incessants. Oppression, la sensation d'oppression est également ressentie à la poitrine et au creux de l'estomac. Gonflement de l'estomac, anxiété épigastrique, haleine courte après avoir mangé. Le soir, chaleur à la peau et agitation. Prostration des forces. Selles liquides, bilieuses, mais non abondantes, avec petites coliques, nausées et vomissements, souvent violents. L'estomac est quelquefois si irrité qu'une goutte d'eau froide est rejetée. Les urines sont peu abondantes, leur sécrétion fortement diminuée et le peu qui s'écoule ressemble à de l'huile sans que le malade éprouve aucune incommodité ni du côté des reins ni du côté de la vessie. — Toux brève et sèche, un peu d'expectoration blanchâtre le matin. Sommeil interrompu et peu réparateur.

ARS. — Ardeur, brûlure dans la poitrine. Douleur de pression, de tension, d'élancements dans la poitrine, surtout en faisant une inspiration profonde. Respiration douloureuse, sifflante, anxieuse, tellement difficile qu'il croit à chaque instant suffoquer. Oppression qui augmente au plus léger mouvement, comme celui, par exemple, de se retourner dans son lit. Palpitations nocturnes avec aggravation dans le milieu de la nuit, les battements du cœur deviennent encore plus violents, irréguliers et s'accompagnent d'une angoisse inexprimable. En étant couché sur le dos, les palpitations sont intolérables. Soif ardente, inextinguible et pourtant le malade boit peu à la fois. Accès de suffocation la nuit et après les accès, grand épuisement. — Tendance à se laisser impressionner par le froid et surtout par l'air humide, avec grande irritabilité. Légère raucité de la voix, seulement par intervalle avec douleur dans la gorge ; cette douleur peut croître en intensité et donner la sensation d'une brûlure. La toux vient par accès, est pire vers minuit. Toux accompagnée d'oppression douloureuse. Anasarque générale, œdème des pieds et des mains. Urine rare. Teint blême. — Le médicament privilégié des personnes sujettes aux affections catarrhales. — *Ars.*, *Apis* et *Sulph.* forment le trépied sur lequel repose, dans le plus grand nombre des cas, le traitement de l'hydrothorax.

ASCLEP. SYRI. — Fortement recommandé contre les hydropisies qui surviennent après la scarlatine. Je ne l'ai point employé et je ne puis donc pas émettre à son sujet une opinion personnelle, mais je n'ai ni le droit ni la volonté de ne pas tenir compte des faits énoncés et des opinions émises par nos honorables confrères. Le professeur Hale l'élève au niveau de *Colchicum*, qui est un de nos meilleurs remèdes, et le compare à *Apis..*, *Apocy..*, *Helleb.* et *Ars.*

ASPARAG. — Quand à l'épanchement de sérosité se mêlent, chez les vieillards surtout, et le catarrhe des bronches et une complication du côté du cœur, caractérisés par cet ensemble de symptômes : Toux fréquente, suivie d'oppression et de l'expectoration abondante de crachats visqueux. Le malade est obligé de passer la nuit assis sur son lit, parce que toute autre position lui est insupportable, il ne respire pas autrement que la poitrine inclinée en avant et la tête penchée en arrière. Battements de cœur qui s'exaspèrent au plus léger mouvement et après avoir mangé.

Des souffrances du côté de la vessie sont encore de bonnes indications pour le choix d'*Asparag.* Ténesme vésical, l'urine sort peu à la fois et son émission est précédée d'ardeur dans le canal de l'urètre et de la sensation comme s'il y avait dans son intérieur un corps étranger. Après l'émission, élancements violents au méat urinaire. Hématurie, brûlement dans l'urètre. Urine limpide mais d'une fétidité particulière, excessivement désagréable; jaune paille d'abord, l'urine se trouble bientôt et dépose au fond du vase un sédiment blanc, floconneux; après l'avoir agitée, le sédiment fait place à une poussière blanchâtre; une mixture grasse tapisse les parois du vase.

BRYON. — Points de côté, respiration difficile surtout la nuit, ou vers le matin. Impossibilité de rester couché sur le côté droit; pression et tension dans toute la poitrine. Toux avec contraction du diaphragme; céphalalgie frontale, comme si la tête allait se fendre. Aggravation de toutes les souffrances par le mouvement, soulagement en se relevant de soi-même de la position horizontale. Constipation. Fréquents besoin d'uriner, suivis de l'émission de quelques gouttes seulement. Soif ardente, avec cette différence à l'encontre de la soif d'*Ars.* que le malade boit peu souvent, mais beaucoup à la fois.

CHINA. — Plus spécialement utile quand l'hydropisie de poitrine est survenue après des pertes de sang abondantes et répétées. La peau est froide, le visage décoloré; grande faiblesse, diarrhée, lassitude de tous les membres; agitation la nuit. Respiration difficile, suffocation. L'urine est rendue en petite quantité.

COLCHIC. — Très-précieux chez les goutteux ou rhumatisants dont l'hydrothorax est la conséquence d'une maladie organique du cœur. Oppression, respiration inégale, entrecoupée. Serrement de la poitrine qui empêche de respirer. Elancements dans la poitrine, plus prononcés dans le côté gauche, plus forts dans l'expiration que dans l'inspiration. Tendance involontaire à provoquer de fréquentes et profondes inspirations. Violentes palpitations, anxiété précordiale. Elancements dans le cœur. Œdème des pieds et des mains. Besoin constant d'uriner comme par un spasme de la vessie, mais l'urine ne sort qu'en petite quantité et avec beaucoup de peine.

CROTAL. HORR. — Chez les vieillards et dans les cas extrêmes ; l'épanchement est chronique, l'oppression telle, qu'il est impossible au malade de rester couché. Anasarque générale. — Dyspnée avec soif inextinguible ; le soir, au lit, la respiration encore plus difficile tant la poitrine est resserrée. Crainte de défaillance. Douleurs dans le creux des aisselles, tantôt d'un côté, tantôt de l'autre. Du côté gauche, cette même douleur s'étend jusque dans la poitrine et s'exaspère par les mouvements de la respiration. Elancements à travers la poitrine. Palpitations. Douleur au cœur. Vomissements bilieux.

DIGIT. — Epanchement dans la cavité pleurale d'un côté ou des deux côtés à la fois et en même temps anasarque générale. Pouls lent et intermittent, visage pâle, peau froide même cyanosée avec défaillance. Suppression d'urine ou urine excessivement rare dont l'émission est difficile comme par rétrécissement de l'urètre. En urinant, sensation brûlante et constriction dans l'urètre. L'urine est rouge ou brunâtre. — Caractère doux, patient, supportant sans résistance les contrariétés.

DULCAM. — Quand l'hydrothorax est la conséquence d'une transpiration supprimée ; la peau est sèche et chaude ; anasarque. L'urine est peu abondante, trouble et fétide. Soif vive. Constipation. Aggravation de tous les symptômes la nuit.

FERR. MET. — Chez les personnes qui, à propos de l'émotion la plus légère, sentent le sang se porter au visage qui se colore passagèrement, ou qui sont sujettes aux saignements de nez, à la toux, à la dyspnée, aux crachements de sang ou aux palpitations de cœur. Douleurs passagères dans la poitrine. Sentiment de plénitude et de pression au creux de l'estomac. Vomissements des aliments. Décoloration de la muqueuse de la bouche, le palais est entièrement et toujours blanc. Diarrhée sans douleur. Fièvre hectique. Chez les femmes, le sang menstruel est tout-à-fait décoloré. Débilité générale. Grande sensibilité au froid. Teint pâle, jaunâtre. — Suite de maladie grave, de pertes de sang ou autres déperditions exagérées. Sommeil peu réparateur et fréquemment interrompu par des palpitations. La respiration est gênée, courte, surtout la nuit ou le soir au lit. Décubitus horizontal impossible.

HELLEB. NIG. — Hydrothorax accompagné presque toujours d'hydropisie générale, ou d'ascite ou d'hydro-céphale aigu, la forme la plus dangereuse de toutes les hydropisies. Enflure particulière du visage surtout aux yeux et au nez ; quelquefois tension du bas-ventre, urine plus rare, soif, sécheresse et rudesse de la peau de tout le corps, le scrotum énormément distendu représente une vessie élas-tique pleine d'eau ; l'urine se colore de diverses nuances ou normale à peu près, dans les cas les plus légers ; et le plus ordinairement on observe un dépôt, ou d'un blanc de chaux, ou brunâtre, ou noirâtre couleur de café. — Quelquefois enflure du foie. Tranchées dans le ventre avec diarrhée avec évacuation plus ou moins fréquente de matières aqueuses ou filantes de la consistance de la gelée.

Suites d'une éruption répercutée. Faiblesse physique, morale et intellectuelle.

JUGLANS CIN. — Hydrothorax chez des sujets rhu-matisants quand il y a à la peau, sur diverses régions du corps, des taches érythématiques d'un rouge brillant. (Raue. *Am. Rec.* 1870, pag. 196).

KALI CARB. — Respiration sifflante, oppression plus forte la nuit, vers 2 ou 3 heures après minuit. Elance-ments dans la poitrine surtout en forçant un peu la respi-ration. Palpitations avec angoisses surtout le matin en s'éveillant. Gonflement œdémateux entre les sourcils et le rebord des paupières supérieures formant comme un bourrelet saillant. Grande sécheresse de la peau. Besoin fréquent d'uriner avec émission peu abondante. Urine chargée. Tiraillements et ardeur dans la vessie ainsi que diverses pressions, principalement en urinant. Somnolence diurne. Susceptibilité à se refroidir avec difficulté et même impossibilité d'entrer en transpiration. Suites d'une trop grande déperdition de forces, n'importe par quelle voie. — On l'a trouvé utile dans la complication grave de l'insuffisance des valvules mitrales.

LACH. — Hydrothorax surtout du côté gauche et probablement uniquement de ce côté, avec aggravation de toutes les souffrances dans l'après-midi ou après avoir dormi. Elancements dans la poitrine, côté gauche. Le patient est obligé de s'asseoir et d'appuyer le côté droit sur des oreillers très-relevés, seul moyen de soulagement pour la douleur du côté gauche et pour la dyspnée. Pouls fréquent, petit. L'action du cœur diminue de fréquence et de force. *Endocardite.* — *Maladie organique du cœur.* — Chez des ivrognes ou à la suite d'accidents mercuriels. Gonflement et sensibilité du foie. Excessive sensibilité de l'épigastre au plus léger contact. Douleurs et piqûres d'aiguilles dans la région de la rate. Ventre dur et distendu avec coliques flatulentes. Constipation obstinée, qui ne paraît céder un peu que sous l'influence des fruits et des boissons acidulées ; et dans ces cas, les évacuations ont lieu surtout la nuit. Les selles ont une très-grande fétidité, les urines sont noires. Cyanose dans les cas les plus graves.

LYCOP. — Dyspnée au moindre effort, à chaque mouvement. Palpitations de cœur surtout pendant la digestion. Constipation. Flatulence et dyspepsie. Pression dans l'estomac après chaque repas ; gonflement de l'épigastre avec sensibilité douloureuse au toucher. Vents incarcérés dont l'émission soulage immédiatement ; urine rouge ; rougeurs circonscrites aux joues. Quand la dyspnée est à son paroxysme, mouvements d'éventail aux narines. — *Affection du cœur et des gros vaisseaux. Anévrismes.* — Amélioration au grand air. Mauvaise disposition d'esprit le matin au réveil et aggravation à 4 heures de l'après-midi, cette aggravation se prolonge jusqu'à 8 heures.

MERC. SOL.. — Respiration difficile avec accès de suffocation la nuit ou dans le lit, le soir, en se couchant du côté gauche. Elancements dans la poitrine et le côté, ou s'étendant assez loin dans le dos, principalement en respirant, en éternuant, en toussant. Douleur d'excoriation et d'ulcération dans la poitrine. Oppression au plus petit mouvement; jamais la respiration n'est libre, elle est toujours courte, rapide, pénible. Toux continuelle, brève, sèche, violente, forçant à rester assis ou au moins à avoir le corps très-relevé. Région du foie ni dure, ni enflée, mais très-sensible à la pression. Selles molles et dysentériques, de couleur brune foncée, noirâtres, visqueuses, surtout la nuit, avec coliques et tranchées, ténesme et brûlure à l'anus. Frissonnements, frilosité.. — Urine peu abondante, comme de la bière brune et déposant un sédiment épais, pâle ou de couleur variable. Sueur par tout le corps qui n'amène aucun soulagement. Infiltration œdémateuse de tout le corps. Inflammation concomitante des parties sexuelles. — Humeur colérique, le patient est devenu taciturne et indifférent.

PULS. — Exceptionnellement utile, mais indiqué toutes les fois que le malade se trouvera en rapport de ressemblance avec le moral du médicament; c'est une indication capitale que l'on ne saurait trop recommander. La tendance caractéristique de *Puls.* à guérir les sujets d'un caractère doux, timide, à physionomie douce, à tempérament lymphatique, résigné, disposé à pleurer pour rien, d'une vénosité prédominante, est un point si essentiel que le médecin ne doit jamais l'oublier au lit des malades, quelle que soit l'affection à combattre, surtout quand il y a grande tendance à la frilosité, frissons, *aggravation le soir et la nuit*. Affection semi-latérale et amélioration par les mouvements, *absence de soif;* chez les femmes, si les règles n'arrivent habituellement qu'en retard et peu abondantes. Ce symptôme de *Puls.* équivaut pour son importance aux règles *abondantes* et *hâtives* de *Calc. carb.* Ce sont là des caractéristiques qui ne trompent jamais.

Dans l'hydrothorax symptomatique d'une affection organique du cœur, avec gonflement inflammatoire des jambes et des pieds.

SENEGA. — L'oppression de *Lyc.* s'améliore au grand air, tandis que celle de *Senega* est au contraire beaucoup plus pénible au grand air et est singulièrement adoucie par le séjour dans l'appartement et par le-repos absolu. *Sèneg.* répond de plus à l'état adynamique, avec anéantissement des forces ; pouls petit, à peine perceptible. Mêmes complications catarrhales que celles qui sont du ressort de *Squilla*, avec cette différence que *Senega* est mieux choisi pour les épanchements internes que pour les infiltrations extérieures; ni dans ses effets pathogénétiques, ni par conséquent dans ses effets curatifs nous ne trouvons l'infiltration des extrémités ; à sa place, tremblement des jambes. — Chez les vieillards de préférence.

SPIGELIA. — Hydrothorax symptomatique d'une lésion cardiaque. Dyspnée qui augmente même pour se remuer dans le lit. Danger de suffocation provoquée par le plus petit mouvement et en levant les bras. Anxiété, palpitations. Mouvements du cœur ondulants, battements tremblottants des carotides, bruit de rouet au-dessus du cœur. Les battements du cœur et le pouls ne sont pas isochrones. — Endocardite rhumatismale.—Elancements dans la région du cœur. Bouffissure de la face, surtout au réveil. Sommeil agité, non réparateur.

SQUILLA MAR. — Catarrhe pulmonaire concomitant. Toux continue avec crachats muqueux. La toux est persistante parce que l'expectoration est difficile. Point de côté dans le côté gauche de la poitrine. Les crachats sont teints de sang. Respiration anxieuse et qui ne supporte pas la position horizontale. — Besoins fréquents et pressants d'uriner avec peu de résultats. L'urine est très-peu abondante et presque noire tant elle est chargée en couleur. Infiltration des pieds. Tous les symptômes s'aggravent le matin. Hydrothorax symptomatique d'une affection du cœur. Plus appropriée aux vieillards.

SULPH. — Convient en premier lieu quand les anté-cédents du malade révèlent une gale mal traitée ou des érup-tions chroniques répercutées. Dans tous les cas, la première condition de *Sulph.* pour qu'il manifeste toute sa valeur curative, c'est que l'épanchement existe sans fièvre et sans aucun signe d'inflammation ou tout au moins avec les signes seulement d'une inflammation légère. — Sensation de pléni-tude dans la poitrine avec oppression; élancements à travers la poitrine jusque dans l'omoplate gauche. Pression sur le sternum. Constriction de la poitrine obligeant le malade à rejeter les épaules en arrière pour respirer. Sommeil agité, chaleur sèche qui l'empêche de dormir. Respiration gênée, dyspnée et accès de suffocation, principalement en étant couché et la nuit aussi pendant le sommeil. Palpitations de cœur. Constipation chronique, hémorrhoïdes. Brûlure dans le rectum au moment pénible des selles. — Chez les femmes, brûlure dans le vagin et prurit dans les parties extérieures.

TART. EMET. — Prédominance du côté de la muqueuse des bronches avec râle muqueux dans la poitrine et expecto-ration rare, sans rapport avec les mucosités qui encombrent les bronches. — Assoupissement. Symptômes de cyanose.

Ici finit, à proprement parler, ma monographie du *Traitement homœopathique des organes de la respiration*; tou-tefois, j'ajouterai deux appendices que je crois nécessaires pour compléter mon travail et qui ont certainement pour résultat de faciliter les recherches. C'est étendre le bienfait de l'homœopathie que d'en rendre la pratique accessible au plus grand nombre de médecins.

De ces appendices, le premier a pour objet l'étude des caractéristiques de la toux; le second, les caractéristiques des crachats.

Mais, avant d'aborder ces deux derniers chapitres, je sens le besoin de résumer en peu de mots les pensées domi-nantes qui ne m'ont jamais quitté pendant toute la rédaction de mon travail :

1° Le médecin n'est appelé auprès des malades que pour mettre le remède en présence de la maladie, c'est-à-dire pour y faire de la thérapeutique;

2° La thérapeutique est donc la partie la plus importante des connaissances médicales; c'est en elle que se résout toute la médecine comme Science et comme Art;

3° Il n'y a de véritablement efficace que la thérapeutique homœopathique, parce que *la loi des semblables* qui est une vérité de fait, qui n'est pas susceptible d'être discutée, pas plus que toutes les lois naturelles, mais qui est prouvée tous les jours par l'expérimentation la plus rigoureuse a, seule, le privilége de fixer le rapport constant et nécessaire qui doit exister entre l'agent thérapeutique et l'état morbide. — Rapport de similitude; ainsi le veut l'expérience;

4° La loi homœopathique, pour être féconde dans ses applications, impose impérieusement au praticien les obligations suivantes : 1° De déterminer avec précision le caractère spécial des maladies et des circonstances particulières dans lesquelles se trouvent les malades; 2° De s'appliquer à fixer les propriétés des médicaments et d'en connaître d'une manière certaine la valeur et le cercle de leur application; 3° De n'avoir jamais pour guide dans l'application des médicaments que la confrontation exacte des symptômes de la maladie avec ceux des effets médicamenteux. — Tout médecin bien pénétré de l'efficacité de la loi homœopathique et qui possède toutes les ressources de la matière médicale de son Ecole, est assez riche pour ne jamais recourir à d'autres procédés que ceux qui ont trouvé dans l'expérimentation *pure* leur exacte appréciation et leur justification;

5° En thérapeutique homœopathique, les plus petits détails ont de l'importance, parce que la première condition du succès réside essentiellement dans l'individualisation la plus absolue et dans l'appropriation parfaitement exacte du médicament, à la forme, au siége, aux causes, à la marche, à la durée, à toutes les nuances de la maladie et à l'idiosyncrasie des malades;

6° Force, stature, constitution, âge, idiosyncrasie, habitudes, tout varie dans l'homme ; ce sont ces circonstances individuelles si différentes et si nombreuses qui doivent imprimer au traitement des maladies les modifications les plus importantes; d'où l'excellence de ce précepte: Avant tout, par dessus tout, chaque fois et toujours, s'attacher particulièrement aux circonstances caractéristiques, aux symptômes individuels.

Telles sont mes convictions bien profondes, bien arrêtées.

J'ai dit tout ce que je voulais dire, mais je n'ai rien avancé qui n'ait été d'avance bien pesé, bien réfléchi.

Je laisse à d'autres les questions purement doctrinales. Pour moi, il me suffit de ne jamais me séparer de cette pensée que la première loi du médecin est le salut des malades.

La vérité peut être méconnue, outragée un certain temps, mais son tour viendra ; j'en appelle au tribunal de la raison et de l'expérience.

CHAPITRE VI

DE LA TOUX

La toux est un symptôme d'affections multiples, variées, aiguës ou chroniques, quelquefois légères, le plus souvent d'une haute gravité.

Comme symptôme, la toux ne fait pas exception à la règle qui veut de toute nécessité que pour être bien adapté au cas morbide, le médicament recouvre tous les symptômes et non pas seulement le symptôme prédominant ; donc la toux ne règne pas plus en souveraine qu'aucun autre symptôme, qu'on le sache bien.

Cependant la toux est susceptible de prendre une prépondérance tellement significative qu'elle exige une attention toute spéciale et, l'on ne saurait le méconnaître, il est très-avantageux de l'étudier sous toutes les formes qu'elle peut revêtir, dans tous les nuances qui peuvent la distinguer, parce qu'elle est souvent appelée à représenter le caractéristique des cas particuliers soumis à notre observation. Or, une fois caractéristique, elle devient l'indice le plus certain du remède curatif, non-seulement de la toux, mais de l'ensemble de la maladie.

L'énumération qui suit a ses longueurs, parce que j'ai voulu la rendre aussi complète que possible, mais les praticiens ne s'en plaindront pas.

Comme symptôme fonctionnel, la toux a des caractères variés en raison de sa très-grande fréquence et des conditions très-diverses dans lesquelles elle se montre. Elle offre une sonorité ou une intensité variable, elle survient par secousses isolées ou par quintes plus ou moins violentes ; elle est rare ou souvent répétée.

Sèche ou suivie d'expectoration.

Ces caractères servent à déterminer sa condition pathologique, question capitale à trancher pour établir le diagnostic, mais ce qu'il est plus important de mettre ici en relief, ces caractères fournissent des indications thérapeutiques.

Le point de départ de la toux doit être cherché : 1° Dans une des nombreuses affections des voies respiratoires ; 2° Dans des maladies d'autres organes plus ou moins éloignés ; 3° dans une affection générale, aiguë ou chronique.

Dans les affections des organes respiratoires, elle coïncide avec d'autres symptômes qui en établissent la valeur et déjà, sans parler de cette valeur que lui donne l'ensemble des symptômes, elle a dans quelques-unes de ces affections des caractères spéciaux : elle est sèche, déchirée, éteinte, dans l'œdème de la glotte, affection presque constamment mortelle où l'inspiration est bruyante et difficile, l'expiration restant libre, et dans laquelle le doigt, parti derrière la base de la langue, peut reconnaître le gonflement de la membrane infiltrée et le caractère œdémateux de ce gonflement ; elle est rauque et éclatante dans le pseudo-croup ; éteinte ou nulle dans le vrai croup. Dans la coqueluche elle survient par accès spasmodiques caractéristiques.

La toux peut exister en l'absence de signes physiques du côté de la poitrine et comme un phénomène morbide isolé en apparence ; alors des doutes se présentent sur sa signification : c'est la toux sèche qui est dans ce cas. On la rencontre au début de certaines phthisies pulmonaires, mais pour acquérir alors toute sa valeur, il est nécessaire qu'il s'y joigne d'autres signes tels que : une hémoptysie, de l'amaigrissement, une diarrhée répétée avec tendances à la chronicité ou des signes physiques sous-claviculaires.

Quand tous ces signes font défaut, une toux sèche peut dépendre d'une simple anémie, de la présence de vers intestinaux, d'une simple névrose ; elle est quelquefois sous la dépendance de la chorée et de l'hystérie, et alors elle est tantôt fréquemment répétée et presque continue, tantôt régulière dans son retour par accès ; ici, elle affecte une certaine rithme monotone ; là, elle est stridente, rude, rauque, bizarre ou elle prend un timbre particulier ressemblant à un cri d'oiseau, etc.

Au moment de l'auscultation de la poitrine, la toux rend plus nets ou même révèle l'existence de râles humides qui sont inaperçus quand le malade ne tousse pas.

Chez les femmes grosses, la toux violente et longtemps répétée peut amener l'avortement ; prévenu du danger, on songe mieux à le prévenir.

TRAITEMENT

ACO. NAP. — Toux brève, sèche, accompagnée de chaleur fébrile ; peau brûlante et sèche. Après la toux, sensation de déssèchement et de brûlure dans la poitrine. Toux nocturne, spasmodique, chez les grands fumeurs ; toux à minuit qui oblige à se lever. Angoisse excessive, inquiétude. — Toux chez les petits enfants, suffocante, avec voix glapissante et rauque. Constriction spasmodique du larynx et de la poitrine. Respiration courte, difficile, avec la bouche ouverte. — Quelle que soit la forme de la toux, *Aco.* est le premier remède à donner au début de tout processus inflammatoire, du côté des organes de la respiration, quand il y a fièvre synoque.

ACTÆA RAC. — La toux arrive chaque fois qu'il commence à parler, tellement qu'il est obligé d'y renoncer. Toux sèche, pire la nuit, causée par une irritation et un chatouillement dans la partie inférieure du larynx, avec sensation de plénitude dans le larynx, aggravée par le grand air, surtout par l'air froid et dans ce cas surviennent de l'enrouement et des douleurs dans la poitrine.

Utile principalement chez les rhumatisants, chez les femmes nerveuses ou celles qui souffrent de désordres utérins. — Pleurodynie.

AESCUL. HIPP. — Toux chez les hémorrhoïdaires. Toux sèche, aggravée par l'action de parler, d'avaler ou de respirer profondément.

ALLIUM CEP. — Toux avec coryza, chaleur, écoulement et sensibilité du nez, larmoiement, rougeur des yeux et photophobie ; toux qui s'exaspère vers le soir et pendant la nuit. — Toux chronique, violente, avec expectoration abondante de mucosités mêlées de quelques filets de sang. Douleurs erratiques dans la poitrine ; douleur qui traverse le côté gauche de la poitrine et que l'inspiration augmente.

ALLIUM SATIV. — Toux qui laisse percevoir une odeur fétide. Haleine fétide. — Tous les matins, en quittant l'appartement, avec expectoration très-abondante et râles muqueux, presque continus dans la poitrine. — Toux qui empêche de dormir, sans irritation vive nulle part, sans fièvre. — Toux ancienne avec enrouement, accompagnée de dyspnée et d'une expectoration abondante, glaireuse, d'une odeur fétide, mêlée très-souvent de sang ou expectoration de sang pur, de couleur foncée. Douleurs d'élancements dans les deux côtés de la poitrine qui mettent obstacle à la plénitude de la respiration. Hémoptysies antécédentes. Crachats purulents. Amaigrissement. Fièvre hectique. — Mead et Rosen ont obtenu de bons effets de l'emploi de l'ail dans le catarrhe pulmonaire chronique. (Alibert, *Ess. de Thérap.* tome I, p. 369).

ALUMEN. — Toux sèche, matin et soir avec raclement à la gorge et dans la poitrine, le long du sternum. Toux qui retentit douloureusement chez les femmes dans la région des ovaires. La toux se calme aussitôt qu'il s'est fait une expulsion de quelques mucosités.

ALUMINA. — Toux par accès qui revient habituellement vers 6 heures du matin. Expectoration nulle ou insignifiante. Bronchite chronique sans bronchorrée, mais avec expectoration abondante seulement le matin, après une toux sèche jusque-là. — Toux fréquente et sèche, matin et soir.

Toux soulagée par les boissons chaudes. Excitation à tousser dans la gorge et le larynx. Toux avec douleurs lancinantes, déchirantes, dans la tempe droite, au vertex et à la nuque. Toux sèche, continue, avec éternuments et douleur à la nuque, jusque dans l'aisselle droite. Toux sèche la nuit avec sécheresse de la gorge.

AMBRA GRIS. — Toux spasmodique, sèche, revenant par accès, suffocante, chez les hystériques ; avec abaissement de forces, anxiété, insomnie. Toux avec démangeaison, grattement et sensation d'excoriation dans la gorge et la trachée. *Amb.* répond particulièrement à ce symptôme : sifflement dans la trachée pendant l'inspiration.

AMMON. CARB. — Toux incessante produite par la sensation d'une plume que l'on promènerait dans le larynx. Enrouement. Toux chronique avec catarrhe pulmonaire et tendance à l'oppression asthmatique. — Toux avec aggravation dans les premières heures qui suivent minuit. — En toussant, élancements dans le sacrum.

AMMON. CAUST. — Toux avec expectoration abondante de matières muqueuses. Voix basse, faible, parole fatigante et entrecoupée à cause de l'état de la respiration. Grande oppression, manque d'air. Besoin de respirer profondément, mais une douleur dans la poitrine, dans le dos, le long de la colonne vertébrale l'en empêche. Respiration fréquente, pénible, stertoreuse. Oppression avec accès de suffocation. Crampes musculaires dans les parois de la poitrine.

C'est plus qu'il n'en faut pour motiver l'application d'*Ammon. caust.* au traitement des affections asthmatiques. Autre considération qui a sa valeur : l'autopsie, à la suite d'empoisonnement par *Ammon. caust.* a révélé que toute la muqueuse de la trachée et des bronches était d'un rouge vif et tapissée par endroits d'une couche membraniforme ; on en voyait des portions jusque dans les ramifications bronchiques (Obs. de Nysten, *Gaz. de santé*, 1816). — *Ammon. caust.* répond donc, par voie de spécificité, non-seulement aux désordres fonctionnels de la respiration, mais aussi aux lésions anatomiques qui sont la raison matérielle d'un certain nombre de ces désordres.

AMMON. MUR. — Toux spasmodique, ordinairement
sèche, qui arrive tous les jours à 6 heures du soir. — Toux
presque entièrement sèche, avec, le matin seulement, expectoration difficile d'un peu de mucosité blanchâtre, sans goût,
c'est-à-dire expectoration insignifiante dans sa qualité et
dans sa quantité. Toux plus forte après les repas, quand il
boit froid ou en étant couché.

ANACARD. — Toux violente, convulsive, causée par
un chatouillement dans le larynx, pire la nuit, sans expectoration. — Dans la journée et après les repas, toux avec
expectoration muqueuse d'un goût fade, douceâtre, ou grise
et mêlée de sang et de pus. Le matin, mucus épais et visqueux
dans la gorge. Les tentatives faites pour le détacher amènent
le vomissement. Après la toux, bâillements et assoupissement.
Convient dans la coqueluche, chez les enfants contrariants
et irritables. (Dʳ Lilienthal).

ANGUST. — Toux fréquente, brève, suivie de hoquet
(Hah.). Toux sèche et qui dure longtemps, causée par un
chatouillement dans le larynx. Pendant toute la journée,
petite toux provoquée par une irritation dans le fond de la
trachée et qui, seulement en allant au grand air, est accompagnée d'une abondante expectoration de crachats jaunes.

ANTIM. CRUD. — Toux dont toute l'irritation est ressentie dans le ventre. La langue est blanche, la gorge semble
tapissée de mucosités épaisses et tenaces, qui se détachent,
le matin, par l'expectoration, à la suite de plusieurs accès
de toux. Dans le jour, la toux est sèche, fréquente, ébranlante, avec grattement dans le larynx. Ardeur dans la poitrine et haleine brûlante chaque fois qu'il tousse. Enrouement.
Faiblesse extrême de la voix ; la voix se perd quand le
malade s'échauffe d'une manière quelconque ; au repos, la
voix revient.

APIS MELL. — Toux sèche, par accès, causée par un
chatouillement au fond de la gorge ou dans la trachée ; plus
forte après minuit, la toux ébranle tout le corps, retentit à
la tête et empêche de dormir. A peine se détache-t-il un peu
de mucosité, la toux cesse immédiatement, mais elle ne

cesse qu'alors. Enrouement et voix rauque, principalement le matin et le soir, avec sensibilité dans le larynx, sécheresse au gosier qui ne s'amende pas en buvant et sensation de rongement à la fossette du cou. Mal de tête que la toux rend plus pénible chaque fois. Respiration courte, difficile. Etat fébrile le soir, marqué surtout par la chaleur. — Eruption antécédente, soit miliaire, soit urticaire. Que l'éruption ait ou non disparu complètement.

APOCYN. CANN. — Toux brève et sèche avec quelques crachats blancs insignifiants, le matin. Chez les hydropiques ou asthmatiques. Oppression ressentie à la poitrine et à l'épigastre. Soupirs involontaires et fréquemment renouvelés. Sensation désagréable de chaleur dans le pharynx et dans le larynx. Il a de la peine à parler, par la difficulté de la respiration.

ARGENT. MET. — Toux sèche le matin, grasse dans le jour, avec expectoration facile de crachats blancs, épais comme de l'empois, mais opaques, sans goût ni odeur. Rire provoque la toux. Douleur d'excoriation dans le larynx en toussant. Sensation d'embarras dans la gorge, comme s'il y avait un corps étranger ou comme si le voile du palais était gonflé. Grattement à la gorge qui oblige à avaler constamment et la déglutition à vide est plus pénible.

ARGENT. NITR. — Toux sèche, avec expuition de beaucoup de salive et de quelques crachats muqueux striés de sang. Enrouement la nuit. Chatouillement dans le larynx qui excite constamment à tousser le jour et la nuit. La toux sèche de la nuit amène quelquefois des vomissements. La fumée du tabac est absolument intolérable. Sueur nocturne. Oppression, dyspnée allant jusqu'à la suffocation. Pression sur la poitrine, ardeur, élancements dans la poitrine. Battements de cœur violents avec des intermittences. Enrouement et même aphonie après l'abus de la voix. — Phthisie laryngée.

ARN. MONT. — Toux sèche, déterminée par un chatouillement au bas de la trachée. Toux pendant le sommeil ; le baillement excite à tousser. Chez les enfants, l'action de crier avec mauvaise humeur détermine la toux et la toux survient également après avoir pleuré et gémi. — Crachats striés de sang ; du sang coagulé ou du sang clair et mousseux. Sensation de meurtrissure, de brisure et de déchirement aux côtés de la poitrine et à l'abdomen.

Elancements dans la tête, la poitrine, l'abdomen et les reins. Toux sèche ou humide chez les enfants, le matin de bonne heure ou pendant leur sommeil et les faisant pleurer ou crier. — Toux à la suite d'un ébranlement par violence extérieure.

ARS. — Toux sèche et humide avec sensation de brûlure à l'intérieur et à la surface du corps, survenant principalement le soir après être couché ; excitée en buvant ou en respirant un air froid, accompagnée de forte oppression. Accès de suffocation quand on est couché. La toux est provoquée par une sensation analogue à celle qui suivrait l'inspiration de la vapeur de soufre. Dans la journée, aggravation de la toux de 1 à 2 heures de l'après-midi ; dans la nuit, après 3 heures. Chaleur et anxiété avant minuit qui empêchent de s'endormir. Frissons et intermittences du pouls ; amaigrissement. Manque de respiration, en marchant. Oppression à l'air froid ou en montant l'escalier. Joues fortement colorées, palpitations de cœur et agitation pendant toute la nuit. — Toux avec crachats de sang, la nuit. — *Hémoptysie. Phthisie pulmonaire. Bronchites chroniques* et même *aiguës ; angine de poitrine ; endocardite, péricardite.*

ARUM TRIPH. — Toux grasse avec sensation d'excoriation dans l'arrière-bouche et le larynx. Amas de mucosités dans la trachée et dans les bronches. Affections du larynx et de la trachée occasionnées par un long abus de la voix. La toux d'*Arum t.* est toujours accompagnée d'un écoulement âcre par le nez, d'un enchifrènement plus fort que le coryza, ce qui l'a fait appliquer avec succès dans la scarlatine et la grippe. Enrouement qui s'augmente en parlant, voix incertaine qui varie à chaque instant.

ASCLEP. TUB. — Toux sèche avec sensation de chaleur dans la poitrine, douleur sourde à la base des deux poumons, élancements dans la région du cœur et palpitations. Crachats difficiles à détacher. Oppression, fièvre avec peau chaude et humide. Points de côté. — *Pleurésie, pleurodynie. Cardite. Péricardite.*

ASPARAG.—Toux incessante avec besoin permanent d'expectorer et expectoration facile, abondante. La toux provoque des envies de vomir; la toux ne cesse guère qu'après avoir mangé, une heure après. Respiration pénible quand on se remue. Elancements dans diverses parties de la poitrine, dans l'inspiration, et principalement sous l'omoplate gauche. Oppression. Battements de cœur avec agitation nerveuse et aggravés par le mouvement. Angoisse précordiale. Irrégularités dans les battements du cœur. — Bronchites chroniques et bronchorrées concomitantes avec des affections cardiaques.

BAPT. TINCT. — Toux rauque provoquée par un chatouillement dans la gorge avec enrouement qui peut aller jusqu'à l'aphonie, Oppression avec douleurs aiguës dans la poitrine quand il veut respirer profondément, accompagnées de palpitations. Piqûres dans l'arrière-gorge qui est tapissée par des mucosités visqueuses; sensation de sécheresse et de constriction au pharynx qui fait éprouver le besoin d'avaler souvent, d'autant plus qu'il se mêle, à cette sensation, celle de gonflement, de tuméfaction et de plénitude. La luette et le voile du palais sont injectés et on sent en avalant une certaine douleur à la base de la langue.—Utile dans la fièvre typhoïde et la diphthérie.

BARYT. CARB.— Toux des enfants et des vieillards: des enfants atrophiés qui sont sujets à des refroidissements sans cause appréciable et qui se plaignent de la gorge en toute occasion; des vieillards chez lesquels on observe l'engouement muqueux de la poitrine avec enrouement et perte de la voix à cause de la présence de mucosités adhérentes dans le larynx et la trachée. La toux de *Baryt. c.* se fait entendre surtout la nuit, avant minuit. Amélioration par la chaleur de l'appartement. Le gonflement chronique des amygdales est une indication majeure.

BARYT. MUR. — Ce dernier trait qui est commun à tous les sels de Baryte, est encore plus caractéristique pour l'emploi de l'hydrochlorate ; aussi, ce dernier médicament est-il indispensable chez les enfants scrofuleux toutes les fois qu'ils toussent en même temps qu'ils portent des amygdales hypertrophiées et des glandes cervicales indurées.

BELLAD. — Toux spasmodique, sèche, aboyante, par accès, provoquée par un chatouillement dans la trachée ou les bronches, qui s'aggrave la nuit, vers minuit, qui dure souvent pendant une heure , qui produit une commotion générale de tout le corps et qui est accompagnée de la sensation comme si l'on avait avalé de la poussière. Chaleur, soif, saignements de nez et injection de la conjonctive ; oppression, élancements dans la partie antérieure de la poitrine, au milieu ; douleur de constriction à la gorge en avalant, rougeur lisse du pharynx et de la luette ; douleur expansive dans la tête à chaque effort de toux et expectoration de mucosités plus ou moins mêlées de salive. La lumière vive et le moindre mouvement aggravent tous les symptômes. — Chez les enfants, toux brève, incessante, par accès et, pendant l'accès, respiration courte, râlante ; poitrine pleine ; face gonflée , d'un rouge écarlate. Suffocation imminente. Tous les accès de toux finissent par des éternuments.

BROM. — Toux sèche, spasmodique ou rauque, aboyante et croupale, avec enrouement et grattement à la gorge, le larynx est douloureux au toucher. Gonflement de la membrane muqueuse de l'arrière-bouche et du pharynx. Respiration difficile, courte, accélérée. Beaucoup de ronchus dans le larynx pendant la respiration et encore plus pendant la toux. — Le ronchus de *Tart. emet.* se fait entendre plus bas. — Aggravation pendant la première partie de la nuit, amélioration après minuit. — Tempéraments secs, au teint brun, aux cheveux et aux yeux noirs. — L'action élective de *Brom.* sur les organes respiratoires ne paraît s'exercer que sur le larynx et la trachée.

BRYON. — Toux catarrhale ; aussi longtemps que la toux ne prend pas un caractère convulsif. Toux excitée par un chatouillement dans la gorge, plus forte après avoir bu et mangé, qui existe en même temps qu'un endolorissement général de la poitrine, ou avec des élancements dans les côtés de la poitrine. L'expectoration qu'elle amène est jaunâtre ou consiste en des mucosités striées de sang. — Toux qui occasionne une douleur contusive à l'épigastre; pire la nuit en étant couché, qui oblige à se redresser et à rester sur son séant; ce mouvement est spontané et involontaire; en toussant, il sent le besoin de presser avec sa main sur le sternum. Toux après avoir mangé, qui amène souvent des vomissements. — Toux après midi et surtout le soir; alternatives de frisson et de chaleur; chaleur suivie de sueur. Pouls dur et fréquent. Brûlure et élancements dans les reins et dans le dos. Soif, sécheresse de la bouche, enduit blanc ou jaune sur la langue; constipation. Sommeil agité. Le corps est couvert de sueur par le moindre effort.

BUFO. — Toux à la suite d'un refroidisssement des pieds. Toux sèche avec points douloureux ou brûlure dans le larynx. La toux est nocturne, provoquée vers les 3 ou 4 heures du matin, par un chatouillement dans le larynx qui ne se fait sentir qu'à cette heure. — Toux violente avec vomissements. Toux avec expectoration muqueuse, sanguinolente ou même de sang pur. — *Laryngite*, *hémoptysie*, *phthisie pulmonaire*.

CACTUS GRAND. — Toux avec expectoration muqueuse très-abondante, de la consistance de l'amidon cuit, mais très-jaune. — Toux spasmodique avec abondance de crachats visqueux. — Toux avec hémoptysie et complication d'affections organiques du cœur.

CALC. CARB. — Toux sèche la nuit, même en dormant; grasse durant le jour. Toux avec expectoration, surtout le matin, de crachats épais, purulents, avec amaigrissement, faiblesse générale, sueur au moindre effort. Moral très-abattu et très-affecté. — Diathèse scrofuleuse et tuberculeuse.

CALC. SULPH. — Toux catarrhales ayant leur siége dans la trachée. Chez les enfants, toux avec embarras de la poitrine et selles de couleur verte. Mêmes conditions diathésiques que celles de *Calc. carb.* et particulièrement plusieurs formes herpétiques au visage, à la poitrine et aux mains. Exanthèmes aux oreilles couvertes de croûtes tantôt sèches, tantôt humides, sur un fond enflammé. — Petites verrues aux doigts et aux poignets.

CANTHARIS. — Toux sèche par accès ; toux le matin avec expectoration très-pénible de mucosités visqueuses, très-tenaces que l'on sent provenir du larynx. Voix faible et tremblante avec enrouement. Sensation de constriction dans la trachée, de sécheresse dans les bronches. Oppression, respiration accélérée, laborieuse. Elancements dans les parois de la poitrine qui traversent d'un côté à l'autre et qui sont exaspérés par l'inspiration ; pression sur la poitrine, ardeur dans la poitrine. — *Toux convulsive. Pleurésie avec épanchement.*

CAPSIC. ANN. — Petite toux sèche, très-fréquente, augmentant le soir et pendant la nuit, provoquant parfois des vomissements, accompagnée d'élancements dans différentes parties du corps, surtout à la tête qui semble devoir éclater, d'une douleur pressive à la gorge, de points de côté dans la poitrine et dans le dos, de douleurs pressives et d'élancements dans la région de la vessie. — Toux après s'être couché, sollicitée par un chatouillement dans le larynx. — Toux par quintes dont chacune d'elles est accompagnée, tant qu'elle dure, de douleur pressive dans la gorge ou dans une oreille ou dans ces deux parties en même temps ; d'autres douleurs peuvent aussi être provoquées par la quinte dans les hanches, les genoux et les pieds. — Au moment de la toux, l'haleine est fétide et nauséabonde. — Toux excitée par le café. — A été signalé comme ayant été particulièrement utile dans des épidémies de coqueluche qui avaient sévi au commencement de l'automne. Les sujets qui s'en étaient le mieux trouvés étaient de jeunes filles très-robustes, brunes, à cheveux noirs, souffrant trop souvent de névralgies, mais jouissant de l'intégrité des fonctions digestives. — Toux catarrhale, mais surtout grippe.

CARB. VEG. — Toux chronique avec enrouement

rebelle ou aphonie complète, surtout le matin et le soir. Toux convulsive qui s'aggrave en parlant et par un temps froid et humide. Expectoration facile de crachats en grande masse, visqueux, bruns ou sanguinolents, d'un goût douceâtre. Le pouls est mou. Grande faiblesse, oppression, insomnie, grande chaleur dans les mains et les bras ; chaleur insupportable au creux de l'estomac. Toux excitée par l'air froid ; il suffit pour tousser de passer d'un lieu chaud à un endroit plus frais. Pas d'élancements dans la poitrine, mais sensation permanente de brûlure, de plaie intérieure. Dans l'après-midi on sent une lassitude générale avec sensation de vide dans la tête et dans le creux de l'estomac. — *Grippe*, *bronchite*, *phthisie pulmonaire*.

CAUSTIC. — Toux chronique sur un tempérament lymphatique, torpide. L'urine s'échappe par le fait de la toux, puissante indication. — Toux par accès le jour et la nuit, mais pire la nuit et dans un appartement chaud ; améliorée au grand air. Toux soulagée par l'eau froide, provoquée par le manger. — Toux violente, le plus souvent sèche; Soif vive. Frissons et chaleur alternativement. Pouls dur, peu rapide. Langue chargée, blanche. Goût amer dans la bouche, peu d'appétit, constipation. Tension douloureuse dans le visage (côté droit). Violents battements de cœur, la nuit. Sensation de vide au creux de l'estomac. — Toux qui provoque une douleur dans la hanche.

CHAM. — Chez les enfants surtout. Toux sèche, violente, avec aggravation la nuit et qui survient même dans le sommeil sans réveil, provoquée par un chatouillement constant dans la gorge, la trachée et la poitrine. Crachats muqueux, amers. La toux est-elle excitée par un accès de colère, *Cham.* sans hésitation. — Toux par accès, tous les jours, le matin, avant et après le lever, et le soir, à 9 heures. Dans l'accès, humeur triste et chagrine ; titillation dans la fossette du cou, forçant à tousser. Transpiration à la poitrine ; toux brève et peu douloureuse, par quintes, provoquée surtout par la parole. — Catarrhe des enfants, au moment de la dentition, une joue rouge, l'autre pâle, agitation, cris, coliques, diarrhée, sommeil troublé par des réveils en sursaut.

CHELID. MAJ. — Toux sèche pendant le jour et points de côté au côté droit de la poitrine, et, tous les soirs à 5 heures, enrouement si fort qu'il peut à peine parler. Toux par petits accès avec respiration difficile et râle muqueux dans la poitrine, particulièrement quand il y a en même temps des selles liquides d'un jaune brillant. — Toux grasse, avec râle muqueux, qui persiste après la coqueluche. — Toux spasmodique qui augmente régulièrement après les repas. Respiration courte en marchant et en montant l'escalier. Ictère à la peau et aux sclérotiques. Le foie est augmenté de volume. Les selles sont à peine colorées, quelquefois elles sont tout à fait blanches. Toux courte par accès fréquents avec point de côté du côté droit de la poitrine et difficulté de respirer. Très-peu d'expectoration. Toux avec douleurs dans le larynx, la poitrine et au sacrum.

CHINA. — Toux excitée par un chatouillement sous le sternum ; ce chatouillement paraît occasionné par un amas de mucosités. Toux grasse, avec faiblesse ; la toux commence par une espèce de gargouillement sous le sternum semblable à celui que produirait un amas de mucosités. Toux nocturne, suffocante, avec douleur aiguë dans la poitrine et entre les omoplates. Toux violente après avoir mangé. Toux avec douleur dans le larynx et sous le sternum. Petite toux brève, sans aucune expectoration, quoique l'on sente dans la poitrine des mucosités amassées qui occasionnent des râles muqueux et sibilants. — Phthisie pulmonaire dans sa période la plus avancée.

CINA. — Toux sèche, brève, spasmodique, avec respiration courte, souvent incessante, suivie d'un mouvement de déglutition comme si quelque chose remontait dans la gorge, et, par moments, gémissement même la nuit avec agitation et cris. Face pâle. Convulsions des muscles extenseurs, tandis que le cuivre porte spécialement son action sur les muscles fléchisseurs. Eternuments fréquents, après l'accès. Symptômes vermineux tels que voracité et les doigts dans le nez et, s'il y a coqueluche, raideur complète de tous le corps dans chaque accès de toux.

CISTUS CAN. — Toux provoquée par des douleurs poignantes dans la gorge ; sensation comme si l'isthme du gosier était resserré. Sur le même pied que les sels de Baryte dans la toux des scrofuleux qui portent des amygdales hypertrophiées et indurées.

COBALT. — Toux avec expectoration d'un sang vermeil, avec la sensation que le sang provient du larynx. Hémorrhagie du larynx.

COCC. CACT. — Toux qui s'exaspère par la chaleur de l'appartement et diminue par l'air rafraîchi. Toux par quintes qui se terminent par l'expectoration abondante de mucosités épaisses, visqueuses, presque albumineuses. Les crachats ont une forme globuleuse et quelques-uns de ces globules sont de la grosseur d'un petit pois.

COCCINELLA S. P. — Toux qui est soulagée en allant à l'air froid. Ce symptôme seul lui assure sa place dans le traitement de l'asthme essentiel au moins à côté de *Cannabis*.

COLCHIC. — Toux nocturne avec émission involontaire d'urine, provoquée par un chatouillement dans la trachée et dans les bronches. La toux est brève, caverneuse. Voix enrouée.

COLLINSON. — Toux avec expectoration de petits caillots de sang recouverts entièrement de mucosités. Toux avec hémoptysie sous la dépendance de désordres au moins fonctionnels du cœur dont les battements sont précipités avec ou sans régularité, oppression, dyspnée avec grande faiblesse.

COMOCLAD. DENT. — Toux avec douleur sous le mamelon gauche, qui traverse la poitrine pour se faire sentir sous l'omoplate du même côté. (H. Guernsey).

CONI. MAC. — Toux sèche avec titillation à la gorge, par accès violents, surtout la nuit, qui durent jusqu'à l'expulsion de crachats écumeux qui contiennent souvent à leur centre un peu de pus jaunâtre. Toux qui n'apparaît jamais autrement que la nuit. Toux sèche par chatouillement, chez les enfants surtout scrofuleux. Toux qui reparaît par la position horizontale, même pendant le jour ; pendant la toux, rougeur de la face et injection de la conjonctive. Langue saburrale gardant à son pourtour l'empreinte des dents. — Mouvement fébrile le soir, respiration difficile la nuit, sommeil non réparateur troublé par des rêves inquiétants.

CORRAL. RUB. — Toux par quintes répétées à de courts intervalles. La toux est pire pendant la dernière partie de la nuit et le matin, plus éloignée dans l'après-midi et le soir. Langue blanche, pas d'appétit, très-grande soif, pupilles dilatées, aimaigrissement rapide. Le larynx et la trachée sont le siége principal de l'inflammation.

CROCUS SAT. — Toux qui est soulagée par la pression de la main sur le creux de l'estomac. Sensation de quelque chose de vivant dans le ventre et la poitrine ; vertiges qui se terminent par des défaillances ; chez des hystériques copieusement réglées, dont les règles reviennent tous les quinze jours, sang noir, visqueux et filamenteux.

CROT. TIGL. — Toux avec pression sur la poitrine, suivie d'une expectoration abondante le matin et le soir. Râle muqueux avec respiration pénible et léger sifflement dans l'inspiration. Toux avec douleur vive de tiraillement de la poitrine vers le dos, plus forte du côté gauche. Voix rauque, faible ; râle muqueux laryngo-trachéal ; chatouillement dans le larynx ; douleur pressive dans le larynx, principalement du côté gauche. Crachats fréquents. Affection au larynx, aphonie, bronchites avec oppression asthmatique, surtout si l'on observe comme symptômes concomitants du prurit à la peau, des rougeurs, des éruptions miliaires, prurigineuses. Eczéma.

COPAIV. — Affection des bronches qui consistent uniquement en une condition sécrétoire de la membrane muqueuse, caractérisée par l'évacuation considérable, quoique assez difficile de mucosités verdâtres, d'une odeur désagréable, d'un goût ou salé ou fade, nauséabond toujours. *Bronchorrée chronique. (Catarrhe pituiteux chronique de Laënnec).* Toux sèche le matin et le soir. Toux provoquée par un chatouillement dans le larynx, la trachée et les bronches.

Symptômes concomitants. — Taches rouges, quelquefois

prurigineuses à la peau, dans la région du sternum et dans l'aisselle droite. Désordre de fonctions et de texture du côté de la vessie, de la prostate, de l'urètre, du rectum et de l'anus. Envies continuelles d'uriner sans résultats satisfaisants, l'urine coule goutte à goutte.

CUBEBA. — Toux principalement le matin et le soir, dans le mouvement et à la chaleur ; toux aboyante, croupale, avec la sensation d'un corps étranger dans le larynx : sècheresse et brûlure à la gorge avec besoin continuel d'avaler la salive pour humecter le gosier. Toux forte avec douleur de brûlure et de déchirement dans la poitrine et crachement de sang principalement le soir. Expectoration toujours difficile et douloureuse, mais abondante, de crachats jaunes, verts-grisâtres, rouillés ou striés de sang. — *Catarrhes pulmonaires, hémoptysie. Phthisie pulmonaire.*

La vieille Ecole avait reçu des leçons de l'empirisme la révélation des propriétés curatives du cubèbe dans plusieurs affections catarrhales, par exemple : 1° De la muqueuse du larynx *(Horn. Aphonie.)* ; 2° de la muqueuse qui unit le globe de l'œil aux paupières, en tapissant d'une part la surface interne de ces voiles membraneux, et de l'autre le globe de l'œil jusqu'à la circonférence de la cornée transparente *(Blennophthalmie. Velpeau* et *Roux)* ; 3° de la muqueuse de l'urètre *(Blennorrhagie. Delpech, Dupuytren, Velpeau, Trousseau* et *Pidoux,* etc.) ; 4° de la muqueuse du vagin *(Leucorrhée. Crane, Cless. Horn.)* ; 5° de la muqueuse du nez *(Ozène catarrhal opiniâtre. Spitta, Hecker.)* — Il était réservé à notre Ecole de nous faire connaître, par l'expérimentation sur le corps sain, la spécificité du *Cubèbe* sur la muqueuse bronchique et de nous fournir ainsi une ressource de plus contre le catarrhe pulmonaire, l'hémoptysie et la phthisie pulmonaire, avec *douleurs de brûlure et de déchirement dans la poitrine* et *crachement de sang, principalement le soir.*

CUPRUM MET. — Toux par accès de longue durée et non interrompus dans leur continuité (Vrai caractéristique). La toux n'est jamais plus forte que dans l'après-midi et

la première partie de la nuit ; et le reste du temps, c'est-à-
dire dans le seconde moitié de la nuit et le matin, on constate
une amélioration. — Accès de toux plus forts après avoir
pris des aliments solides ; amélioration après avoir bu de
l'eau froide. Pendant l'accès, perte de respiration et rejet, par
convulsions, de matières gélatineuses, consistantes et après
cela, râles dans la poitrine, face et lèvres bleuies ; convulsions
des muscles fléchisseurs.

CURARE. — Toux sèche, spasmodique, qui ébranle
tout le corps, provoque des vomissements et est souvent
suivie de syncope. Sensation d'âpreté et de sécheresse dans
tout le trajet des voies respiratoires. Toux qui s'exaspère en
respirant l'air froid, en riant, en se remuant, en mangeant.
Brûlement et élancements dans le larynx ; enrouement qui
peut aller jusqu'à la perte complète de la voix. Crachats
jaunes, gris, verdâtres, tirant sur le noir. Chaleur brûlante
dans la poitrine avec sensation de gonflement. Respiration
difficile. Points de côté surtout à droite. Angoisse précordiale
avec palpitation et douleurs de piqûres dans le cœur.

M. Claude Bernard enseigne que le *Curare* paralyse
aussi bien les nerfs vasso-moteurs que les musculo-moteurs.
Le fait est à noter sans doute comme pouvant porter ses
fruits dans l'avenir, mais nous devons à la pathogénésie de
ce médicament faite par notre Ecole de savoir que, d'ores et
déjà, on peut être certain de son appropriation parfaite dans
certaines formes de toux spasmodique, de laryngite, d'a-
phonie et de catarrhes pulmonaires.

CYNOGL. OFF. — Toux sèche, nerveuse. Toux violente et opiniâtre pendant le sommeil. Fièvre continue.
Grande insomnie. Crachats purulents et sanguinolents.

Symptômes concomitants. — Chute des cheveux. Sur
tout le corps, pustules rouges qui, sous la pression des doigts,
laissent échapper une sérosité âcre.

DIGIT. — Toux brève, sèche, produite par un chatouillement irritant dans le larynx et dans la trachée. Toux

profonde, sans expectoration. Toux spasmodique après avoir parlé quelque temps. Toux après avoir mangé, avec vomissement des aliments. Toux vers minuit avec sueurs profuses. Toux le matin en se levant avec oppression et douleurs de pression, de tension dans les bras et dans les épaules. Crachement de sang, crachats striés de sang. Etouffements, suffocation surtout au moindre mouvement ou en étant couché. Action rapide du cœur avec pouls irrégulier et intermittent.

Avec une pathogénésie aussi riche en symptômes qui portent tous sur la poitrine, *Digit.* ne pouvait pas ne pas être utile dans un certain nombre de cas de phthisie pulmonaire et cette présomption légitime se trouve suffisamment justifiée par les annales de la thérapeutique ancienne. On peut lire dans le 3e volume de la *Bibl. de thérap.*, de Bayle, des observations concluantes de guérison, par *Digit.*, de malades qui présentaient tous les signes possibles d'une affection tuberculeuse. — Le caractéristique de ces cas est le *ralentissement du pouls.* Jamais *Digit.* n'est indiqué, quand il existe, par une raison quelconque, l'accélération du pouls ; son effet primitif étant constamment de ralentir le mouvement circulatoire. Que ce fait, enseigné, confirmé par l'expérience, nous serve donc pour l'étude du *Veratrum viride.*

DROSER. — Toux sèche, spasmodique, violente, jour et nuit, qui excite à vomir ; pire aussitôt au lit. Pendant l'accès, face violette. Toux si incessante et se succédant à des intervalles si rapprochés, qu'il peut à peine trouver le temps de respirer et de parler. En toussant, il éprouve des douleurs à la poitrine, sous les côtes et au bas ventre ; ces douleurs sont soulagées par la pression des mains. — Toux chronique avec enrouement, à la suite de la rougeole. Toux avec expectoration pénible, nausées, vomissements d'aliments suivis de vomissements glaireux et aqueux ; chez les vieillards et les emphysémateux.

DULCAM. — Toux grasse, après un refroidissement par un temps froid et humide ; les muqueuses secrètent d'autant plus que la transpiration de la peau est supprimée. Toux spasmodique avec sécrétion abondante et quelquefois pen-

dant la nuit expectoration d'un sang clair et vermeil. Toux
forte et aboyante, excitée par une inspiration profonde. Toux
augmentant au repos, dans l'appartement et diminuant par
le mouvement.

ELAPS COR.— Toux caractérisée par l'expectoration
de crachats d'un sang noir et souvent avec la sensation de
déchirure dans la région du cœur. Avant la toux, goût de
sang dans la bouche. Accès très-violents de toux sèche qui
se terminent par l'expectoration d'un sang noir, avec des
douleurs atroces d'arrachement dans toute la poitrine et
principalement au sommet du poumon droit. Oppression après
avoir mangé, le soir. *Phthisie laryngée, phthisie pulmonaire.*

EUG. IAMB. — Toux de la gorge. En toussant, douleur principalement à la fossette du cou. La toux est plus
fréquente le soir et la nuit. Il n'y a pas l'ombre d'un crachat.

EUPAT. PERF. — Toux rude, rauque, avec enrouement et râle muqueux, dans la rougeole, avant ou après.
Toux sèche avec dyspnée et brisement dans la poitrine, si
bien que le patient y porte involontairement les deux mains.
Toux avec larmoiement. — Toux nocturne chez les asthmatiques. Impossibilité de rester sur le côté gauche. — Toux
chronique, avec douleur dans le foie, sensation de chaleur et
d'excoriation dans les bronches, avec nausées et crachats
abondants; marasme; suite d'une longue fièvre intermittente
qui n'a été que suspendue dans ses accès.

EUPHORB. — Toux sèche, provoquée par un chatouillement violent et une brûlure dans la partie supérieure
de la trachée; la toux est continue, elle ne cesse ni le jour
ni la nuit et ce n'est que le matin qu'elle est suivie de crachats
alors abondants. Il y a dans ce moment de l'oppression.

EUPHRAS. — Toux suffocante comme dans la coqueluche, avec larmoiement abondant et coryza fluent, violent.
Expectoration difficile pendant le jour, mais abondante le
matin et muqueuse. Cessation des symptômes pendant la
nuit, pour reparaître le lendemain matin avec plus d'intensité. *Grippe.*

FERR. AC. —Toux après les repas et surtout après

celui de midi, qui entraîne toujours le vomissement des aliments. En toussant, douleur à l'occiput. Chaque fois qu'il tousse, il vomit.

FERR. MET. — Toux convulsive qui commence le matin au réveil et qui se calme après avoir mangé. Toux spasmodique après le repas, avec vomissements des aliments. Le matin, la toux est suivie d'une expectoration abondante ; le soir, la toux est sèche. Hémoptysie. Douleurs dans la poitrine. Respiration courte, oppressée. Amélioration en marchant lentement. *Phthisie galopante.*

GELSEM. — Toux pendant les fièvres catarrhales du printemps surtout, par un chatouillement et une sensation de sécheresse dans la gorge, avec brûlement sous le sternum et douleur dans la poitrine. Toux sèche avec sensation d'écorchure dans la poitrine et écoulement aqueux par le nez. Respiration courte, fréquente, menaces de suffocation le soir. Voix faible. Douleur par intervalles dans le poumon droit à sa partie supérieure, avec élancements provoqués par une inspiration profonde.

GLECOM. HED. — Toux chronique, opiniâtre, avec expectoration qui finit par être abondante, mais qui est toujours pénible, de crachats muqueux ou même purulents. Engouement bronchique, chez les sujets surtout qui portent à la peau les stigmates de la diathèse psorique.

GUAIAC. — Chez les goutteux, toux sèche le jour ou la nuit, soulagée par l'expuition de mucosités rares et insignifiantes.

HAMAM. — Toux des personnes chez lesquelles on observe sur tout le corps la dilatation et la plénitude des veines superficielles et qui présentent même dans la gorge un état variqueux. Cette toux existe en même temps qu'une hémoptysie active ou passsive, à sang noir et dont le sang remonte à la bouche presque sans efforts. — Toux excitée par un chatouillement, avec goût de sang, le matin au réveil.

HEP. SULPH. — Toux croupale, suffocante, pas accès. Inspirations longues et d'un bruit perçant dans l'intervalle des accès. Toux humide avec râle muqueux très-accentué. En toussant, douleur dans le larynx. Enrouement. Grattement dans le larynx et la trachée, sifflement dans le larynx avec douleur circonscrite sur un point et mucosités tenaces dans les bronches et menaces de suffocation en étant couché surtout. — Toux chronique, forte le soir, dans le lit, avec sifflement dans la poitrine ; il lui semble qu'il va étouffer en toussant. Aggravation de la toux le matin le plus ordinairement, mais on observe aussi cette aggravation avant minuit, dans le jour après avoir mangé ou par l'exposition à l'air froid ou en buvant de l'eau froide. Toux creuse et fatigante qui reparaît aussitôt que le malade se découvre tant soit peu, surtout la nuit. Toux qui se termine par un éternument très-court. Amaigrissement et faiblesse générale. — Dans tous les catarrhes, mais de préférence quand le larynx et la trachée sont spécialement le siége de l'inflammation ; chez les scrofuleux et, en particulier, après la rougeole.

HYDRAS. CAN. — Toux chronique, accompagnée de paroxysmes fébriles le soir et la nuit. Toux dure avec sensation de grattement dans le larynx n'amenant qu'avec peine des crachats épais, jaunâtres, tenaces et filants. Grande faiblesse, perte d'appetit, état cachectique ou caducité sénile.

HYDR. ACID. — Toux incessante avec diarrhée et sueurs colliquatives.

HYOSCY. — Toux nocturne provoquée par la position horizontale, qui cesse aussitôt que le malade se met sur son séant. — Toux sèche, convulsive, fréquente, qui chaque fois ébranle violemment la poitrine, le bas-ventre, tout le corps et excite une douleur d'écorchure dans les muscles abdominaux ; la toux commence peu après être couché et dure jusqu'au matin.

IGNAT. — Toux habituellement sèche, continue, chronique, le jour et la nuit, et qui cause dans le bas-ventre et surtout dans l'aine une violente douleur qui ne s'apaise que par la pression des mains. L'irritation qui provoque la toux d'*Ignat.* a surtout son siége dans la trachée-artère et le larynx, car un fort enrouement prouve que les parties supérieures

des organes respiratoires sont particulièrement attaquées. —
Plus sympathique aux personnes irritables, à impressions
mobiles, qui passent rapidement de la joie à la tristesse et
réciproquement. Chez les hystériques. Après un chagrin
concentré. — Toux aggravée par le manger, ou en étant
couché la nuit, ou en se levant le matin. — Pouls très-fréquent et irrégulier ; température extérieure très-élevée et
frissons intérieurs. Soif très-vive, point d'appétit.

INDIGO. — Toux sèche, toujours accompagnée d'épistaxis.

IOD. — Toux provoquée par un picotement et un chatouillement intolérables dans le larynx et la gorge, qui n'est
soulagée que par le rejet de mucosités qui semblent provenir
des points où existent le picotement et le chatouillement.
Toux sifflante, brève, sèche, croupale, aboyante, le jour et
la nuit, avec douleur dans le larynx ; la douleur du larynx se
propage jusqu'au tiers supérieur du sternum. Enrouement.
Parole difficile. Oppression et dans la respiration sifflement et
bruit de scie. *(Croup)*. Toux accompagnée de douleurs dans
la poitrine et suivie ou de mucosités épaisses, grises, blanchâtres, de goût salé ou douceâtre, ou de crachats striés de
sang ou même sanguinolents. Toux pire le matin. Sueur
matinale, pouls rapide, diarrhée et, chez les femmes, aménorrhée *(Phthisie pulmonaire)*. Râles humides à fines bulles ou
à grosses bulles et sifflement. — L'émaciation de *Iod.* offre
ceci de particulier que quoique progressive, le malade n'en
conserve pas moins un bon appétit. Diathèse scrofuleuse.
Glandes cervicales engorgées. Goître.

IPEC. — Toux convulsive, par accès violents et subits,
le plus souvent sèche, jour et nuit, ébranlante et suspendant
la respiration, avec raideur du corps. Pendant la toux, vomissements fréquents de glaires visqueuses ; battements de
cœur ; respiration râlante, rapide, brûlante, pouls à 140. —
Toux suffocante accompagnée de vomiturition et de vomissements de matière glaireuse ; face rouge, yeux gonflés et
pleins de larmes. — Toux plus fréquente et plus forte dans
l'après-midi et la première partie de la nuit ; améliorée dans

la deuxième partie de la nuit et le matin ; avec respiration courte et embarrassée; épreintes urinaires, avec émission peu copieuse d'urine pâle. — Toux sèche qui se manifeste tous les matins, dès qu'on paraît au grand air. — Chez les enfants, toux avec accès de suffocation pendant lequel l'enfant frappe des pieds et des mains ; tout son corps est mouillé de sueur et l'enfant supporte avec peine le plus léger attouchement. Pouls très-petit, rapide. — Toux avec crampes de poitrine qui ne laissent de repos ni le jour ni la nuit, et pendant lesquelles il ne peut pas prendre haleine. Hémoptysie.

IRIS VERS. — Toux sèche, brève, excitée par un chatouillement excessif dans le larynx et précédée ou accompagnée de sécheresse, de cuisson ou de brûlure dans la gorge. En toussant, on éprouve au front une sensation de resserrement. Douleur dans le côté gauche du larynx.

KALI BICHR. — Toux sèche avec enrouement, pire le soir et accompagnée souvent de douleurs poignantes dans la poitrine. — Toux qui survient aussitôt que l'on boit ou que l'on mange ; toux avec un chatouillement insupportable dans le larynx ou plus bas, à la bifurcation des bronches. Rougeur inflammatoire au voile du palais et à l'ouverture du pharynx. — Toux avec crachats consistants, filandreux. Toux qui augmente le soir en se déshabillant, pour s'améliorer par la chaleur du lit ; toux pire le matin en s'éveillant. Aggravation par les temps chauds.

KALI CARB. — Toux sèche, violente, à caractère suffocant, surtout la nuit de 3 à 4 heures, par accès, avec expectoration difficile à détacher. Les crachats varient, ils sont ou simplement muqueux, jaunes ou striés de sang et purulents. Gonflement œdémateux entre les sourcils et les paupières.

KALI CHLO. — En toussant ou en éternuant, il voit apparaître devant les yeux des points lumineux. Toux sèche avec oppression ; douleur dans la poitrine et l'estomac, avec ou sans fièvre.

KALI HYD. — Toux avec crachats gris verdâtres ou purulents, de saveur salée ou douceâtre ; sifflements et râles dans la poitrine. Particulièrement chez les phthisiques et

encore mieux chez les syphilitiques. Sueurs nocturnes.
Dévoiement. Aggravation pendant le repos.

KALI NITR. — Toux sèche, provoquée par un chatouillement dans le milieu de la poitrine, avec élancements dans la poitrine et expectoration de sang pur. Dyspnée extrême, suffocation. Palpitations de cœur. Le malade ne peut boire qu'à petits traits par manque de respiration. — Tussiculation constante chez les phthisiques qui amène de fréquents crachats et même du sang pur. Chaleur constante à la paume des mains. Fièvre le soir.

KREOSOT. — Toux sèche avec grattement, excitée par une sensation particulière, comme si quelque chose rampait dans la gorge, au-dessous ou derrière le larynx. Toux grasse avec la même sensation.—Irritation bronchique qui accompagne la dentition quand l'enfant est extrêmement de mauvaise humeur, irritable, très-agité et criant dans la nuit. Notre expérience sur ce point est conforme à celle de nos confrères qui, avant nous, ont marqué la place de *Kreosote* dans la médecine des enfants. — Après l'état aigu, l'état chronique n'échappe pas non plus à l'action bienfaisante de *Kreosote*; on l'a préconisé dans la phthisie pulmonaire quand il se fait à chaque accès de toux l'expectoration d'une grande quantité de pus, avec exacerbation le soir, épuisement, perte d'appétit, amaigrissement. Je citerai l'observation suivante qui ne m'appartient pas, mais que je trouve consignée dans nos annales et qu'il est peut–être utile de mettre sous les yeux des praticiens. — Séjour au lit depuis quatre mois, marasme complet, faiblesse extrême, face pâle, pommettes colorées, fièvre hectique continue avec redoublement le soir ; pouls petit, fréquent ; peau chaude ; crachats abondants et purulents, exhalant une odeur fétide, ainsi que l'haleine. Toux fréquente et accompagnée d'oppression ; cette oppression augmentant durant l'exacerbation fébrile et amenant une douleur pongitive dans le côté gauche de la poitrine, correspondant derrière l'épaule ; nuits sans sommeil et fort agitées. *Kreosote* ; guérison.

LACH. — Toux violente, coïncidant avec des maladies

organiques du cœur. Accès de toux invariablement après avoir dormi un certain temps. Toux pendant le sommeil, sans que le patient se réveille. Toux pendant le jour seulement. Expectoration très-difficile et rare en général. La toux augmente par le temps humide. Toux chronique excitée par un chatouillement à gauche de la racine de la langue. — Asthme avec accès nocturne.— Toux sèche, brève, suffocante, comme par des piqûres dans la gorge, avec des efforts inutiles pour cracher. Toux excitée par la plus légère pression sur le larynx ; le patient ne peut supporter autour du cou la plus légère cravate, parce que le simple contact de cette cravate excite la toux. — Toux aussitôt qu'il s'endort, souvent avec étouffement, comme s'il allait suffoquer inévitablement.—Toux pire la nuit. En toussant, chez les hémorrhoïdaires, points douloureux dans les tumeurs hémorrhoïdales. Expectoration difficile ; il lui faut tousser et renâcler un certain temps pour arriver à cracher un peu de mucosités épaisses.

LACHNANT. — Toux sèche le matin et le soir ; la nuit, grande sécheresse de la gorge qui rend le réveil très-pénible. — Expectoration striée de sang, avec violentes douleurs dans la poitrine.

LACT. SAT. — Toux violente dont chaque quinte est accompagnée de vomissements surtout après avoir mangé, sans qu'il y ait d'ailleurs le caractéristique de la coqueluche. — Toux par chatouillement avec une oppression au milieu et du côté droit de la poitrine, avec douleur dans la partie postérieure de la région du foie. — Douleur pressive sur le côté droit, correspondant anatomiquement et exactement au point où les nerfs vagues et les nerfs sympathiques du plexus cardiaque vont se fondre avec le plexus cœliaque. — Sensation de froid dans la poitrine ; respiration courte, sommeil inquiet, peu réparateur.

LAUROCER. — Petite toux brève, provoquée par un chatouillement et un grattement à la gorge avec constriction spasmodique du larynx et voix grave de basse-taille. — Toux nerveuse dans les affections organiques du cœur.

Toux tous les soirs aussitôt qu'on est couché — Toux avec expectoration muqueuse abondante et dans les crachats, on voit çà et là des parcelles de sang d'un rouge vermeil. Pouls faible, lent, irrégulier. Aggravation le soir ; amélioration au grand air.

LEDUM PAL. — Toux violente, toute la nuit, mais surtout après minuit, avec douleur lancinante et fortes pulsations au creux de l'estomac. Respiration courte. Expectoration légèrement striée de sang, surtout pendant la toux. — Après l'accès de toux, vertige, chancellement ; contractions spasmodiques du diaphragme telles que la respiration se précipite comme par des sanglots, ou après un accès violent de colère et de cris. Pendant le sommeil, plaintes et gémissements.

Toux des goutteux. — Sujets cachectiques, ordinairement dépourvus de chaleur animale.

LICH. ISL. — Grande analogie entre ses propriétés et celles de *Lichen pulm.(Sticta pulm.)* et peut-être celui-ci doit-il être préféré par cela même que nous pouvons le récolter nous-mêmes dans notre pays ; mais il n'en est pas moins vrai que le Lichen d'Islande a depuis si longtemps marqué sa place dans la thérapeutique par de telles conquêtes que nous ne pouvons pas ne pas nous préoccuper de lui et qu'il importe d'être fixé sur sa valeur ; il s'agit ou de dissiper de fâcheuses illusions qui ont au moins le grave inconvénient de nous faire perdre un temps précieux, ou d'enrichir la thérapeutique d'un agent précieux contre la maladie la plus grave qui désole l'espèce humaine. Dans les deux cas, la question vaut bien la peine d'être examinée.

Murray (pag. 514, t. v) s'exprime en ces termes sur le mérite de *Lichen Islandicus* : « Mitigat tussim, respirationem » liberiorem reddit, lenit febrem, sputa corrigit, cibi appe- » titum auget, digestionis præsidia restaurat et vires totius » corporis erigit. Sudores et diarrhæam colliquativam coër- » cet et nutritiis particulis ita corpus replet, ut loco maciei, » pristinæ pinguem habitum induat. » — J'ai été frappé de ces affirmations et j'ai voulu me demander ce qu'elles

avaient de fondé. Je n'ai pas eu le temps d'avoir satisfaction sur tous les points, mais de mon expérimentation clinique je me crois pourtant autorisé à planter les jalons
suivants : 1° Privé de sa partie amère, le Lichen n'a plus
aucune propriété ; 2° L'état fébrile est trop généralement
regardé comme une contre-indication à l'emploi du *Lichen* ;
c'est un tort ; le *lenit febrem* est, au contraire, une vérité.
On ne doit pas craindre de recourir à son emploi quand
même il y ait accélération du pouls, s'il y a d'ailleurs abattement des forces, épuisement et consomption; 3° La toux
chronique qui laisse présumer des tubercules quand à l'auscultation on ne les constate pas encore, compliquée d'hémoptysie, de diarrhée, de sueur nocturne, est certainement
modifiée avantageusement par ce médicament.

Murray n'a donc pas tout à fait tort et c'est encore une
fois l'occasion de convenir avec le commentateur du Codex
que les notions empiriques laborieusement acquises à travers
les siècles par l'observation médicale resteront encore longtemps ses principales ressources ; mais allons plus loin.

La toux chronique qui s'établit après la rougeole et qui
la plupart du temps ne persiste que parce qu'elle a sa raison
d'être dans un travail morbide qui se prépare dans la poitrine par suite d'une affection diathésique trouvera dans le
Lichen un spécifique précieux. Murray l'avait aussi constaté,
lui ou le cortége de praticiens dont il se fait l'écho. Exemple:
« Tussim post morbillos superstitem consopivit... Quæ
» morbillis successit tussis cum exscreatione purulenta et
» reliquo phthisicorum symptomatum satellitio hocce auxilio
» apud plures infantes devicta. — Prodromorum signorum
» consuetissimum, tussis pertinacior et haud raro causa
» antecedens erupturi mali, felici ausu sæpe lichene hocce
» tollitur, etiamsi inveterata... Non minûs catarrhus inve-
» teratus qui sæpè in phthisin transit, eo discutitur. »
(Page 512. Tome v. *Lich. Islandicus.*)

L'empirisme a eu ses bons moments. Ce n'est pas sans
raison que nos maîtres d'autrefois s'écriaient souvent dans
leurs heures de franchise : C'est l'empirisme qui nous sauve !

Nous ne faisons jamais si bien que lorsque nous faisons de l'empirisme !

LILIUM TIG..— Toux sèche et dure, venant par coups isolés. Chez les femmes affectées de *prolapsus uteri* avec presque toujours constipation.

LIMAX. — La limace est un de mes *desiderata* que je comblerai peut-être un jour, mais *Ars longa, vita brevis !* Toutes les préparations pharmaceutiques dont les prospectus nous inondent, à base d'hélicine, ne servent à rien aux malades et ne conduiront jamais les médecins à la connaissance exacte des propriétés de la limace sur le corps de l'homme. C'est avalée telle quelle, dans son intégrité parfaite, qu'elle agit efficacement. Chrestien, de Montpellier, dont les prospectus ne dédaignent pas l'autorité puisque c'est sous son aile que s'abritent leurs réclames, les faisait avaler vivantes à ses malades ; c'est en usant de ce procédé que je lui ai vu produire d'excellents effets dans la phthisie pulmonaire tuberculeuse, avec cavernes et fièvre hectique.

Pour me rendre compte des bons effets salutaires de la limace vivante, je me disais autrefois, la limace contient du soufre ; par sa décoction le soufre se dégage et après la disparition du soufre, il ne reste plus rien qu'un decoctum grossièrement mucilagineux aussi dégoûtant d'aspect et de goût qu'inutile dans ses effets. C'est donc par la présence du soufre que je m'expliquai l'effet curatif de la limace. Il ne m'est pas démontré que j'eusse tout à fait tort.

Il est certain que le calorique exerce son action destructive aussi bien sur les animaux que sur les plantes et qu'il est sage de s'abstenir de recourir à son action. Encore moins ferons-nous cas de la limace calcinée et réduite en cendres, comme l'on a osé la recommander.

A quelle limace devons-nous accorder la préférence en thérapeutique ? Choisirons-nous la limace noire, ou la limace rouge ? Et pourquoi pas la chagrinée de Montpellier (*H. Aspersa*) c'était celle de Chrestien très-probablement et par conséquent elle a des titres à notre confiance comme ayant été le plus longuement expérimentée et comme ayant aussi laissé les meilleurs souvenirs.

Pour moi, je n'ai eu à ma disposition , en fait de préparation homœopathique de la limace, que la 3me trituration de
limax ruber et mon expérimentation clinique porte que cette
préparation est susceptible, dans les cas les plus graves de
phthisie pulmonaire, de modifier avantageusement la toux
et les crachats et de relever surtout les forces digestives. —
C'est à étudier.

L'emploi alimentaire des limaces a été signalé comme
nuisible aux phthisiques (Lanzoni, Seunert, Sebizius, Welsh).
C'est une raison de plus pour croire à l'efficacité curative de
la limace, il n'y a pas de médicament là où il n'y a pas la
puissance de modifier en quelque manière le corps de l'homme,
et des effets pathogénétiques du modificateur ressortent les
indications curatives.

LOBEL. INFL.— Toux par accès violents et prolongés, soulagée par l'expectoration de crachats visqueux adhérents au pharynx et accompagnée de la sensation désagréable d'un corps étranger qui demeurerait fixé dans la
fossette du cou. *Asthme essentiel violent. Accès d'asthme
coexistant avec irritation bronchique* (forme sèche). Oppression
qui oblige à respirer profondément et quand l'inspiration
arrive à être profonde, il en résulte un sentiment de bien-
être.— *Emphysème.* Soulage les symptômes de la contraction
spasmodique du diaphragme accompagnée de douleur à l'épigastre et de tympanite dans le ventre. Sujets dyspeptiques.

LYC. — Toux sèche jour et nuit, chez les vieillards et
chez les enfants faibles, émaciés, dépourvus de force musculaire, mais remarquables par leur intelligence. La toux
survient même dans le sommeil ; elle est violente le matin
et s'accompagne d'enrouement. Aucun signe physique de
maladie grave dans le poumon, l'innervation seule paraît
désordonnée ; l'émaciation n'en est que plus remarquable et
plus caractéristique. — Toux pire la nuit ou après avoir bu,
excitée par une inspiration profonde. — Toux qui s'aggrave
de 3 à 4 heures de l'après-midi. — Toux avec expectoration
copieuse, puriforme, jaune-verdâtre, purulente, fétide, ayant
un goût un peu salé. — Toux sèche le matin, qui dure depuis

des années. — *Catarrhe chronique, phthisie pulmonaire.* Oppression constante avec suffocation par le moindre travail: mouvements de soufflets aux ailes du nez; points douloureux dans le côté droit de la poitrine.

MAGN. CARB. — Accès de toux spasmodique, la nuit, chez des sujets qui portent des ascarides. Ascarides et toux disparaissent à la fois.

MAGN. SULPH. — La toux excite beaucoup de brûlure dans la poitrine; cette pénible sensation ne dure pas après la toux, mais elle revient à chaque accès. La brûlure s'étend quelquefois du larynx jusqu'à l'estomac.

MANGAN. — Toux sèche qui cause une douleur d'élancement dans les régions pariétales. — Toux chronique accompagnée de leucorrhée épuisante, de surdité. Toux chronique avec titillation jusqu'au fond de la trachée qui force à tousser, surtout en parlant; sifflement dans la trachée, principalement en respirant profondément. Amaigrissement mais sans fièvre. Expectoration sans toux le matin, de crachats muqueux, verts grisâtres. Enrouement chronique, peau maladive, toute lésion tend à s'éterniser; rougeurs et gerçures dans le pli des articulations.

MENYANT. TRIF. — Toux qui amène des menaces de suffocation avec contraction spasmodique du larynx et qui augmente à chaque effort pour respirer. Douleurs de compression, d'élancements, de déchirements dans les deux côtés de la poitrine et entre les deux épaules. — Ces symptômes appellent homœopathiquement le trèfle d'eau dans le traitement de certaines formes d'asthme essentiel et corroborent singulièrement le fait énoncé par M. Cazin dans son *Traité pratique et raisonné des plantes médicinales indigènes*, page 634: « J'ai connu un cultivateur asthmatique qui se soulageait en fumant des feuilles de trèfle d'eau séchées. » Nous avons aussi de bonnes raisons pour regarder le trèfle d'eau comme spécifique dans un certain nombre de cas de toux vermineuse.

MEPHIT. PUT. — Toux par accès, rares et légères pendant le jour, mais la nuit les accès sont plus violents et plus rapprochés avec fièvre et vomissements fréquents ; coqueluche. — Toux provoquée en buvant, en parlant, en lisant à haute voix, en chantant, avec la sensation d'un corps étranger dans l'intérieur du larynx.

MERC. SOL. — Toux surtout la nuit, sèche, ébranlante d'abord et plus tard grasse. Aggravation en étant couché sur le dos ou sur le côté gauche. Dans l'une ou l'autre de ces positions, l'air lui manque, le visage devient violacé. Le soir, la tête est brûlante. Dès que le sommeil arrive, le corps est aussitôt inondé de sueur ; cette sueur n'amène aucun soulagement. — Toux avec expectoration puriforme, pouls inégal, qui se laisse déprimer facilement ; grande faiblesse, diarrhée. — Chez les enfants, toux avec angoisse, continue, brève, sèche, violente, forçant à rester assis ou au moins à avoir le corps très-relevé. Rougeur des amygdales, sensation d'excoriation à la gorge. Dévoiement avec tendance à la transpiration non-suivie de soulagement.

MEZER. — Accès de toux plus violents et plus fréquents la nuit que le jour. *Coqueluche.* — Toux violente, sans interruption jusqu'à ce qu'il ait vomi. Peu d'appétit, selles plus rares et plus dures qu'il ne convient à un enfant.

MOSCHUS. — Toux spasmodique, chez les femmes hystériques, avec cette particularité qu'avec la toux arrive une dyspnée très-forte qui, tout de suite, s'approche de la menace de suffocation. Après la toux, la dyspnée cesse complètement pour reparaître aussitôt que se renouvelle le besoin de tousser. — Dans les cas où l'on ressent soudainement dans la partie supérieure de la poitrine (dans la trachée) une sensation de vapeur de soufre avec constriction du tube aérien et mouvements spasmodiques des membres ou raideur tétanique du corps. — Spasmes de la glotte, convulsions de toutes formes. Asthme, croup.

MURIAT. ACI. — Toux avec brûlure dans la gorge, irritation de la bouche avec pustules et ulcères mous ; enrouement et sensation d'excoriation au larynx. Inflammation des gencives ; hémorrhoïdes consistant en un bourrelet épais, d'un rouge bleuâtre, dur, chaud et très-sensible au toucher.

NAT. MUR. – Toux avec exaspération de 10 heures du matin à midi. La toux est provoquée par chaque effort de déglutition à vide. — Toux avec écoulement d'urine à chaque quinte.— Toux sèche qui apparaît encore assez fréquente dans le jour, en dehors de ses heures d'aggravation, mais qui, pendant la nuit, est fort rare. Expectoration peu copieuse et se montrant rarement. — Toux chronique à la suite de la rougeole. L'excitation à tousser provient du creux de l'estomac, en complication d'un état gastrique avec constipation. — Dans la phthisie et la pleurésie, quand il y a des élancements dans le côté *droit* de la poitrine, en inspirant profondément. Décubitus sur le dos. Impossibilité de rester couché sur un côté ; accès, par intervalles, de toux sèche. Elancements dans les reins en se soulevant ; respiration oppressée sans être accélérée ; pouls un peu plein, pas d'appétit, pas de soif. Pas de sommeil. Goût salé, langue sèche, température de la peau normale, brisure générale — Eructations acides après les repas avec malaise ; pression et ardeur dans la région épigastrique qui s'étend de bas en haut, lui coupe la respiration et le met de fort mauvaise humeur. Toute la région de l'estomac est le plus souvent tendue et très-sensible au toucher. — Obstruction fréquente du nez par coryza et perte de l'odorat.

NAT. SULPH. — En toussant la nuit, le patient se met sur son séant et tient sa poitrine pressée entre ses deux mains. Catarrhes chroniques et phthisie pulmonaire.

NICCOL. — Toux nocturne, si violente que le patient est obligé, malgré lui, de se relever sur son séant et de se tenir la tête pressée entre les deux mains. Toux sèche, ébranlante, continuant souvent pendant des heures. Enrouement. Toux avec beaucoup de dyspnée, mais peu ou point d'expectoration. Etat nerveux ; prédominance du froid ; sensation de vacuité à l'estomac. Constipation.

NITRI. ACID. — Toux violente sous l'influence de laquelle les paupières sont ecchymosées comme à la suite d'un coup direct. Grattement et picotement dans le larynx avec enrouement spécialement en parlant pendant longtemps.

Toux aboyante surtout le soir. Phthisie pulmonaire après le ramollissement des tubercules ; crachats purulents ou sanguinolents, palpitations de cœur et manque de respiration après le plus léger mouvement. *Asthme* chez des sujets délicats, épuisés surtout par le libertinage, avec coryza fluent, diarrhée, crachats abondants hors les accès.

NUX MOSCH. — Toux plus particulièrement dans la grossesse, excitée par cette singulière sensation,comme si un corps vivant rampait de l'intérieur de la poitrine à la gorge. Toux qui s'exaspère à la chaleur du lit, dès qu'on est couché. Toux sèche accompagnée d'une respiration courte, à la suite de pieds mouillés ou après la surexcitation qu'accompagne un travail pénible. — Approprié aux personnes qui aiment la chaleur, que le froid anéàntit et qui s'enrouent facilement, surtout lorsqu'ils marchent contre le vent. Sensation de constriction à la poitrine. — Toux provenant d'un froid humide, avec douleur d'écorchure et expectoration le matin, accompagnée d'un coryza fluent.

NUX VOM. — Toux sèche, seule ou avec coryza, le matin, vers les premières heures de la journée et le soir, dure, brève, répondant à la tête ou à l'ombilic qui est sensible à la pression, sollicitée par une sensation de plaie dans le gosier, avec sécheresse et grattement, acreté, chatouillement au palais et prurit à la partie supérieure de la trachée. Toux avec vomissements de mucosités et de matière d'une odeur insupportable, sans aliments dans les vomissements. Expectoration le matin, difficile, blanchâtre, grisâtre et peu abondante. Soulagement par les boissons chaudes. Tempérament vif et irritable. — Toux par accès et l'accès s'annonce par une sensation désagréable dans l'estomac. — Toux après la suppression de flux hémorrhoïdaux et chez les personnes qui ont abusé de la bonne chère, du vin, du café et de liqueurs alcooliques. — *Asthme.* En cas de resserrement spasmodique de la poitrine avec anxiété survenant la nuit, le matin de bonne heure ou après le repas, avec gonflement et plénitude de la région épigastrique, éructations et palpitations. Toux courte, soulagée par le décubitus sur le dos.

Asthme spasmodique des jeunes gens. — *Coqueluche.*Violente douleur dans la région ombilicale pendant l'accès de toux. Toux convulsive excitée par un chatouillement dans la gorge ; sensation désagréable dans l'estomac, prodrome de l'accès. — *Grippe.* Enrouement catarrhal et rudesse douloureuse du larynx et de la poitrine ; accumulation de mucosités tenaces qu'il est impossible de détacher ; douleurs comme d'excoriation dans le larynx en toussant. Insomnie. Constipation. Tendance à se montrer violent et emporté. Chez les hommes à vie sédentaire, fatigués par les travaux de cabinet ; chez les femmes, les règles devancent, s'arrêtent pour reparaître ensuite et durent en définitive plus longtemps qu'elles ne devraient.

OPIUM. — Toux sèche, nocturne, spasmodique, sans expectoration et causée par un chatouillement dans la trachée. Asthme spasmodique essentiel *(Hah).* Toux ébranlante avec crachats difficiles à détacher. Accès de toux qui sont chaque fois précédés et suivis de baillements fréquents. Le besoin de tousser est immédiatement suivi d'un arrêt de la respiration et du bleuissement de la face. Respiration bruyante, stertoreuse et râlante. Accès de suffocation en faisant un effort pour tousser. — Toux en avalant et en respirant, avec respiration anxieuse, pénible et intermittente. Aggravation dans le repos. Face rouge, bouffie. Constipation et refroidissement du corps après l'accès de toux. Pouls plein, lent. Fièvre avec sommeil léthargique, ronflement.

PETROL. — Toux le soir après s'être mis au lit. Toux sèche pendant la nuit. Toux suffocante la nuit sans expectoration. Convient surtout aux tempéraments irascibles ou aux jeunes gens ruinés par l'onanisme.

PHELLAND. AQ. — Toux chronique hors l'emphysème et l'asthme essentiel. — Toutes les probabilités réunies d'une phthisie commençante sont une condition excellente pour son emploi ; dans la phthisie très-avancée s'est montré non-seulement comme palliatif précieux, mais comme radicalement curatif ; avec cavernes aux deux poumons, expectoration abondante de crachats même purulents, sueurs nocturnes. Diarrhée colliquative, frisson et fièvre le soir. — Fontes tuberculeuses incontestables et tous les dépérissements qui s'en suivent. Après 8 jours, expectoration moins abondante et plus facile, fièvre diminuée ou disparue. La diarrhée s'est amendée, l'appétit est revenu, le sommeil répare mieux les forces. Guérison d'une caverne. SANDRAS. — Avec une spécificité aussi marquée, on est en droit de tout espérer. Bertini rapporte le cas d'une consomption pulmonaire parvenue au dernier degré. Toux, expectoration purulente et diarrhée ; au bout de cinq jours, amélioration. Guérison en deux mois et demi. Sauf les cas de spécificité du médicament, on ne me montrera nulle part une guérison aussi rapide. — CHIAPPA, de Pavie, parle de diminution graduelle des symptômes principaux de la phthisie ; LANGE dit que le *Phellandre* fait cesser l'hémoptysie, arrête le développement des tubercules pulmonaires, s'oppose à leur ramollissement et contribue enfin à la cicatrisation des cavernes. — La phellandrine, injectée dans la veine d'un chien, a produit de la gêne dans la respiration, des tremblements nerveux, de l'anxiété. HUFELAND : l'expérience a constaté l'efficacité des semences du *Phell. aq.* dans la phthisie purulente. Récamier traita avec succès le catarrhe pulmonaire par le *Phelland. aq. (Rev. méd.,* 1825, tome II, page 397)*.

Hémoptysie accompagnée d'éréthisme des vaisseaux sanguins, gêne dans la respiration, toux chronique, opiniâtre, avec expectoration abondante, muqueuse, mucoso-purulente ou même purulente ; matité du son, obscurité du bruit respiratoire sous une clavicule, la droite de préférence ; amaigrissement, sueurs nocturnes, diarrhée colliquative, fièvre le soir ; sujets lymphatiques, sans réaction ou à réaction faible, débiles et très-irritables, inappétence : telles sont, dans l'état actuel de la science, les conditions pathologiques dans lesquelles le *Phelland. aq.* s'est montré le plus efficace. Et de quel prix n'est pas cette conquête, quand il s'agit de la phthisie pulmonaire, terrible affection dans laquelle dit avec raison Murray : « Nihil probabilis usus intentatum relinqui debet. »

PHOSPH. — Toux sèche par chatouillement dans la gorge et encore plus dans la poitrine; toux qui s'exaspère en riant, en parlant et en buvant. Toux provoquée par le décubitus sur le côté gauche. Toux avec douleurs dans la poitrine, surtout dans le côté gauche, comme par excoriation. Toux par le changement de temps, en allant au grand air et qui s'aggrave jusqu'à la suffocation. Toux avec enrouement et même perte de la voix. — Toux pire avant minuit. — Toux avec expectoration sanguinolente, douceâtre, putride. — Toux à caractère convulsif; les crachats manquent entièrement ou sont très-rares. — Disposition scrofuleuse, tuberculeuse; cheveux blonds.

PHOSPH. ACID. — Toux amenant le matin une expectoration jaunâtre et purulente, d'une odeur et d'une saveur herbacée très-désagréable. Toux sèche habituellement le reste du jour et dans la soirée avec tendance à la transpiration et au dévoiement. Pendant la toux, mal de tête déchirant; nausées, sensation de brûlure à la gorge et dans la poitrine. — Toux avec enrouement et chatouillement, qui reparaît toujours sous l'influence d'un air froid. Les deux pommettes sont rouges par intervalles. — Faiblesse générale. physique ou nerveuse. Amaigrissement, fièvre. Indifférence. Le patient est ordinairement assoupi ou morne. Il refuse de parler, il transpire tous les matins, il refuse de manger prétendant que les aliments sont tous lourds et l'oppressent. Epuisement par l'onanisme, par des pollutions trop fréquentes, par des pertes de sang, par des inquiétudes ou des contrariétés.

PHYTO. DEC. — Toux sèche le matin, sollicitée par la sécheresse du pharynx qui est recouvert par un mucus épais, blanc et jaune. *Diphthérie* pharyngienne dans laquelle les organes respiratoires ne sont pas atteints. Toux avec spasme fréquent du larynx. Toux suffocante excitée par un chatouillement dans le côté du larynx. *Pseudo-croup.* — Toux sèche, rude, avec inflammation catarrhale des yeux, *grippe*.

PLATIN. — Toux violente, excitée par une irritation sous l'extrémité supérieure du sternum. Toux hystérique avec

étouffement ressenti derrière la partie supérieure du sternum.
Chez les femmes, les symptômes concomitants qui suivent
motivent le choix de *Plat. :* pression douloureuse sur les
parties génitales, règles profuses accompagnées de douleur
de tête, de crampes et d'angoisse. Métrorrhagie à sang
épais, foncé en couleur. Leucorrhée comme du blanc d'œuf.

PODOPH. PEL. — Toux qui revêt les caractères
d'une fièvre rémittente ; ses exacerbations et ses rémissions
marchent avec celles de la fièvre. Toux avec douleur et plé—
nitude dans la région du foie.

PULS. — Toux grasse, excitée comme la toux sèche
de *Nux. v.* par la même sensation de rudesse, de sécheresse,
de grattement dans la gorge et de chatouillement au palais,
mais ébranlant tout le corps, avec battements de cœur violents, avec expectoration de crachats jaunes, blancs, abondants, salés ou amers, amenant des nausées. Afflux de salive
dans la bouche avec tendance au vomissement surtout le soir
au lit. La toux commence le soir et dure sans interruption
toute la nuit. Chaque soir, froid, et pendant toute la nuit,
chaleur insupportable. — Expectoration facile de crachats
muqueux, jaunes–verdâtres, quelquefois striés de sang ; sans
soif. — Toux gastrique, toux avec expectoration de sang
noir, chez les femmes dont les règles sont momentanément
supprimées. — Caractère doux en opposition avec celui de
Nux. v. — *Asthme.* En cas de suffocation comme par des
vapeurs de soufre ; anxiété ; crainte dé suffocation surtout la
nuit et le soir. Les crachats de *Pulsatille* se dissolvent facilement. *Coqueluche,* enfants à cheveux blonds, d'un caractère
doux, disposés à céder. *Phthisie pulmonaire :* expectoration de
grandes masses de mucosités jaunes, épaisses en grumeaux
surtout le matin. Crachats fétides. Enrouement, sécheresse
et douleur dans le cou, comme s'il était écorché ; douleurs
perçantes dans la poitrine, oppression, faiblesse générale,
amaigrissement, fièvre hectique, *la toux commence le soir et
dure sans interruption toute la nuit.* Aggravation par la position horizontale, soulagement en restant assis. Souvent,
vomissements de glaires ou d'aliments ; ces vomissements

sont d'un goût amer. *Catarrhes pulmonaires*, surtout chez les femmes lymphatiques et anémiques avec règles irrégulières. Accès de dyspnée la nuit ; surtout chez les goutteux ou rhumatisants souffrant plus spécialement la nuit de douleurs erratiques qui passent rapidement d'un point à un autre.

RHUS GLAB. — Toux avec ulcères dans la bouche et à la gorge. Sueurs nocturnes. Expectoration de grumeaux de sang par la gorge. Diarrhée et épuisement.

RHUS RAD. — Toux excitée par un chatouillement sous la moitié supérieure du sternum ou dans le creux de l'estomac.

RHUS TOX. — Toux qui survient après avoir été exposé à la pluie ; toux brève, sèche, par chatouillement dans la poitrine, avec goût de sang dans la bouche, sans qu'il y ait du sang. Bouche sèche, respiration courte. Aggravation le soir et avant minuit. Agitation la nuit ; il change de place à chaque instant ; plus mal en plein air. Amélioration par le mouvement et à la chaleur. En toussant, tremblement de la tête et agitation convulsive des muscles des parois de la poitrine. Toux provoquée par les boissons froides et soulagée par les boissons chaudes. Pendant la toux, sueur générale. En respirant, sensation de froid dans le larynx. — *Herpès labialis.*

RUMEX CRIS. — Après avoir pris froid, toux sèche jour et nuit, forte, enrouée, aboyante, d'un timbre particulier éclatant, simulant le croup. Fièvre. La toux change bientôt de nature, devient plus douce et la sécheresse fait place à une sécrétion muqueuse de bonne nature. — La toux de *Rumex cris.* est provoquée par la pression exercée sur la trachéeartère, par des inspirations profondes, à chaque inspiration d'air frais et par la parole ; elle est violente dans la soirée, plus forte vers onze heures de la nuit et pire en étant couché. Toux avec chatouillement ou irritation derrière le premier tiers supérieur du sternum. Toux en changeant d'appartement. L'air froid produit un insupportable chatouillement au creux de la gorge et derrière le sternum, plus marqué du côté gauche. Enrouement le soir. Envie constante de tousser par l'inspiration d'un air frais, ce qui porte instinctivement le malade à se couvrir la bouche avec ses couvertures. — Enrouement et sécheresse continuels, accompagnés d'une excessive sensibilité du larynx et de la trachée, aggravée par l'air frais et par le mouvement le plus léger.

SABIN. — Particulièrement dans la grossesse, toux excitée par un chatouillement dans le larynx et sensation de fourmillement à l'intérieur. Tempérament nerveux; diathèse goutteuse. — Chez des femmes qui sont habituellement inquiétées par une sensation désagréable entre le sacrum et le pubis et qui, dans la grossesse, sont affectées de leucorrhée corrosive.

SAMBUC. — Toux avec arrêt subit de la respiration la nuit, après minuit; toux suffocante, pire habituellement la nuit, aussitôt après minuit. Toux creuse, profonde, avec enrouement et râle muqueux. *Coqueluche :* lorsque la toux est grasse, avec sifflement et ronflement dans la poitrine, crachats faciles à détacher, vomissements fréquents, dyspnée continuelle, légère bouffissure de la face, urines abondantes et ténesme vésical. Pouls petit, rémittent; respiration très-fréquente et sifflante. Réveil la nuit par les accès qui sont très-violents, spasmes de l'épigastre, menace de suffocation. — *Phthisie pulmonaire :* toux suffocante par accès soudains la nuit après minuit; fièvre dans l'après-midi, sueurs nocturnes, abondantes, générales. Absence de soif, abattement considérable, épuisement, sans force et sans courage.

SANGUIN. CAN. — Toux avec sécheresse chronique dans la gorge et sensation de gonflement dans le larynx; toux incessante sans expectoration avec douleur dans la poitrine et rougeur circonscrite des joues. Difficulté de respirer. *Pneumonie :* 2e et 3e périodes; dyspnée extrême, crachats rouillés. Décubitus sur le dos seul possible. Peu de douleur dans la poitrine et le peu qui est ressenti présente le caractère de la piqûre et de la brûlure; pouls vif et petit; la face et les extrémités ont de la tendance à se refroidir, ou les mains et les pieds sont brûlants, avec plaques de rougeur et de chaleur brûlante aux joues, plus particulièrement dans l'après-midi. — *Phthisie pulmonaire* : expectoration prolongée de crachats rouillés, haleine fétide, crachats fétides ; le malade lui-même se plaint de la fétidité qui le poursuit ; avant et après la toux, émission de vents ; après la toux, chaleur et après la chaleur, baillements, besoin de s'étirer ; plaques rouges circonscrites aux joues ; diarrhée ; sueurs nocturnes ; douleurs dans les membres inférieurs. — *Catarrhes aigus et chroniques.* Toux provoquée par un chatouillement, avec âpreté dans la gorge, légère diarrhée, enrouement et aphonie ; beaucoup d'éternuments. Coryza fluent de la narine droite, violent, avec écoulement aqueux, acre, abondant, toujours par la narine droite ; les yeux sont douloureux.

SENECIO. — Toux après la suppression des règles par un refroidissement. Toux à l'âge critique avec règles irrégulières. Hémoptysie dans les mêmes conditions, à tout âge, toux qui peut être considérée comme le résultat de troubles menstruels. Toux avec expectoration jaunâtre, épaisse, douceâtre, souvent striée de sang et accompagnée d'une sensation d'âpreté et d'excoriation dans la poitrine.

SENEG. — Toux chronique des vieillards surtout, le plus souvent sèche, ébranlante, provoque dans la poitrine des douleurs de diverses natures. Toux avec expectoration difficile. Toux brève avec accumulation de mucosités dans les bronches qui ne peuvent se détacher même avec les plus grands efforts. Tendance à la diarrhée. *Pneumonie adynamique* : pouls petit, à peine perceptible ; toux rare, courte, sans expectoration, mais avec râle muqueux abondant, somnolence, traits décomposés, anéantissement des forces, violents points de côté. *Asthme sénile, emphysème pulmonaire ; catarrhes chroniques* chez les phlegmatiques ; dyspnée par paralysie des poumons.

SEPIA. — Toux nocturne à tout âge, mais le plus souvent chez les enfants, surtout avant minuit. Toux par quintes qui se succèdent rapidement. L'enfant pousse des cris chaque fois, et si l'on ne se hâte pas de le lever, des éructations arrivent qui amènent le vomissement. — Toux chronique dure et sèche la plupart du temps, presque continue, brève, spasmodique, sifflante, empêchant de dormir la nuit et suivie seulement le matin en se levant, de l'expectoration difficile de crachats salés, gris, blanchâtres. La toux est provoquée par le décubitus sur le côté gauche. — *Coqueluche :* toux jour et nuit, mais principalement la nuit, avec efforts de vomissements. La toux vient par rapides secousses. Les vomissements sont muqueux ou amers, précédés de nausées. Respiration courte en étant couché, le soir et la nuit. Soif ardente seulement pendant le jour. *Phthisie pulmonaire.* Nous l'avons dit ailleurs : *Ars* agit électivement de préférence sur le tiers supérieur du poumon droit et *Sepia* agit de préférence aussi sur le côté droit, mais sur la partie moyenne du poumon ce qui fait que son indication première est fournie par le symptôme suivant : Douleurs de piqûres ou d'élancements dans le centre du poumon droit. La toux de *Sepia* peut être sèche, comme je viens de le dire tout à l'heure, mais elle peut aussi être accompagnée d'une expectoration abondante, muqueuse, blanche, verdâtre, grise ou même fétide et purulente. Dans cette dernière forme d'expectoration, *Sepia* même peut agir de préférence et souvent d'une manière remarquable. — Fièvre lente, sueurs, le matin, de mauvaise odeur, orthopnée, avec besoin de rester *sur son séant* la nuit. Soit phthisie ou catarrhe, le choix de *Sepia* est d'ailleurs presque toujours déterminé par l'état des fonctions utérines, au moins autant, si ce n'est plus, par les symptômes de la poitrine. Toux sèche des meuniers provenant de la poussière de farine. — Un rapprochement à faire et en même temps un signe différentiel à établir entre *Sepia* et *Senega.* Ces deux médicaments embrassent également, dans leur sphère d'action, les phlegmasies bronchiques et intestinales, mais dans *Sepia* se trouve la concomitance des deux affections, tandis que *Senega* est d'autant mieux indiqué qu'il y a alternance des symptômes.

SILIC. — Toux chronique, avec crachats abondants, jaunes, épais, purulents, qui surnagent au-dessus de l'eau ; aggravée par la position horizontale et en parlant ; améliorée en restant sur son séant. — La toux est provoquée par les boissons froides, soulagée par les boissons chaudes. — *Phthisie pulmonaire* : Expectoration abondante de pus fétide ; cavernes ; sueurs nocturnes ; la peau est pâle et prend la teinte de la cire jaune. *Catarrhes*, surtout chez les enfants rachitiques. — *Silic.* peut encore être utile dans la toux vermineuse quand le *Cina* est resté sans effets.

SPONG.— Toux avec enrouement et la sensation d'un tampon dans la gorge, provoquée par le mouvement et par le décubitus sur le côté droit ou sur le dos ; améliorée par la station assise, en mangeant et en buvant ; aggravée par la chaleur de l'appartement et en se couchant la tête basse. Sensation douloureuse de pression et de resserrement qui gagne toute la poitrine. Respiration rapide, anxieuse, irrégulière, bruyante, s'arrêtant souvent tout-à-fait. – Toux sèche, sibilante, creuse ; sensibilité du larynx au toucher, aphonie. *Croup.* Après *Aconit*, l'enfant est menacé de suffocation, il se relève au milieu des plus cruelles angoisses, s'attache à son lit, porte les mains à son cou, à sa tête ; son visage devient bleu et il se passe quelques instants avant qu'il puisse respirer. Sueur visqueuse, pouls petit, rapide. Aggravation avant minuit. *Catarrhes* : Surtout du larynx et de la trachée, sécrétion abondante de mucosités, expectoration jaunâtre ou blanchâtre, avec beaucoup d'oppression. Le trait de soulagement de la toux par le boire et le manger est caractéristique ; en raison de ce symptôme on l'a vu réussir dans la pneumonie, période de résolution. *Phthisie pulmonaire* : Toux pire le soir, jusqu'à minuit.

SQUILL. MAR. — Toux sèche le soir et grasse le matin ; la toux du matin est plus fatigante que la toux du soir. Pendant la toux, éternuments, larmoiement, écoulement séreux par le nez. Sécrétion abondante mais les crachats sont visqueux et l'expectoration ne se fait qu'avec beaucoup de peine. *Catarrhes chroniques* avec atonie du col de la vessie, ce qui est cause de l'émission involontaire de l'urine pendant la toux ; engouement des ramifications bronchiques par des mucosités tenaces. L'aggravation de la toux par l'eau froide est caractéristique. *Coqueluche* : Accès terribles la nuit avec crainte de suffocation.

STANNUM. — Toux chronique, grasse, avec expectoration jaune-verdâtre, surtout le matin de bonne heure et
le soir au lit, de saveur salée ou douceâtre et accompagnée
d'un peu d'oppression. Après la toux, sensation d'écorchure
dans la poitrine. Voix enrouée ; appétit bon, souvent boulimie. Enflure des jambes. Le décubitus sur le côté droit
provoque une toux sèche. *Catarrhe et phthisie* : Les caractéristiques sont : Expectoration *très-abondante*, quelle que soit
sa nature, purulente dans les cas les plus graves ; le plus
souvent d'un goût douceâtre. La respiration lui manque en
parlant ; pression et gonflement de l'estomac, toujours après
avoir mangé. Frissons constants alternant avec des bouffées
de chaleur, sueurs nocturnes et profuses. Voix rauque,
éteinte.

. **STAPHYS.** — Toux avec expectoration purulente,
surtout pendant la nuit ; douleur à la partie postérieure du
sternum, comme s'il y avait là ulcération, avec affluence
d'eau à la bouche. Parfois crachement de sang précédé de
grattement dans la poitrine et d'émission involontaire des
urines. — Suites de contrariétés ou de mouvements d'indignation.

STICT. PULM. — Toux chronique, déchirante et
presque constante, qui dure pendant des heures et amène
une grande faiblesse. Toux provoquée par un chatouillement
qui se fait sentir d'abord sur un point limité, mais qui finit
par envahir toute la poitrine. — Toux presque nulle pendant
le jour, mais réapparaissant tous les jours vers 6 heures du
soir et continuant toute la nuit, avec exaspération de
minuit au matin. — Toux qui prive de sommeil et empêche
de rester couché. — Toux aboyante comme celle de la coqueluche, après avoir pris froid. — Toux grasse avec expectoration facile le matin, de crachats purulents et sanguinolents.
— Toux avec oppression, après avoir pris froid et s'être
mouillé les pieds. Emaciation. — *Hémoptysie chronique* : Sang
noir, toux grasse le matin. Douleur dans le côté. Mauvais
goût dans la bouche. Chatouillement dans le larynx et les
bronches. Céphalalgie nerveuse, accusée surtout dans les

tempes.— Toux qui a succédé à la rougeole, plus forte le soir et le matin. Sommeil agité à cause de la toux. Même affinité que *Lichen islandicus. Grippe* : Pression dans la poitrine et le ventre, pire du côté gauche. Sécheresse excessive de la pituitaire qui est douloureuse ; les mucosités sécrétées dans le nez se dessèchent aussitôt et ne sont expulsées que par de grands efforts et sous forme de croûtes. Insomnie ; aussitôt que la nuit approche, inquiétudes dans les jambes.

SULPH.—Toux toujours sèche la nuit, suivie pendant le jour d'une expectoration épaisse, jaunâtre ou verdâtre, souvent du goût des œufs pourris. Pendant la nuit surtout la toux est continue et cesse vers le matin après une sueur débilitante. — Dyscrasie psorique. *Pneumonie*: Après la disparition des accidents inflammatoires quand il y a toux continuelle, brève, secouant toute la poitrine et sueur nocturne débilitante. Toux qui oblige à avoir la tête haute et qui empêche de dormir, avec tension continuelle sur la partie antérieure de la poitrine et dyspnée. Crachats visqueux d'un jaune blanchâtre. Amaigrissement, peu de soif et encore moins d'appétit. Réveil fréquent la nuit par une difficulté extrême de respirer, laquelle ne diminue qu'en se mettant sur son séant et ne cesse que le matin après avoir sué. *Coqueluche*: Grande inappétence. *Grippe*: Avec fort enrouement ou aphonie complète; quand il y a céphalalgie frontale, sus-orbitaire, des deux côtés. *Catarrhes*: Toux sèche la nuit et dans la journée. Toux grasse avec expectoration de mucosités très-épaisses, blanches ou jaunâtres. Grande impressionnabilité de la peau qui soufre de la plus légère variation atmosphérique. *Phthisie pulmonaire*: Toux violente surtout la nuit. Toux continuelle avec fièvre. La fièvre se distingue par la prédominance du froid. Peu de sueur et la sueur a ce caractère particulier qu'elle se prononce surtout après le réveil. Accès de suffocation pendant la nuit. Pression sur le sternum. Ardeur dans la poitrine, élancements à travers la poitrine jusque dans l'omoplate gauche. Crachats purulents, abondants. Voix gazée. Dyspnée au moindre effort. Sommeil agité, chaleur sèche qui l'empêche de dormir. Répugnance pour la viande. Soif vive la nuit.

SULPH. ACID. — La toux produit un choc violent derrière la paupière droite. Toux avec expectoration sangui-nolente. Après la toux, régurgitations acides même des aliments.

TABAC.—Toux qui produit dans le creux de l'estomac la sensation d'une plaie par un instrument pointu. — Accès de toux suivis d'un hoquet violent. Nous avons signalé ce caractéristique dans la coqueluche. — Toux spasmodique, convulsive.

Nous devons à l'observation les deux faits suivants : 1° Les râpeurs et écoteurs de tabac sont très-sujets aux maladies de poitrine, à l'hémoptysie, à la pneumonie ; 2° Les émanations du tabac arrivant dans les poumons chez les ouvriers attachés aux manufactures, exercent une influence salutaire sur la phthisie. Six ans d'observation, dit le Dr Buef, de Strasbourg *(Annales d'Hygiène,* 8me, 1842), m'ont confirmé dans cette opinion que la phthisie fait des progrès moins rapides chez ceux qui, déjà malades, en apportent le germe dans l'atelier. « Les enquêtes faites dans les manu-factures de tabac de Bordeaux, Lille et du Hâvre, ont donné les mêmes résultats. » — Action pathogénétique, action curative : à vérifier. — Déjà nous savons que parmi les accidents des chiqueurs figurent en première ligne, l'hémop-tysie, la laryngite, la bronchite chronique avec amaigris-sement général, anémie, palpitations, oppression et douleurs irradiant dans les épaules, la nuit. Violente douleur dans la poitrine comme si elle était serrée par un étau ; angoisse à la région du cœur avec constriction transversale dans la partie supérieure de la poitrine.

TART. EMET. — De quelque manière qu'il soit ap-pliqué, le tartre stibié agit sur l'homme spécifiquement en produisant une espèce d'inflammation catarrhale qui com-mence à la gorge, s'étend à la trachée, aux bronches et jus-qu'aux poumons eux-mêmes. On devait donc sûrement espérer qu'il se montrerait salutaire dans les inflammations de ces parties et l'expérience a justifié toutes ces espérances. Croup, Bronchite, Pneumonie, se sont bien trouvés de son application.

Pneumonie. — Cas désespérés ; le malade était assis sur son lit avec respiration convulsive, les épaules élevées par des efforts inouis jusqu'aux oreilles. Les parois du thorax étaient immobiles ; matité complète à la percussion ; à l'auscultation absence complète de murmure respiratoire ; respiration abdominale.

Bronchites. — Pouls faible, irrégulier et fréquent à ne pouvoir être compté. Respiration accélérée, poitrine encombrée, toux, dyspnée, visage coloré et fluxionné, ronflement bruyant et râle sibilant dans toute la poitrine, pouls à 108.120. Chez les vieillards, bronchites avec état adynamique, grande faiblesse musculaire, léger délire ou coma, langue sèche, les narines et les lèvres noires, apathie. Chez les enfants, à l'époque de la dentition, toux brève au début qui bientôt est suivie de râle muqueux, respiration inégale, toujours plus rapide quand l'enfant est couché, de façon qu'il faut qu'il soit porté au bras, presque debout. La nuit, exacerbation et insomnie. Dans les cas les plus graves, somnolence. *Bronchite capillaire* avec coma, délire, pâleur du visage et température inégale du corps, sueur profuse qui ne produit pas d'amélioration.

En somme voici les cas de toux de *Tart. emet.* Toux accompagnée de râle muqueux. On sent, on entend que les bronches sont pleines de mucosités et que la toux les soulève chaque fois ; crainte à chaque instant d'accès de suffocation. Toux avec enrouement, ronchus trachéal et bronchique et impossibilité de cracher. — Accès de toux suffocante ; toux avec vomissements des aliments après les repas. Toux avec expectoration de mucosités jaunâtres quelquefois la nuit seulement, principalement après minuit, qui amène le vomissement du repas du soir. Toux profonde, creuse, avec expectoration muqueuse la nuit.—Désir de fruits, de choses aigres ou de boissons très-froides.

THUYA. OCCID. — Toux aussitôt que l'on mange. Toux occasionnée par une irritation de la trachée, pire le matin et suivie de crachats en petite quantité consistant en mucosités fermes, jaunes-verdâtres ; respiration courte à cause de la présence de mucosités dans la trachée.—Le soir, toux après s'être couché, avec expectoration facile et plus aisée en étant couché sur le côté gauche.— Petite toux asthmatique avec la sensation comme s'il s'était formé une tumeur sous le rebord des fausses-côtes du côté gauche. — Gonflement aux extrémités des doigts et des orteils, signe particulier de l'infection sycosique.

TUSSIL. FAR. — Toux chronique par accès, le jour et la nuit, avec ou sans expectoration ; un chatouillement continuel, augmenté par la parole, excite la toux. Enrouement, sueurs nocturnes, amaigrissement. Phthisie pulmonaire? — Toux catarrhale qui traîne en longueur avec pouls précipité, humeur chagrine et triste.— Du temps de Dioscoride on faisait recevoir aux malades la vapeur de la décoction des feuilles par le moyen d'un entonnoir dont l'extrémité touchait à la bouche. On avait recours à ce moyen pour ceux qui étaient incommodés par une toux sèche avec orthopnée. Ce procédé fut remis en usage à la fin du XVIIme siècle et on le préconisa comme avantageux.— Hippocrate employait la racine de tussilage associée au lait et au miel contre les ulcérations du poumon. — En Suède, on fume ces feuilles en guise de tabac quand on a de la toux. — Hiller, au rapport de Ray, a guéri plusieurs enfants étiques en ne leur donnant pour toute nourriture que de ces feuilles cuites avec du beurre et de la farine. — Haller, comme le rappelle Cazin, prétend avoir guéri plusieurs phthisiques par le seul emploi de cette plante.— Une pathogénésie exacte du *Tussilag. farf.* pourra seule nous éclairer ; nous ne mettons en évidence les assertions qui précèdent que par respect pour la tradition.

URTIC. UR. — Toux survenue après la rétrocession d'une urticaire.

VERAT. ALB. — Toux excessivement violente et ébranlante, ne laissant de repos ni le jour, ni la nuit, avec douleur dans la tête, la poitrine et le ventre, par le fait de la secousse, souvent chez les hommes.—Toux brève, saccadée par chatouillement dans la gorge et la poitrine, par accès légers durant le jour, plus graves durant la nuit, qui réveillent en sursaut, obligent le patient à s'asseoir sur son lit, persistent jusqu'après un vomissement. — Toux violente avec sueur froide sur le front. — Toux creuse, profonde, avec tranchées, salivation abondante, face bleuie, émission involontaire de l'urine. Respiration pénible; faiblesse accompagnée parfois d'élancements qui traversent l'abdomen de haut en bas, comme si une hernie allait se former. — Toux dans la rougeole, spasmodique, avec forte brûlure et sécheresse dans la bouche et le pharynx; insomnie prolongée; anxiété dans la région précordiale; irritabilité des sens. *Bronchite capillaire* : Face livide, les ongles et les doigts cyanosés, les extrémités froides tandis que le cœur présente des contractions tumultueuses, irrégulières qui ne sont que trop souvent les précurseurs de la paralysie. *Asthme* : En cas de suffocation imminente avec malaise, vomissements, anxiété mortelle, sueur froide, refroidissement général du corps, toux creuse, *amélioration en étant couché*. *Coqueluche* : Lorsque les vomissements sont très-fréquents avec face pâle, défaite; sueurs froide, anxiété et agitation très-sensibles avant la quinte; en même temps il y a soif, frissons, émission de l'urine pendant l'accès.

VERBASC. — Toux âpre, sèche, qui paraît surtout le soir et la nuit pendant le sommeil sans réveiller les malades; ordinairement chez les enfants.

Le service que nous rend le Bouillon blanc n'est certainement pas d'une très-grande importance, mais il n'en est pas moins digne de figurer dans la médecine des enfants. — J'ai autre chose à dire : Si nous n'étions pas encore suffisamment édifiés sur la nécessité absolue d'individualiser en thérapeutique, l'histoire du *Bouillon blanc*, entre mille autres médicaments, nous fournirait une leçon dont il convient de se souvenir. Cette plante a joui pendant longtemps de la réputation de combattre les inflammations de poitrine et notamment elle a été vantée contre la toux opiniâtre et invétérée, puis, après un certain temps de triomphe, elle est, avec ses congénères, tombée dans l'oubli. Elle ne méritait ni cet honneur ni cette injustice. Si elle a été préconisée par des praticiens recommandables, c'est qu'elle a réussi quelquefois, mais les mécomptes sont venus qui ont entraîné avec eux la vérité. La faute en est à ces généralisations qui ne précisent rien ni du côté de la maladie, ni du côté du médicament et qui ainsi finissent toujours par réduire à rien le fruit de l'expérience ; tandis qu'avec l'individualisation les faits acquis sont impérissables.

VISC. ALB. — Toux convulsive. *(Bulletin de Thér.* t. xxi, p.207.)— Asthme convulsif (Kœlderer). Coqueluche : — Dr Dumont, de Gand. Action tellement prompte qu'on peut la constater au bout de 24 heures. — Dr Dubois, de Tournais. Coqueluche depuis trois semaines, soulagement considérable dès le deuxième jour ; les quintes sont réduites de moitié. Disparition de la maladie en 7 jours. — Mêmes symptômes et de plus vomissements. Amélioration si prompte que les quintes cessent presque entièrement au bout de deux jours.

Ces faits méritent une sérieuse attention et appellent une pathogénésie qui nous mette sur la voie du caractéristique du médicament.

ZINC. — Toux avec resserrement convulsif de la poitrine. Asthme. Manque de vitalité, de pression physique et morale. Toux fatigante par les efforts qu'elle sollicite pour l'expectoration.

CHAPITRE VII

CRACHATS

Les crachats sont le produit d'une sécrétion surabondante qui a son siége dans les glandes muqueuses des bronches, de la trachée, du larynx et aussi du pharynx et de l'isthme du gosier.

Les médecins envisagent peut-être d'une manière trop vague et trop superficielle l'observation des crachats. Cette source d'investigation est pour le diagnostic et pour le pronostic plus féconde qu'ils ne semblent le penser. — Ce sont là les termes dont Double se servait pour exprimer sa pensée, en tête de son chapitre *sur les signes fournis par les crachats*. *(Sémei. gén.* t. iii, p. 84). Double avait raison, mais il n'en a pas dit assez ; cette source d'investigation n'est pas seulement féconde pour le diagnostic et pour le pronostic ; éclairés que nous sommes par notre loi thérapeutique et par l'expérimentation des médicaments à l'état sain, elle agrandit encore prodigieusement la science des indications.

Dans tous les cas d'expectoration, c'est-à-dire de sécrétion surabondante par la muqueuse des organes respiratoires, le choix du remède à lui opposer sera d'autant plus exact et par conséquent d'autant plus salutaire, que le remède sera, par sa pathogénésie, en rapport plus exact de ressemblance avec la nature des crachats, la manière dont ils sont rendus, le lieu où ils ont pris naissance, leur quantité, leur composition, leur couleur, leur odeur, leur consistance et leur saveur.

ACALY. IND. — Crachats sanguins, amenés par une toux violente.

ACO. NAP. — Crachement de sang par la toux, dans les conditions de fièvre synoque.

ACTÆA. SPIC. — Crachats sanguins et quelquefois spumeux et visqueux, chez des sujets dont les organes respiratoires sont très-impressionnables par le froid, soit dans l'air respiré, soit dans les boissons.

AGAR. MUSC. — Crachats en grumeaux de mucus épais, presque sans toux.

AILANTH. GLAND. — Crachats muco-purulents, rendus facilement le matin ; crachats visqueux et surabondants dans la journée. — Certaines formes de bronchites chroniques.

ALLI. SAT. — Crachats muqueux ou très-jaunes, ou purulents en apparence et, en réalité, striés de sang et exhalant une odeur fétide.

ALUMIN. — Crachats muqueux le matin, striés de sang dans l'après-midi, précédés dans les deux cas de toux sèche, très-sèche.

AMBR. GRIS.— Crachats salés, blanchâtres, liés à la période d'irritation des coryzas.

AMM. CARB. — Crachats sanguinolents ou de sang pur, avec ardeur dans la poitrine et sentiment d'oppression par pesanteur ; chaleur et rougeur de la face et tremblement de tout le corps.

AMM. MUR.—Crachats formés par de petits grumeaux de mucus blanc, arrondis en forme de perles, avec toux sèche plus violente le soir et la nuit. Le matin, expectoration très-abondante de crachats blancs, sans goût, tandis que, le reste du temps, la toux est ordinairement sèche. — Toux chronique, aggravée après les repas, en buvant froid et en étant couché. — Crachats sanguins précédés de prurit à la gorge.

ANACARD. — Crachats rendus en abondance, visqueux, jaunes, gris, sanguins ou purulents. — Après des excès vénériens.

ANATH. MUR. — Crachats épais, jaunâtres, purulents, striés de sang. Hémoptysie. Phthisie tuberculeuse ?

ANGUST. VER. — Crachats visqueux dans le larynx très-difficiles à détacher. — Laryngite chronique.

ANTIM. CRU. — Crachats visqueux, rendus le matin, avec ardeur dans la poitrine et haleine brûlante chaque fois qu'il tousse. L'expectoration se fait mieux en allant au grand air.

ANTIM. SULPH. AUR. — Crachats visqueux dans le larynx et les bronches qui se détachent difficilement ; striés de sang et laissant après eux une saveur douceâtre.

ARAN. DIAD. — Crachats sanguins. Hémoptysie. Chez des sujets anémiques affaiblis par des privations de tous genres et dyspeptiques.

ARGENT. MET. — Crachats blancs, épais comme de l'amidon, opaques, sans goût et sans odeur.

ARNIC. MONT. — Crachats sanguins ou sanguinolents, avec ou sans toux : tantôt le sang est clair, spumeux, mêlé de caillots et de mucosités, tantôt noir et en caillots.

ARS. ALB. — Crachats muqueux dans les bronches expectorés avec peine. Crachats striés de sang. Crachats fétides, verdâtres, purulents ou jus de pruneaux.

ARS. IOD. — Expectoration muco-purulente.

ARS. NAT. — Crachats verts, purulents et très-abondants.

ARUM. TRIPH. — Crachats muqueux qui séjournent dans la trachée et dans les bronches.

ASPAR. OFF. — Crachats muqueux et visqueux, rendus en très-grande quantité, avec parfois crachement de sang, dans les affections catarrhales liées à des maladies organiques du cœur.

AUR. FOL. — Crachats excessivement visqueux dont

l'expectoration se fait principalement le matin au réveil et qui ne peuvent être expulsés que par des efforts considérables et répétés et seulement en sortant de son lit.

BALSAM. PER. — Expectoration puriforme, très-abondante.

BELLAD. — Crachement de sang, de mucosités épaisses, sanguinolentes, sous la dépendance d'une toux qui est accompagnée de congestion à la poitrine et à la tête.

BOUNAFA. — Crachats jaunes et épais rendus en très-grande quantité, liés à une irritation bronchique. Catarrhe invétéré.

BOVIST. LYC. — Secrétion très-abondante dans les bronches de mucosités très-difficiles à expectorer.

BROMUM. — Crachats de fausses membranes avec toux rauque, croupale, sifflante. Il s'y mêle beaucoup de glaires.

BRYON. — Crachats rouillés, jaunâtres, de sang pur, coagulé ou brunâtre ou de mucosités avec stries de sang. Bronchites et pneumonie.

BUFO. — Crachats muqueux et sanguinolents ou formés de sang pur, rendus principalement le matin et le soir, avec sensation de froid dans la poitrine, sensation qui est bientôt suivie de chaleur et de congestion.

CACTUS GRAND. — Crachats muqueux, très-jaunes et ressemblant parfois, sous le rapport de la consistance, à de l'amidon bouilli. Crachement de sang avec palpitations, irrégularités dans les battements du cœur, douleur pongitive au cœur, aggravation au plus léger mouvement et amélioration par l'air frais.

CAINCA. — Crachats qui se forment et s'accumulent dans la trachée ; ce qui prouve que l'irritation a son siége dans la trachée, c'est une chaleur brûlante que le malade accuse dans cette partie. Laryngo-trachéite.

CALCAR. CARB. — Crachats grumeleux, épais, purulents, jaunes-verdâtres ou bruns, d'une odeur nauséabonde, très-fétide et donnant des envies de vomir. Crachats teints de sang. Hémoptysie avec amaigrissement et selles blanchâtres. L'expectoration se fait surtout le matin.

CALCAR. CAUST. — Crachats qui contiennent de petits grumeaux semblables à du riz bien cuit et qui séjournent dans le larynx et la trachée. Ces crachats sont des indices certains de la phthisie tuberculeuse.

CALCAR. SULPH — Crachats sous forme de petits flocons ou de petits globules de la grosseur d'un pois et même plus petits, qui, après avoir été écrasés, exhalent une odeur fétide.

CANNAB. SAT. — Crachats verdâtres et visqueux qui sont avalés, parce qu'ils ne peuvent pas être expulsés. Catarrhes pulmonaires. Pneumonie. Les crachats rendus avec peine dans la première période de la maladie ne doivent inspirer aucun crainte ; cet état est alors naturel, mais le danger existe, si la difficulté se prolonge plus avant dans la maladie. Dans la manière dont les crachats sont rendus, on peut puiser des documents importants sur l'état des forces vitales du malade.

CANTHARIS. — Crachats muqueux et visqueux qui proviennent du larynx : leur expulsion est très-difficile.

CARBO VEG. — Crachats plus abondants la nuit et le matin, muqueux, abondants, jaunes, fétides et faciles à détacher. Crachats visqueux d'un goût douceâtre, bruns ou sanguinolents. Crachement de sang avec douleur brûlante dans la poitrine. Expectoration peu copieuse, mais de crachats jus de pruneaux. Dans la pneumonie, période avancée.

CARDUUS MAR. — Crachements de sang pur, de mucosités mêlées de sang, liés à une maladie du foie.

CAUSTIC. — Les crachats se détachent en toussant, mais leur expulsion est impossible. La sécrétion est surabondante surtout le matin.

CHAM. — Crachats d'un goût amer ou putride.

CHELID. MAJ.— Crachats abondants, mais tenaces, difficiles à détacher, avec râle muqueux dans la trachée ; toux sèche, par petits accès, qui s'accompagne de points de côté du côté droit surtout et difficulté de respirer.

CHIN. — Expectoration muco-sanguinolente, striée de sang, purulente, fétide ; les crachats sont expulsés avec peine et non sans produire un ébranlement douloureux entre les deux épaules ni sans provoquer des vomissements.

CHININ. SULPH. — Crachats formés de mucosités remarquables par leur densité ; ils ont presque la consistance de la gelée de viande ; leur couleur est verdâtre, leur expulsion est toujours suivie de l'endolorissement de la poitrine.

CICUT. VIR. — Expectoration muqueuse, abondante, principalement dans la journée.

COBALT. — Expectoration excessivement abondante de crachats blancs, denses, spumeux, qui s'aggrave toujours au grand air ; avec, par moments, des points de côté, à la base de la poitrine, surtout du côté gauche, en respirant profondément.

COCCUS CACT. — Expectoration abondante, à la suite de quintes de toux, de crachats épais, visqueux, albulmineux, du goût de la réglisse. Crachats muqueux de formes arrondies. Crachats globulaires, gros comme des pois.

CODEIN. — Expectoration très-abondante, muqueuse et quelquefois purulente, amenée par une toux persistante et qui s'aggrave toujours la nuit.

COLLINS. — Crachement de sang sous la dépendance de désordres fonctionnels du cœur ; battements précipités, réguliers ou irréguliers ; pouls excessivement fréquent. Aggravation des symptômes par le plus léger mouvement et la moindre excitation. Dyspnée. Lésion cardiaque.

CONI. MAC. — Crachats peu abondants, difficiles à détacher, contenant un peu de pus, souvent d'odeur fétide.

COPAIV. — Crachats très-abondants, blancs, tantôt fades, tantôt salés et toujours nauséabonds.

CORTEX INT. SAMB.— Expectoration abondante avec fortes sueurs la nuit : amaigrissement. Phthisie pulmonaire.

CROTAL. HORR. — Expectoration sanguinolente avec douleur dans le larynx en y touchant ; enrouement et voix basse. Disposition aux hémorrhagies.

CROT. TIGL. — Sécrétion surabondante dans les bronches, mais malgré des crachotements fréquents le matin et le soir, l'expectoration est rare et difficile.

CUBEBA. — Crachats jaunes, verts gris, rouillés ou striés de sang, d'une expectoration toujours difficile et douloureuse.

CUPR. SULPH.— Hémoptysie avec constriction douloureuse de la poitrine. Toux qui reparaît tous les matins, qui dure un certain temps, jusqu'à deux heures de suite, et ne reparaît plus dans la journée.

CURARE. — Crachats jaunes, gris, tirant sur le vert, et sur le noir, avec enrouement fréquent; accès de suffocation avec la sensation comme si le larynx était bouché. Expectoration de sang vermeil, souvent sans toux.

CYNOGL. OFF. — Crachats purulents et sanguinolents axec toux violente et opiniâtre *sans sommeil*. Fièvre continue. *Grande insomnie.*

Le Dr Didichin, de St-Pétersbourg, vient d'avancer tout récemment que la *cynoglosse officiniale* agissait sur le système nerveux de la même manière que le *Curare*. — A vérifier.

DAPHN. IND. — Crachats séreux abondants; crachats sanguinolents ou jaunâtres, spumeux et parfois striés de sang.

DIGIT.—Crachement de sang; crachats teints de sang.

DROSER. — Expectoration d'un sang rouge vif ou en caillots noirâtres. Les crachats du matin sont d'un goût amer, Crachats muqueux, blancs, striés de sang, purulents; expectoration facile, parfois et souvent difficile, avec vomissements d'abord des aliments et ensuite de mucosités.

DULCAM. — Crachats visqueux liés à un catarrhe par suite de refroidissement humide.— Crachats de sang vermeil.

FERR. MET. — Crachement de sang le matin en sortant du lit; mucosités teintes de sang; crachats gélatineux, verdâtres, purulents, striés de sang, d'une odeur fétide et d'un goût fade.

HEPAR. SULPH. — Sécrétion abondante dans les bronches de mucosités dont la présence est révélée par un râle muqueux très-prononcé et qui s'entend à distance. Crachats muqueux et abondants, glutineux, collants, contenant des corpuscules purulents. Crachements de sang.

HYDRAST. CAN. — Crachats filants, très-tenaces, épais, jaunâtres. Etat cachectique. Grande faiblesse.

HYOSCYAM. NIG. — Expectoration pendant le jour de crachats jaunes-verdâtres, d'un goût salé ou de sang rouge, brillant, mêlé de grumeaux en même temps qu'il existe une toux nocturne qui persiste tant qu'on est couché et qui cesse en se relevant.

IODI. — Crachats transparents, quelquefois sanguinolents. La sécrétion paraît se faire dans la trachée ; renâclement fréquent.

IPEC. — Crachats gluants, très-difficile à détacher. Crachement de sang avec oppression, perte d'haleine au moindre mouvement et spasmes de poitrine ; état nauséeux.

KALI BICH. — Crachats toujours fortement adhérents, dont l'expectoration est excessivement pénible ; il sont durs, filamenteux, quelquefois fétides.

KALI BROM. — Crachats purulents et de couleur d'ardoise.

KALI CARB. — Crachats très-abondants, verdâtres, purulents, d'un goût salé, expectorés la nuit, de 3 à 4 heures du matin, avec difficulté qui s'accompagne de soulèvements d'estomac.

KALI HYDR. — Crachats verdâtres, visqueux, sanguinolents.

KALI PERMANG. — Crachats très-fétides.

KREOSOT. — Expectoration fréquente et abondante de mucosités blanchâtres ou jaunâtres, toujours épaisses, d'un goût douceâtre. Hémoptysie avec élancements violents à la région du cœur et douleur brûlante dans la poitrine. Emaciation extrême ; sueurs nocturnes.

LACH. — Crachats épais, tenaces, difficiles à détacher et dont l'expultion est précédée d'une très-grande sécrétion de crachats salivaires. Hémoptysie et épistaxis même considérable ou autres hémorrhagies

LAUROCER. — Crachats muqueux, gélatineux, parsemés çà et là de petits points d'un sang rouge brillant.

LYCOP. — Crachats gris, *jaunâtres* et d'un goût salé.

Crachats abondants, épais, mêlés de sang, puriformes, verdâtres, d'un goût souvent putride ; mis dans l'eau, ils tombent au fond du vase. C'est le matin que les crachats se montrent en plus grande quantité.

LYSIMACH. NUM. — Crachats jaunes-verdâtres affectant une forme arrondie.

MERC. SOL.— Crachats muqueux dans la bronchite aiguë ; jaunes sanguinolents dans la phthisie pulmonaire ; purulents au moment de la fonte des tubercules.

MILLEFOL. — Crachats sanguins avec dyspnée et battements de cœur très- violents, par accès.

NITRI. ACID. — Crachats jaunes, purulents, mêlés parfois de sang coagulé. Phthisie ?

NUX VOM. — Crachats blancs, grisâtres, peu abondants et qui sont expulsés uniquement le matin, avec difficulté.

PHELLAND. AQ. — Crachats purulents, dont la sécrétion a été précédée d'hémoptysies fréquentes.

PHOSPH.— Crachats sanguinolents, douceâtres, putrides.— Crachats floconneux, striés de sang, jaunes, purulents, d'un goût salé, rendus plus abondamment le matin et le soir.— Hémoptysies qui donnent au malade du soulagement au moment où elles se produisent.

PHOSPH. ACID. — Crachats jaunes ou blanchâtres d'une odeur et d'une saveur d'herbe, très-désagréables.

PLUMB. MET.— Crachats abondants, jaunes, verts, collants, filandreux ou agglomérés en masses.—Crachement de caillots de sang.

PULS. — Crachats muqueux, jaunes, quelquefois verdâtres, de goût salé, amer, rendus facilement mais avec nausées.

SANGUIN.— Crachats rouillés qui persistent depuis longtemps, d'odeur fétide, avec sécheresse dans la gorge et sensation de tuméfaction dans le larynx. Sujets tuberculeux.

SENEG.— Crachats visqueux, épais comme du blanc d'œuf, difficiles à détacher ; dans la bronchite chronique des sujets lymphatiques. La toux est sèche, c'est-à-dire sans expectoration la plupart du temps. Beaucoup de mucus salivaire ; trop rares les crachats consistants.

SEP. — Crachement de sang par la toux ; crachats jaunes, verdâtres, purulents, de goût salé ou putride, dont l'expectoration est difficile.

SILIC. — Crachats rendus en masses floconneuses ; expectoration de pus et de pus fétide, rendu en abondance.

SQUILL. MAR. — Crachats blancs, visqueux, qui ne sont expulsés que par des efforts de toux très-fatigants. Crachement de sang par la toux.

STANN. — Crachats très-abondants, jaunâtres, verdâtres, souvent de mauvaise odeur, ayant la consistance de la gelée, parfois teints de sang, d'un goût douceâtre ou salé.

Toux chronique, voix enrouée, appétit bon, souvent boulimie, jambes enflées.

STAPHYS. — Crachats puriformes, rendus surtout pendant la nuit, avec douleur derrière le sternum, comme s'il y avait ulcération ; affluence de salive dans la bouche ; parfois crachement de sang, précédé de grattement dans la poitrine et suivi d'émission involontaire d'urine.

STICT. PULM. —Crachats sanguinolents et purulents. Crachats avec des concrétions tophacées contenant à leur centre des parcelles dures comme la pierre ; rendus le matin. Toux continuelle plus forte le soir et le matin.

SULPH. — Crachats visqueux d'un jaune blanchâtre, mêlés de salive. Expectoration abondante de mucosités épaisses ; soulagement après l'expectoration. — Crachats fétides et purulents. — Crachement de sang.

TART. EMET. — Crachats muqueux sécrétés abondamment et liés à une irritation qui a son siége dans les glandes muqueuses des bronches ; expectoration difficile ; aussitôt qu'il crache, le malade est soulagé.

THUYA. OCC. — Crachats gris, jaunes ou verts, rendus sous forme arrondie, globulaire. Antécédents sycosiques.

ABRÉVIATIONS EXPLIQUÉES

ET DÉNOMINATIONS LATINES ET FRANÇAISES

DES MÉDICAMENTS CITÉS DANS CET OUVRAGE

Acalyph. ind......— Acalypha indica.— Acalypha de l'Inde.

Aco. nap ....— Aconitum napellus.— Aconit napel.

Actæa rac........— Actæa racemosa. *L.* Monogyna, *Walt.* Cimicifuga racemosa. *Elliot.* Cimicifuga serpentaria. *Pursh.* Macrotys actæoides. *Schmaltz.*— Actée à grappes.

Actæa spic ....— Actæa spicata. *L.* Christophoriana spicata. *Mœnde.* — Actée des Alpes. Christophoriane. Herbe de St-Christophe.

Adiant. cap. ven..— Adianthum ou Adiantum capillus veneris. *L.* Coriandrifolium. *Lamk.* — Capillaire de Montpellier. Vrai capillaire.

Æscul. hipp.......— Æsculus hippocastanum. *L.* Hippocastanum vulgare. *Tournefort.*— Marronnier d'Inde.

Agaric. musc.....— Agaricus muscarius. *L.* Imperialis. *Batsch.* Pseudoaurantiacus. *Bull.* Amanita muscaria. *Pers.* Hypophyllum muscarium. *Paulet.* — Fausse oronge. Agaric moucheté.

Ailanth. gland....— Ailanthus glandulosa.— Ailanthe glanduleux.

Alli. cep..........— Allium cepa.— Oignon.

Alli. sat..........— Allium sativum.— Ail commun.

Alumen..........— Alumen crudum, glaciale, saccharinum. Sulphas aluminæ et potassæ. — Alun. Sulfate d'alumine et de potasse.

Alumina ....— Alumina. Aluminium oxydatum. Argilla pura. — Argile pure. Alun calciné. Sulfate d'alumine et de potasse desséché.

Ambr. gris........— Ambra grisea. Ambra ambrosiana. Ambra vera. Ambra maritima.— Ambre gris.

Ammon. carb.... — Ammonium carbonicum. Sub-carbonas ammonii. Sal volatile anglicanum.— Sous-carbonate d'ammoniaque. Alcali volatil concret. Sel volatil d'Angleterre.

Ammon. caust....— Ammonium causticum. Ammonium. Liquor ammonii causticus.— Ammoniaque liquide.

Ammon. iod ......— Ammonium iodatum.— Iodure d'ammoniaque.

Ammon. mur.....— Ammonium muriaticum. Ammonium chloratum. Sal ammoniacum. — Hydrochlorate d'ammoniaque. Sel ammoniac.

Ammon. phos.....— Ammonium phosphoricum. — Phosphate d'ammoniaque

Anacard ....— Anacardium. Semecarpus anacardium. *L.* Anacardium longifolium. *Lamk.* A. officinarum. *Gœrtn.* A. orientale. *Jourt.* — Anacarde d'Orient. Fève de Malac. Noix de Marais.

Ana. muri.........— Anatherum muricatum. *P. Beauv.* Andropagon muricatum. *Retz.* Andropagon squarrosum. *L.* Agrostis verticillata. *Lamk.* Vetiveria odoratissima. *Bory de St-Vincent.*— Barbon rugueux.

Angust...........— Angustura. Angusturæ cortex. — Ecorce du *Bonplandia trifoliata.*

Antim. crud...... — Antimonium crudum. Antimonium sulphuratum. —Antimoine cru. Sulfure ou protosulfure d'antimoine.

Antim. sulph aur.— Antimonium sulphuretum aureum. Sulphuretum stibicum auratum. Sulphur auratum antimonii. — Soufre doré d'antimoine. Persulfure d'antimoine.

Ap. mell.......... — Apis mellifica.— Abeille domestique.

Apocy. cann .....— Apocynum cannabinum. Apocynum pubescens — Apocin à feuilles vertes. Chanvre indien.

Aran. diad........— Aranca diadema.— Araignée diadème. Araignée à croix papale.

Argent. met......— Argentum metallicum. Argentum foliatum. — Argent.

Argent. nit.......— Argentum nitricum.— Nitrate d'argent.

Arn. mont.:......— Arnica montana. *L.* Doronicum arnica. *Desf.* Doronicum oppositifolium. *Lamk.* Cineraria cernua. *Thore.*— Arnica. Arnique. Betoine des montagnes. Betoine des Vosges. Doronic d'Allemagne. Panacée des chutes. Plantain des Alpes. Plantain des Vosges. Pulmonaire de Montagne. Tabac de Montagne. Tabac des Savoyards. Tabac des Vosges.

Ars..............— Arsenicum.—A. Alb. Arsenicum album. Metallum album. Acidum arseniosum. Oxidum arsenici album.— Arsenic. Oxyde blanc d'Arsenic. Acide arsénieux.

Ars. iod..........— Arsenicum iodatum.— Iodure d'Arsenic.

Ar. triph,.........— Arum triphyllum.— Gouet à trois feuilles.

Asa. fæt..........— Asa fætida.— Asa fétida.

Asar. europ.......— Asarum europæum. A. officinale.—Azaret d'Europe. Asaret. Cabaret. Nard commun. Nard sauvage. Oreille d'homme. Oreillette. Rondelle.

Asclep. syri......— Asclepias syriaca.—Asclepiade de Syrie. Herbe à l'ouate.

Asclep. tub.......— Asclepias tuberosa.— Asclepiade tubéreux.

Aspar. off.........— Asparagus officinalis.— Asperge.

Aurum. fol........— Aurum foliatum. Aurum purum.— Or en feuilles. Or pur.

Balsam. per...... — Balsamum peruvianum.—Baume du Pérou.

Bapt. tinct........— Baptisia tinctoria. *H. Kew.* Podalyria tinctoria. *Willd.* Sophora tinctoria. *L.*—Podalyria des Teinturiers.

Baryt. carb.......— Baryta carbonica. Baryta.— Sous-carbonate de Baryte. Baryte carbonatée.

Baryt. mur.......— Baryta muriatica.—Hydrochlorate de Baryte. Baryte muriatée.

Bellad...........— Belladona. Atropa belladona. *L.*— Belladone Morelle furieuse. Bouton noir. Belle-Dame. Morelle marine.

Bounaf...........— Bounafa. Radix bounafæ (ferula glauca?)— Racine de Bounafa.

Bov. lyc..........— Bovista. Lycoperdon bovista. Lycoperdon globosum. Bovista officinalis.—Boviste. Vesse-de-Loup des bouviers.

Brom............— Bromum.—Brome.

Bryon...........— Bryonia. Bryonia alba. *Bull.* Bryonia dioica. *L.*— Bryone blanche. Colubrine. Couleuvrée.

Buf..............— Bufo. Rana bufo. Bufo cinereus.—Crapaud commun.

Cactus. grand....— Cactus grandiflorus. Cereus grandiflorus.— Cactus à grandes fleurs. Fleur du Pérou.

Cainc............— Cainca. Cahinca.— Caïnca.

Calc. carb........ — Calcarea carbonica. — Chaux carbonatée. Sous-
carbonate de chaux.

Calc. caust..... ..— Calcarea caustica.— Chaux caustique.

Calc. iod........ — Calcarea iodata.— Iodure de chaux.

Calc. phos........ — Calcarea phosphorica. Calcarea phosphorata. —
Phosphate de chaux.

Calc. sulph.... ...— Calcarea sulphurica.— Sulfate de chaux.

Camph. ....— Camphora. Laurus camphora.— Camphre.

Camphoros........— Camphorosma Monspeliaca. *L.* Hirsuta. *Mœnch.*
Peremis. *Pall.*— Camphrée de Montpellier.

Cannab. sat.......— Cannabis sativa.— Chanvre.

Cantharis. ....— Cantharis vesicatoria. — Cantharide. Cantharide
officinale.

Capsic. ann.......— Capsicum annuum. — Piment. Poivre long ou
poivre de Cayenne.

Carbo veg........— Carbo vegetabilis, carbo ligni. — Charbon végétal.
Charbon de bois

Card. mari........— Carduus marianus, *L.* Carthamus maculatus. *Lamk.*
— Chardon Marie. Chardon argenté. Artichaut
sauvage.

Caustic.......... — Causticum. Tinctura acris sine kali.— Causticum.
Teinture âcre sans potasse.

Cham.......... . — Chamomilla. Matricaria chamomilla. Chamomilla
vulgaris.— Camomille commune. Matricaire ca-
momille.

Chelid. maj........— Chelidonium majus.— Grande chélidoine. Eclaire.

Chin..............— China. Cinchona officinalis. Chinæ cortex.—Quinquina.

Chinin. sulph.....— Chininum sulphuricum.— Sulfate de quinine.

Chinin. ar........— Chininum arseniosum.— Arséniate de quinine.

Cina..............— Cina. Artemisia contra. Semen contra. — Armoise
d'Alep.

Cistus can ....— Cistus canadensis. Helianthemum canadense. —
Ciste hélianthème.

Cobalt.............— Cobaltum.— Cobalt.

Coccion s. punct ..— Coccionella. Coccinella septem punctata — Bête-à-
Dieu.

Coccul............— Cocculus. Menispermum cocculus.— Coque du Levant.

Cocc. cact........— Coccus cacti. Coccus indicus. Coccus americanus.—
Cochenille.

Codein............— Codeinum.— Codéine.

Coff...............— Coffea. Coffea cruda.— Café cru.

Colchic...........— Colchicum. C. autumnale. — Colchique. Safran des près.

Collinson.........— Collinsonia. C. canadensis. *L.* C. decussata. *Mœnch.* — Collinsonie de Canada. Guérit-tout.

Comocl...........— Comocladia. C. dentata. *L.*— Comocladia denté.

Con. mac.........— Conium maculatum. Cicuta major. Cicuta maculata. C. vulgaris. Coriandrum maculatum. — Grande ciguë.

Copaiv...........— Copaiva. C. officinalis. Balsamum copaivæ. — Baume de copahu.

Corall. rub........— Corallium rubrum. — Corail rouge.

Cort. int. samb...— Cortex interna sambuci. — Ecorce intérieure du sureau.

Croc. sat..........— Crocus sativus. C. verus. C. autumnalis.— Safran. Safran cultivé.

Crotal. horr.......— Crotalus horridus. C. cascavella. —Serpent à sonnettes.

Crot. tigl..........— Croton tiglium. C. jamalgota. C. Pavana. Grana Tilii.— Graine de Tilly. Graine de moluques. Petit Pignon d'Inde.

Cubeb............— Cubeba. C. officinalis. Piper cubeba. — Poivre cubèbe. Poivre à queue.

Cup. ac...........— Cuprum aceticum.— Acétate de cuivre.

Cup. met.........— Cuprum metallicum. — Cuivre.

Cup. sulph........— Cuprum sulphuricum. — Sulfate de cuivre.

Curar.............— Curare. — Curare. Poison des flèches.— Strychnos. Toxifera..*Schomburgk.*

Cynogloss.........— Cynoglossum. C. officinale. *L.*—Cynoglosse. Herbe d'antal. Langue de chien

Daph. ind........ .— Daphme indica. D. cannabina. — Daphne chanvreux.

Digit. ....— Digitalis. D. purpurea. *L.*— Digitale pourprée.

Dros ....— Drosera. D. rotundifolia. *L.* — Drosère à feuilles rondes. Herbe à la rosée. Herbe de la goutte. Roselle. Rosée du soleil.

Dulc..............— Dulcamara. Solanum dulcamara. — Douce-amère. Morelle grimpante.

Elaps. cor ....— Elaps corrallinus.— Serpent Corail.

Eriger. can ....— Erigeron Canadense. *L* — Erigeron de Canada.

Erysim ....— Erysimum. E. officinale. *L.* — Erysimum. Herbe aux chantres. Velar.

Eryth. coc ....— Erythroxylum coca. E. Peruvianum.— Erythroxylum du Pérou. Coca.

Eug. jamb ....— Eugénia jambos. J. vulgaris. — Jam-rosade. Jamrose. Jambe-rosade. Jambosier domestique.

Eupat. perf ....— Eupatorium perfoliatum. *L.*— Eupatoire perfoliée.

Euphorb ....— Euphorbium officinarum.— Euphorbe officinal.

Euphr ....— Euphrasia officinalis. — Euphraise officinale. — Herbe à l'ophthalmie. Brise-lunette. Langeôle. Luminet.

Ferr. ac ....— Ferrum aceticum.— Acétate de fer.

Ferr. iod ....— Ferrum iodatum. — Iodure de fer.

Ferr. met ....— Ferrum metallicum. Fer.— Fer métallique.

Gelsem ....— Gelseminum sempervirens. G. nitidum. — Jasmin jaune.

Glec. hed ....— Glecoma hederacea. *L.* — Lierre terrestre.

Graph ....— Graphites. Percarburetum ferri. Plumbago. — Graphite. Plombagine. Percarbure de fer.

Guaiac. ....— Guaiacum officinale. *L.* — Gayac.

Gumm. amm ......— Gummi ammoniacum. — Gomme ammoniaque.

Hamam ....— Hamamelis. H. Virgianiana. *L.* — Hamamelis de Virginie.

Helleb. nig ....— Helleborus niger. *L.* — Hellébore noir.

Hep. sulph ....— Hepar sulphuris calcareum. Calcarea sulfurata. Sulphuratum calcis. — Foie de soufre calcaire. Sulfure de chaux.

Hydras. can ......— Hydrastis Canadensis — Hydrastis du Canada.

Hydro. acid ....— Hydrocyanicum acidum. — Acide hydrocianique. A. prussique.

Hyoscy ....— Hyoscyamus. H. niger. *L.* — Jusquiane.

Ignat. ....— Ignatia. J. amara. *L.* Strychnos Ignatii. — Fève Saint-Ignace.

Indig ....— Indigo. — Indigo.

Inul. hel......... — Inula helenium. *L.* — Asther helenium. *Scop*. — Aunée. Aulnée. Inule officinale.

Iod............... — Iodium. Iodin. — Iode. Iodin.

Ipec............... — Ipecacuanha. Cephaëlis Ipecacuanha. — Ipecacuanha.

Iris versi......... — Iris versicolor. *L.* — Iris bigarré.

Jugl. cin......... — Juglans cinerea. *L.* J. Cathartica. *Mich*. Oblonga. *Mill*. — Noyer cendré.

Kal. bichr......... — Kali bichromaticum. — Bichromate de potasse.

Kal. Brom .... — Kali bromatum. — Bromate de potasse.

Kal. carb......... — Kali carbonicum. Sous-carbonate de potasse.

Kal. chlo......... — Kali chloricum. — Chlorate de potasse.

Kal. hydr......... — Kali hydriodicum. — Hydriodate de potasse.

Kal. nitr......... — Kali nitricum. — Nitrate de potasse.

Kal. perm........ — Kali permanganicum. — Permanganate de potasse.

Kaol............... — Kaolin. — Terre de porcelaine.

Kreos .... — Kreosotum. — Kréosote.

Lach............... — Lachesis. — Trigonocéphale à losanges.

Lachnant. .... — Lachnanthes tinctoria. — Lachnanthes.

Lact. sat......... — Lactuca sativa. — Laitue cultivée.

Laurocer......... — Laurocerasus. — Laurier-cerise.

Led. pal......... — Ledum palustre. — Lédon des marais. Romarin sauvage.

Lich. island....... — Lichen Islandicus. — Lichen d'Islande.

Lili. tig. .... — Lilium tigrinum. — Lis de Chine.

Limax............. — Limax — Limaces.

Lobel. inf........ — Lobelia inflata. — Lobélie renflée. Tabac indien.

Lyc............... — Lycopodium clavatum. *L.* Lepidoptis clavata. *Palis-Beauv*. — Lycopode en massue. Pied de loup. Griffe de loup. Herbe à la plique. Lycopode. Plicaire.

Lysimach. num .. — Lysimachia nummularia. *L.* L. Nemorum. *Whlbg*. — Lysimache nummulaire. Herbe aux cent maux. Herbe qui tue les moutons. Monnoyère.

Magn. carb........ — Magnesia carbonica. — Carbonate de magnésie.

Magn. mur........ — Magnesia muriatica. — Muriate ou hydrochlorate de magnésie.

Magn. sulph...... — Magnesia sulphurica. — Sulfate de magnésie.

Mangan............ — Manganum. — Manganèse.

Menyanth. trif.. . — Menyanthes trifoliata. — Trèfle d'eau. Menianthe.

Mephit. put...... — Mephitis putorius. — Suc fétide du putois.

Merc. corros...... — Mercurius corrosivus. — Sublimé corrosif. Dento-
chlorure de mercure.

Merc. cyan........ — Mercurius cyanatus. — Cyanure de mercure.

Merc. dul......... — Mercurius dulcis. — Protochlorure de mercure. Ca-
lomel.

Merc. iod......... — Mercurius iodatus. — Iodure de mercure.

Merc. solub....... — Mercurius solubilis. — Mercure soluble de Hahnemann.

Mezer............ — Mezereum. Daphme mezereum. — Mezéréon ou
bois-gentil.

Millefol.......... — Millefolium. Achillea millefolium. *L*. — Millefeuille
commune. Herbe aux charpentiers. Herbe à la
coupure. Saigne-nez. Herbe militaire.

Mosch............ — Moschus. — Musc.

Muriat. acid...... — Muriatis acidum. — Acide muriatique ou hydro-
chlorique.

Myrt. com......... — Myrtus communis. *L*. — Myrte commun. Herbe du
lagui. Meurthe.

Narciss........... — Narcissus, pseudo-narcissus. — Narcisse des prés.
Coquelourde.

Nat. ars.......... — Natrum arseniosum. — Arséniate de soude.

Nat. carb........ — Natrum carbonicum. — Sous-carbonate de soude.

Nat. mur......... — Natrum muriaticum. — Chlorure de sodium. Sel
marin.

Nat. Sulph....... — Natrum sulphuricum — Sulfite de soude.

Nico............. — Nicollum. Nicollum carbonicum. — Carbonate de
Nickel.

Nitri. acid....... — Nitri acidum. — Acide nitrique.

Nux. mosch....... — Nux moschata. — Noix muscade.

Nux vom......... — Nux vomica. Strychnos nux vomica. — Noix vomique.

Opi.............. — Opium. Papaver somniferum. — Opium.

Petrol........... — Petroleum. Oleum petræ. — Huile de pétrole.

Phelland. aq...... — Phellandrium aquaticum. *L*. — Phellandre aquatique. Ciguë aquatique. Fenouil aquatique.
Fenouil d'eau. Millefeuille à feuilles de coriandre.

Phosph...........— Phosphorus.— Phosphore.

Phosph. acid......— Phosphori acidum.— Acide phosphorique.

Phytol. dec.......— Phytolacca decandra. *L*. Vulgaris. *Mill*.— Phyto-laque à dix étamines. Epinard doux. Grande morelle des Indes. Herbe à la laque. Kéchoacan du Canada. Morelle en grappes. Raisin d'Amé-rique. Raisin de Canada. Raisin des Teinturiers.

Plat..............— Platina.— Platine.

Plumb. ac........— Plumbum aceticum.— Acétate de plomb.

Plumb. met......— Plumbum metallicum.—Plomb.

Podoph...........— Podophyllum peltatum, *L*. Anapodophyllum pel-tatum. *Mœnch*.— Podophyllum en bouclier. Pied de canard.

Pulmo v.......... — Pulmo vulpium.— Poumon des renards.

Puls. nig.........— Pulsatilla nigricans. *Murray*. Anemone pratensis, *L*.— Pulsatille noire. Anémone des prés.

Rhus glab.........— Rhus glabra.— Sumac glabre.

Rhus. rad........— Rhus radicans. — Sumac radicant. Lierre du Ca-nada.

Rhus. tox........— Rhux toxicodendrum. —Sumac vénéneux. Arbre poison. Arbre à la gale. Herbe à la puce.

Rum. cris........— Rumex crispus. *L*. —Patience crépue. Parelle sauvage. Patience sauvage.

Sabin.............— Sabina. Juniperus sabina.— Sabine.

Samb.............— Sambucus nigra. *L*.— Sureau noir. Grand sureau. Sambequier. Sue. Supier. Sureau commun.

Sanguin..........— Sanguinaria Canadensis. *L*. S. Acaulis, *Mœnch*.— Sanguinaire du Canada. Beauharnoise. Grande célandine.

Sec. cor..........— Secale cornutum.— Seigle ergoté. Ergot de seigle.

Senec............— Senecio gracilis.— Seneçon.

Seneg............— Senega. Polygala senega. — Polygala de Virginie. Sénéga.

Sep..............— Sepia officinalis. Sepiæ succus. —Sèche ordinaire.

Silic.............— Silicea pura.— Silice.

Silphi. lac........— Silphium laciniatum.

Silphion..........— Le Silphion des Grecs et des Romains.

Spig.............— Spigelia anthelmia. *L*. —Spigélie anthelmintique. Brainvillière. La Brinvilliers.

Spong............— Spongia marina tosta.—Eponge maritime torréfiée.

Squi. mar........— Squilla marina. Scilla maritima. — Scille. Scille maritime. Squille.

Stann ....— Stannum.—Etain.

Staphi.............— Staphisagria. Delphinium staphisagria. — Staphi-saigre. Herbe aux poux.

Stict. pul ....— Sticta pulmonacea. *Ach*. Lichen pulmonarius. *L*. Lichen reticulatus. *Gilib*. Lobaria pulmonaria, *Hoff*. Parmelia pulmonacea. Reticularia offici-nalis. — Pulmonaire de chêne. Hépatique des bois. Herbe aux poumons. Thé des forêts. Thé des Vosges.

Stram.............— Stramonium. Datura stramonium. — Stramoine. Pomme épineuse.

Sulph...............— Sulphur.— Soufre.

Tabac......... ....— Tabacum. Nicotiana tabacum.— Tabac. Nicotiane.

Tart. emet........— Tartarus emeticus. Tartarus tibiatus. Antimonium tartaricum.— Tartrate de potasse et d'antimoine. Tartre émétique ou stibié.

Teuc. mar........— Teucrium marum. Marum verum.— Germandrée maritime. Herbe aux chats.

Thlasp.burs. past.— Thlaspi bursa pastoris. *L*. Bursa pastoris major vulgaris. *Park*. Pastora bursa. *Dod*. — Bourse à berger. Tabouret.

Thuy. occid......— Thuya occidentalis. *L*.— Thuya du Canada.

Trill. pend........— Trillium pendullum.

Tussilag ....— Tussilago farfara.— Tussilage. Pas-d'âne.

Urt. ur............— Urtica urens. Urtica minor.— Ortie grièche. Petite ortie.

Verat. alb.........— Veratrum album. Helleborus albus. — Veratre blanc, varaire. Hellébore blanc.

Verat. vir.........— Veratrum viride.— Veratre vert.

Verbasc...........— Verbascum. V. Thapsus.— Molène, bouillon blanc.

Visc. alb..........— Viscum album. *L*.—Gui blanc. Gui de chêne. Gillon. Pomme hémorrhoïdale. Verquet.

Zinc................— Zincum. Zincum metallicum.— Zinc.

Zingib ....— Zingiber. Amomum zingiber.— Gingembre.

MÉMORIAL THÉRAPEUTIQUE

PAR ORDRE ALPHABÉTIQUE

DES MÉDICAMENTS

OÙ, A LA SUITE DE CHAQUE MÉDICAMENT, NOUS RENVOYONS DANS LE COURS DE L'OUVRAGE

POUR LES INDICATIONS SPÉCIALES A CHAQUE CAS DE MALADIE

FIN

TABLE DES MATIÈRES

CHAPITRE IV

MALADIES DES POUMONS

CHAPITRE V

MALADIES DES PLÈVRES

CHAPITRE VI

DE LA TOUX

CHAPITRE VII

DES CRACHATS

Fin de la Table.